EARL MINDELL'S
NEW VITAMIN BIBLE

[美] 艾尔·敏德尔　　[美]哈特·莫狄斯/著　　祝宁/译

新维生素圣经

职业、生活习惯、病症，都和维生素有关！

浙江科学技术出版社

本书为以下人群提供不同的维生素解决方案

男性

女性

青少年

婴幼儿

管理人员

跑步者和慢跑者

健美爱好者

电脑族

运动员

影视演员

医师和护士

教师

饮酒者

常喝咖啡者

烟民

销售人员

游泳者

歌手

美甲师和美发师

残疾人

经常看电视的人

自行车骑手

卡车司机

建筑工人

夜班工人

打高尔夫球者

壁球运动员

……

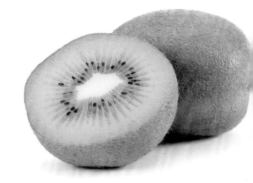

警示：本书中的所有方案均为推荐方案，而非处方。在开始任何新的计划之前，请先
咨询医师或营养师，特别是对于有具体的健康问题的人或正在服药的患者。

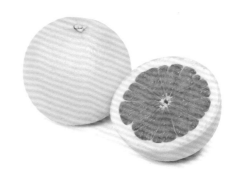

维生素对症用法

1. **粉刺**：维生素E+维生素C（具体内容详见第238节）。

2. **脚气**：维生素C。

3. **口臭**：B族维生素片（具体内容详见第240节）。

4. **脱发**：B族维生素片+维生素C（具体内容详见第241节）。

5. **蜂蜇**：维生素B$_1$+维生素C。

6. **牙龈出血**：复合维生素C+维生素E（具体内容详见第243节）。

7. **瘀伤**：复合维生素C+维生素A（具体内容详见第245节）。

8. **烧伤**：复合维生素C+维生素E。

9. **化疗**：B族维生素片+复合维生素E+维生素C（具体内容详见彩页第2～3页）。

10. **手脚冰凉**：维生素E（具体内容详见第248节）。

11. **口唇疱疹和单纯疱疹**：维生素C（具体内容详见第249节）。

12. **刀伤**：复合维生素C+维生素E（具体内容详见第251节）。

13. **皮肤干燥**：维生素E+维生素A（具体内容详见第252节）。

14. **宿醉**：B族维生素片（具体内容详见第253节）。

15. **花粉过敏**：B族维生素片+维生素C（具体内容详见第254节）。

16. **头痛**：B族维生素片（具体内容详见第255节）。

17. **痔疮**：复合维生素C+维生素E（具体内容详见第257节）。

18. **失眠**：维生素B$_6$（具体内容详见第259节）。

19. **瘙痒**：维生素C（具体内容详见第260节）。

20. **时差**：B族维生素片（具体内容详见第261节）。

21. **腿痛**：维生素E（具体内容详见第262节）。

22. **月经期**：B族维生素片（具体内容详见第264节）。

23. **偏头痛**：维生素B_2+维生素B_6+维生素B_{12}（具体内容详见第265节）。

24. **晕车**：维生素B_1+维生素B_6（具体内容详见第266节）。

25. **肌肉酸痛**：维生素E（具体内容详见第267节）。

26. **息肉**：维生素C（具体内容详见第270节）。

27. **术后愈合**：复合维生素C（具体内容详见第271节）。

28. **痱子**：维生素C（具体内容详见第272节）。

29. **银屑病**：B族维生素片+维生素C+维生素E（具体内容详见第274节）。

30. **戒烟**：B族维生素片（具体内容详见第275节）。

31. **压力**：B族维生素片（具体内容详见第276节）。

32. **晒斑**：维生素C（具体内容详见第277节）。

33. **磨牙**：B族维生素片（具体内容详见第278节）。

34. **静脉曲张**：维生素E+复合维生素C（具体内容详见第279节）。

35. **输精管切除术**：复合维生素C（具体内容详见第280节）。

36. **疣**：维生素E+复合维生素C（具体内容详见第281节）。

……

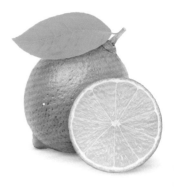

目录

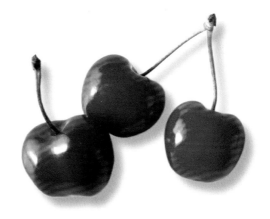

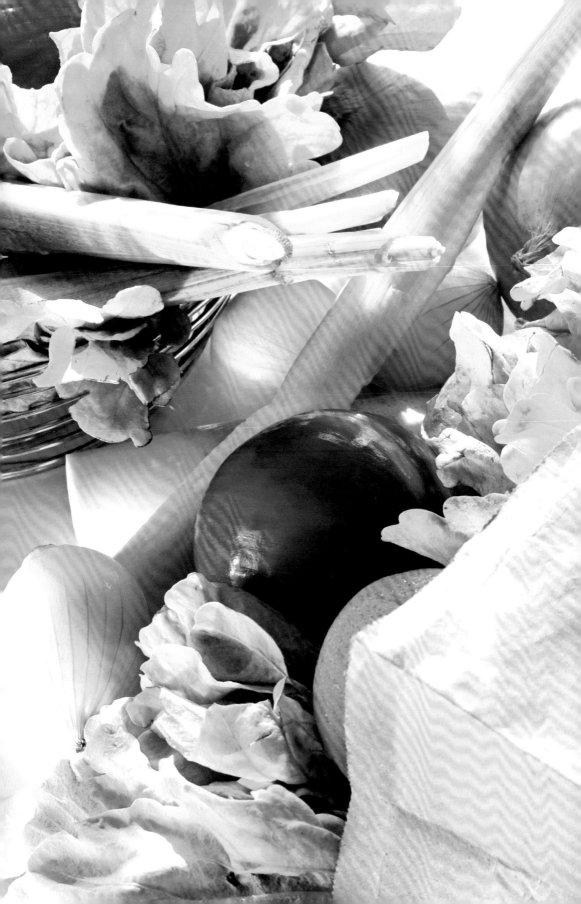

选择适合
自己的维生素

1. 为自己选择维生素配方

我们知道，每个人的新陈代谢都是不一样的。但我们常常忘了，这也意味着每个人需要的维生素都不一样。在下面的章节中，我列出了大量个性化配方，可以满足各种特殊的需求。读者可以仔细阅读，选择最适合自己的方案。如果多个类别维生素都缺乏，那就将配方进行调整和组合，只需要补充额外的补充剂，而不需要增加剂量。

阅读本书后，你会发现在大多数情况下我都建议使用敏德尔维生素配方（使你成为一个在营养比赛中最有价值的选手）。它的使用方法简单，进餐时服用即可发挥效果，是实现良好健康的基础。

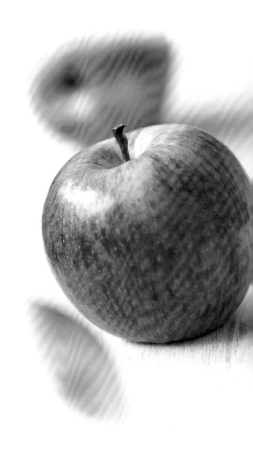

敏德尔维生素配方

· 一片全天然、高效力的多种维生素和氨基酸螯合矿物复合剂（不含

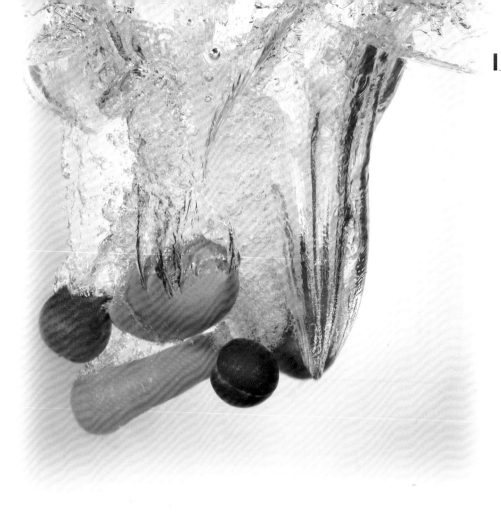

防腐剂和人工色素，含有促进吸收的消化酶）。

· 一片广谱抗氧化配方剂（含有 α−胡萝卜素和 β−胡萝卜素、叶黄素和玉米黄质），番茄红素、α−硫辛酸、L−肌肽、葡萄子OPCS、白茶和绿茶提取物、生物类黄酮、氮乙酰半胱氨酸、葡萄皮提取物、从芦丁提取的槲皮素、姜黄、越橘、维生素C、复合维生素E（α−生育酚、γ−生育酚和 δ−生育酚），再加上生育三烯酚、硒、辅酶Q10、L−谷胱甘肽、大豆异黄酮（金雀异黄酮和大豆黄酮）。

· 两者均进餐时服用（该用量适合12岁以上的个体），每天2次。

在推荐的复合补充剂中需要发现什么

辅酶Q10复合补充剂（寻找维生素E、大蒜、辣椒和山楂提取物）。

钙和镁（寻找螯合氨基酸，更理想的是找到氨基酸螯合甘氨酸盐，而且其中钙含量是镁含量的2倍，这样效果最好。在复合补充剂中，寻找维生素D、硼和大豆异黄酮）。

银杏复合补充剂（寻找石松、卵磷脂、磷脂和磷酸胆碱异亮氨酸）。

圣约翰草（寻找多酚组合）、MSM（二甲基砜）片［寻找含有药品级维生素C（译者注：维生素C按照用途分级，分为药品级和食品级）］和生物类黄酮。

我建议用新鲜或冷冻的（而不是浓缩的）果汁，以及过滤后的水来混合所有的补充剂粉末。

补充剂应该与食物一起服用，除非另有说明。

2.青少年到成年人（女性版）

12~18岁　敏德尔维生素配方（参见彩页第2～3页）：

钙（如羟基磷灰石、柠檬酸钙、马来酸甘氨酸）250mg，镁125mg，一天2次。

18~50岁　敏德尔维生素配方：

钙（如羟基磷灰石、柠檬酸钙、马来酸甘氨酸）250mg，镁125mg，一天2次；另外，如果需要的话，每天补充15~50mg的有机铁；

如果处于应激状态，可以补充圣约翰草复合补充剂，上午和下午服用。

50岁以上　敏德尔维生素配方：维生素E400IU（干剂），钙500mg，镁250mg，早上和睡前各服用2片。

孕妇参见第231节，哺乳期女性参见第234节，月经不规律和经前综合征

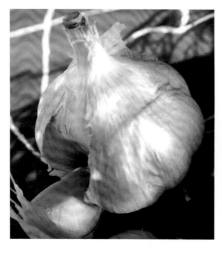
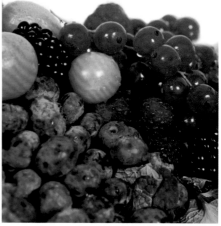

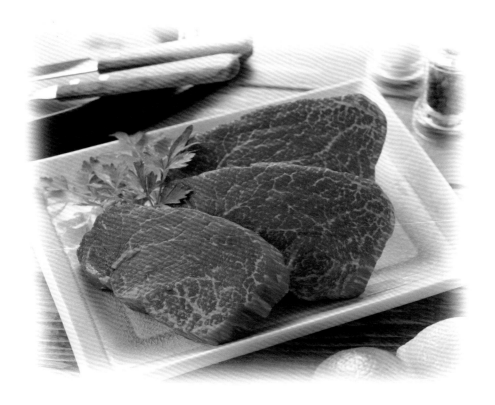

的配方参见第264节和第309节，绝经期女性参见第263节。

3.青少年到成年人（男性版）

12~18岁	敏德尔维生素配方；
19~30岁	敏德尔维生素配方；
	锌，一天15mg；
30~50岁	敏德尔维生素配方；
	锌，一天15~50mg；
	精氨酸（缓释片），上午和下午各服用2片；
	前列腺配方，一天1片；
	记忆配方，上午和下午各服用1片；
	心脏支持配方，一天1片；
50岁以上	敏德尔维生素配方；
	复合甘氨酸钙，每天500mg，镁250mg；
	前列腺配方，上午和下午各服用2片；
	记忆配方，上午和下午各服用1片；

心脏支持配方，上午和下午各服用1片；

精氨酸（缓释片），上午和下午各服用2片。

4. 婴幼儿

1~4岁　每天一片口感好且易咀嚼的复合维生素片（检查标签看看所包括的主要维生素），注意不要选择含有添加人工色素、香料或糖（蔗糖）的商品。（幼儿可以服用液体维生素，记住，在补充任何补充剂之前，应该先咨询儿科医师。）

5. 儿童

4~12岁　成长中的孩子需要更有效力的复合维生素补充剂（含有矿物质，尤其是钙和铁）来确保健康成长。片剂中应该含有高浓度的B族维生素片和维生素C（甚至有50％的美国儿童维生素C摄入量都没有达到RDA的要求），每天1片就足够了（检查标签，以确保没有添加人工色素、香料或糖、蔗糖）。

注意：青少年的营养方案参见彩页第4~5页。

6. 跑步者和慢跑者

在跑步过程中，最开始的15~20分钟内，身体的能量供给几乎只是由葡萄糖来完成，随后身体利用脂肪（脂质）来产生能量。在利用脂质提供能量的过程中，会形成一种化合物叫做乙酰辅酶A，如果机体只含有动物脂肪（饱和脂肪），这种化合物形成的速度就很缓慢，导致能量不足。另一方面，如果存在多不饱和脂肪，乙酰辅酶A就能快速形成。所以，跑步者应增加多不饱和脂肪酸——种子、花生和抗氧化剂，如维生素C、维生素E和硒的摄入，以避免自由基的损伤。

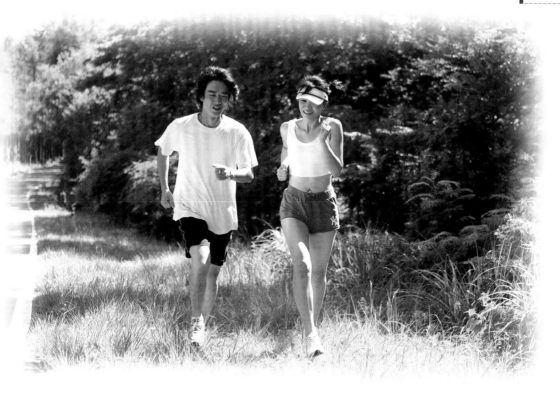

一个很好的跑步者和慢跑者的补充配方应该是：

敏德尔维生素配方（参见彩页第2～3页）；

精氨酸（缓释片），上午和下午各服用2片；

B族维生素片，50mg，上午和下午各服用1片；

大豆奶昔：在早餐时，将1勺大豆食品蛋白溶于1～1.5杯加冰块的豆浆中，如果需要的话可以吃水果（代餐）；

两汤匙的MSM粉溶于过滤水或果汁中。在锻炼前、期间或锻炼后饮用一杯，以减少乳酸的堆积。

7. 管理人员

如果已经习惯了紧张与压力成为日常生活的一部分，那么保持充沛的体能很重要。你需要一个足以使你保持强健的维生素方案，我知道许多高层管理人员都很欣赏下面这个方案：

敏德尔维生素配方（参见彩页第2～3页）；

圣约翰草复合补充剂，一天2次；

B族维生素片50mg，上午和下午各服用1次；

60mg标准银杏补充剂，含有DMAE和石松，每次服用1片，一天2次；

螯合钙500mg和镁250mg，一天1~2次；

如果早晨时间很匆忙，可以尝试一下高能量早餐饮料配方：

2汤匙大豆食品蛋白粉	3~4块冰块
1汤匙乳清	2汤匙新鲜或冷冻的水果，或1根香蕉
2汤匙卵磷脂颗粒	1.5杯豆浆

在搅拌机中高速混合一分钟。

8. 学生

大多数学生的生活方式是吃饭匆匆忙忙，不吃早餐，而且休息也不够。另外，学生的食谱通常主要是由淀粉和碳水化合物构成的，因此这可能对健康来说很不够。如果你恰巧属于这类人群，就要注意这些因素，而且在学校里持续保持一定的压力，都会让人付出健康的代价。一个好的每天补充配方是：

敏德尔维生素配方（参见彩页第2~3页）；

标准银杏复合补充剂，60mg，一天2~3次。

9. 电脑族

如果你一天中的大多数时间都是待在电脑屏幕前，请点击这里：眼球晶状体的保护依赖于足够水平的抗氧化剂，这样才能防止被自由基破坏。我的建议是上网时进行营养补充，来缓解眼睛疲劳和抗氧化剂的损伤。如果你上网时压力较大，还需要补充某些对紧绷的神经有益的东西。

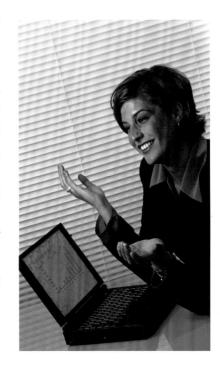

敏德尔维生素配方（参见彩页第2~3页）；

B族维生素片，50mg，上午和下午各1次；

钙500mg和镁250mg，一天2次（如果需要的话，睡前服用1片）；

标准银杏补充剂，60mg，一天2次；

辅酶Q10和维生素E复合补充剂，

每天1粒；

圣约翰草复合补充剂，一天1次。

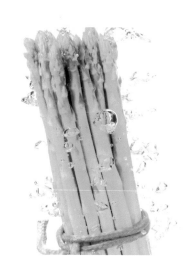

10．老年人

老年人的营养需求可能有很大的不同，这取决于个人体质。然而一条普遍的规律是，如果年龄已经超过了65岁，那就需要补充额外的矿物质，尤其是钙、镁和维生素D（参见第47节），以及B族维生素片和维生素C。不良的血液循环会经常导致腿部肌肉抽搐（抽筋），而维生素E可以帮助改善血液循环。如果你有咀嚼问题，千万不要忘记纤维素，现在出售的富含纤维的食物都被制成了容易服用的大小和质地，也都很有效果。另外要少吃甜食，糖尿病在老年人中发病率很高。

一个好的补充配方是：

敏德尔维生素配方（参见彩页第2～3页）；

维生素E　200~400IU；

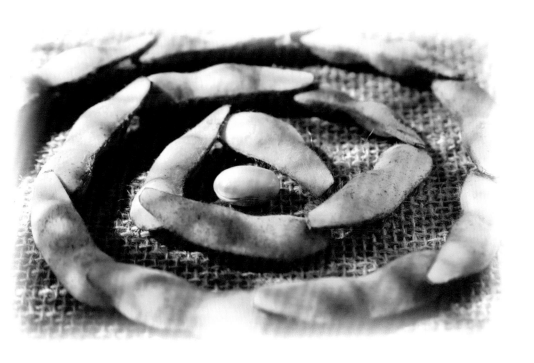

钙500mg和镁250mg，一天2次；

标准银杏补充剂60mg，含有DMAE，一天2~3次；

辅酶Q10复合胶囊，100mg。每次服用1粒胶囊，一天2~3次。

11. 运动员

运动员有非常严格的营养需要。为了赛出好成绩，主要需要的营养就是能量，应该吃富含能量而不是快速供给能量的食品。如果你参加的是极限运动，和参加低能耗运动的人相比，你需要含有更多碳水化合物和蛋白质的饮食。话又说回来，像打高尔夫因为需要很长时间集中精力，所以它也会成为高能耗运动。请记住，过量的葡萄糖、蔗糖、蜂蜜或硬糖果往往使体液吸收回胃肠道（胃肠道内水分增多），在需要持久力的运动中会使脱水问题更严重，冷冻或新鲜的果汁——用来解渴的酸味饮料是最好的快速能量饮料。

为了有效补充运动所需营养，我建议方案：

敏德尔维生素配方（参见彩页第2~3页）；

B族维生素片，50mg，一天2次；

辅酶Q10，30~100mg，一天1次；

二十八烷醇，1000μg，一天3次；

一水合肌酸，1汤匙（5000mg），溶于果汁（不是浓缩液）或水中，一

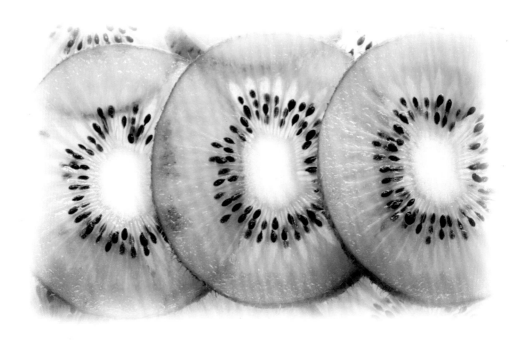

天1次；

可选方案：

支链氨基酸（参见健美爱好者部分）；

1~2匙MSM粉，溶解于240ml水中。在锻炼之前、期间或之后饮用。

12. 健美爱好者

如果你的工作或日常生活与健美健身有关，那么正确的饮食和锻炼前的热身、锻炼后的放松同等重要。事实上，如果不将饮食和运动结合起来，你就算可以练成肌肉块高高隆起（肌肉会被脂肪分层），对整体造型却起不了什么作用。

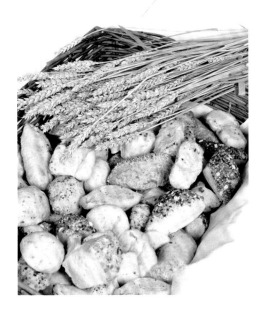

虽然蛋白质与生成、修复肌肉息息相关，但在长时间运动期间，却是由碳水化合物为连续和反复的肌肉收缩供应能量。为了达到最佳效果，我建议运动中消耗的卡路里80%~90%应该是从复合碳水化合物中摄取，而从肉类蛋白质中摄取的不要超过10%。你也可以尝试服用支链氨基酸（参见第119~120页），它们是天然的肌肉合成剂，可以促进肌肉的合成，有助于练成发达的肌肉。

我的补充建议：

敏德尔维生素配方（参见彩页第2~3页）；

B族维生素片，50mg，一天2次；

二十八烷醇，1000μg，一天1~3次；

一水合肌酸，1汤匙（5000mg），溶于果汁（而不是浓缩液）或水中，一天1次；

精氨酸1~3g与赖氨酸（睡前1小时空腹服用）；

大豆奶昔，如果需要的话，在早餐和两餐间服用；

MSM粉，1~2汤匙，溶解在240ml水中，锻炼后饮用以减少乳酸堆积。

可选的建议：

支链氨基酸（BCAA）600mg。

高强度锻炼（4~6小时），锻炼前半小时服用。

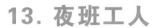

适度锻炼（3~4小时），锻炼前半小时服用。

低强度锻炼（1~2小时），锻炼前半小时服用。

13. 夜班工人

美国斯坦福研究院压力与健康研究中心已发现，"轮班制度使工作者付出了沉重的身体和情绪代价"。饮食和睡眠模式是人体的生物节律，如果它们被打乱，就需要"3~4个星期的时间使生物周期节律同步"。如果你从白班调整为夜班，往往身体会处于巨大的压力之下，患病的几率更大，患溃疡的风险也很高。以下是我觉得必不可少的补充方案：

敏德尔维生素配方（参见彩页第2～3页）；

1粒400 IU的维生素D，随进食量最大的一餐同服；

周末时，如果需要切换到常规作息时间，就在睡前半小时服用1~2粒钙（500mg）和镁（250mg）补充剂，或者1mg褪黑素，睡前15分钟舌下含服（可以在舌下溶解）。

14. 卡车司机

卡车司机往往处于紧张和压力之中，饮食也往往都是高油腻的食物。考虑到这些因素，我推荐以下补充方案：

敏德尔维生素配方；

B族维生素片，50mg，上午和下午各服用1次；

圣约翰草多酚复合剂，一天1次。

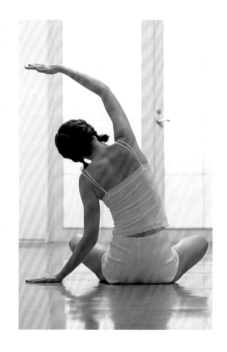

15. 舞蹈演员

舞蹈演员和运动员一样对能量有需要，但由于体重限制，他们无法消耗相同数量的碳水化合物。大多数的舞蹈者会告诉你良好的补充剂是必不可少的，我建议：

敏德尔维生素配方（参见彩页第2～3页）；

钙镁复合剂（含大豆异黄酮），上午和下午各服用2片；

B族维生素片，50mg，上午和下午各服用1次；

辅酶Q10，一天30~100mg；

二十八烷醇，一天1000μg。

16. 建筑工人

　　根据美国国立职业安全和健康研究所的调查，每4个工人中就有一个暴露于有害的物质环境中，尤其是建筑工人。这取决于你正在工作的建筑物种类，和你在建筑里面的哪个部分工作。你会接触到各种有害的物质，从一般的污染到吸入氧化铅，这种情况发生在焊接废旧金属或塑料时。在任何情况下，含有丰富的抗氧化剂如维生素A，维生素C和维生素E的饮食将有助于你的身体排毒。以下是推荐的补充建议：

敏德尔维生素配方（参见彩页第2～3页）；

B族维生素片，50mg，一天2次；

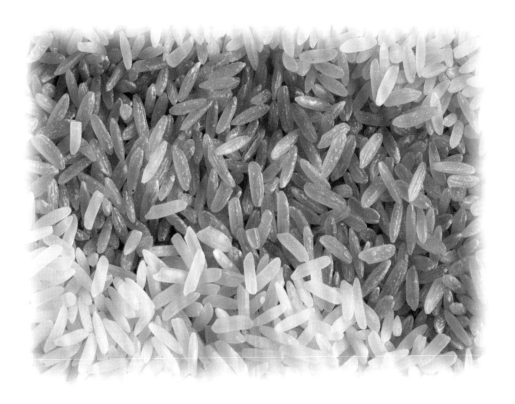

辅酶Q10，一天30~100mg；

二十八烷醇，一天1000μg。

17. 扑克牌选手

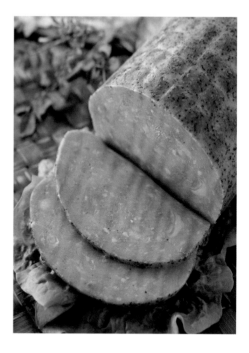

　　如果你是一个扑克牌选手，那我不需要告诉你什么是压力、睡眠不足和营养不良：你一旦认识到所有这三者已经成为你生活的一部分，就一定会成为赢家。虽然你可能没有意识到，它们会从精神和肉体上暗中破坏你。由于缺乏阳光照射，你需要补充维生素D（参见第47节）。为了保持你在营养上的连胜纪录，我推荐以下补充：

　　敏德尔维生素配方（参见彩页第2~3页）；

　　辅酶Q10复合补充剂，一天30~100mg；

　　钙镁复合补充剂，上午和下午各1次。

18. 销售人员

　　不要低估每天接待顾客这种工作对健康的影响。不管是在销售汽车、书籍、运动器材或食物，还是需要到处奔走、直销，或是站在柜台后面，面对消费者，销售人员情绪上和身体上的压力都是巨大的。而且在这个行业中，你的外表常常和产品一样重要，你需要知道可以轻松实现的补充方案，以下方案会令你对补充效果有意外的惊喜：

　　敏德尔维生素配方（参见彩页第2~3页）；

　　B族维生素片，50mg，上午和下午各服用1次；

　　钙500mg和镁250mg，上午和下午各服用1次；

　　复合辅酶Q10，30~100mg，一天1次；

　　银杏补充剂60mg，上午和下午各服用1次；

　　圣约翰草复合剂，一天1次。

19.影视演员

据我所知，每一位影视演员都需要补充B族维生素。演员在表演时会感到压力和紧张。如果你和大多数戏剧表演者一样，只了解节食这种唯一的饮食方式，那么你早就应该补充必要的维生素了。一个有益的补充方案是：

敏德尔维生素配方（参见彩页第2~3页）；

B族维生素片，50mg，上午和下午各服用1次；

辅酶Q10，含有维生素E，一天1次；

钙500mg，镁250mg，上午和下午各服用1次；

圣约翰草复合剂，一天1次。

20. 歌手

就像演员一样，不管是在演出还是排练，歌手都处于高度的压力环境下。如果你担心喉炎，或其他咽喉感染，最好能够使体内的维生素C时刻处于高水平。

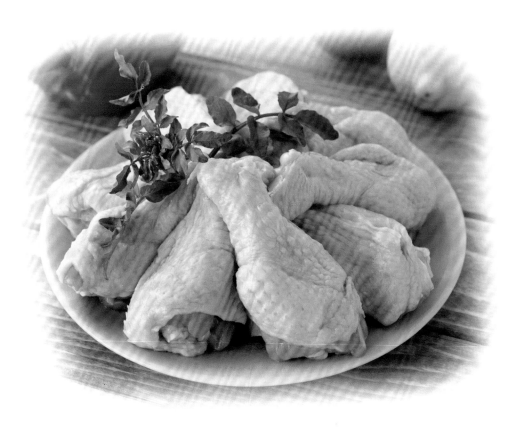

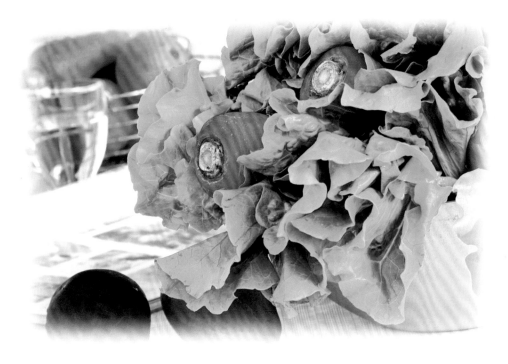

建议方案：

敏德尔维生素配方（参见彩页第2～3页）；

额外补充维生素C，1000mg，必要时上午和下午各服用1次。

21. 医师和护士

由于工作原因医护人员常与细菌接触，若长时间进行高强度工作，或带病工作，就需要进行保护，需要补充维生素和矿物质：

敏德尔维生素配方（参见彩页第2～3页）；

B族维生素片，50mg，上午和下午各服用1次；

补充额外的维生素C以预防感染；

钙500mg和镁250mg复合补充剂，上午和下午各服用1次。

22. 美甲师和美发师

你虽然进行的是美的事业，但是每天接触到的化学烟雾会产生破坏性的自由基，从健康的角度来说，这些烟雾就不那么美了。当自由基的水平升高时，机体需要额外的抗氧化剂来减少它们。

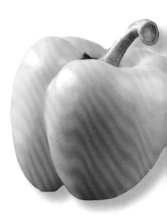

建议方案：

敏德尔维生素配方（参见彩页第2～3页）；

B族维生素片，50mg，上午和下午各1次；

额外的维生素C，500mg，一天1～2次；

银杏复合剂，60mg，上午和下午各1次；

辅酶Q10，含有维生素E，一天1～2片。

23. 自行车骑手

自行车运动需要吸入丰富的氧气。但是当你在道路上骑行的时候，一边欣赏着风景，一边也正在吸入污染物，同时面对着来自太阳的紫外线辐射。因为这种运动强度已经产生了有害的自由基，所以体内的天然抗氧化剂需要来自营养的支持。

建议方案：

敏德尔维生素配方（参见彩页第2～3页）；

辅酶Q10，含有维生素E，每天1片；

钙，镁复合补充剂，一天1～3次；

二十八烷醇，1000μg。一天1～3次；

MSM粉，1～2汤匙，溶解在240ml水或果汁中，在锻炼前、锻炼中或锻炼后饮用。

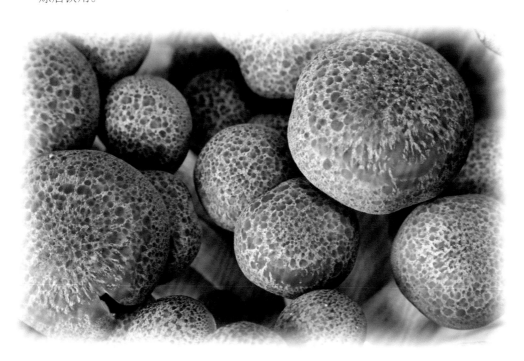

24. 游泳者

如果定期游泳，这会让身体保持健康的状态，但同时也使身体处于压力之中，产生了额外的自由基。富含抗氧化剂的食谱与补充剂配合使用，可以使你毫无负担地享受游泳带来的益处。

建议方案：

敏德尔维生素配方（参见彩页第2~3页）；

B族维生素片，50mg，上午和下午各1次；

辅酶Q10，30~100mg，一天1次；

MSM粉，1~2汤匙，溶解在240ml水或果汁中，在锻炼前、锻炼中或锻炼后饮用。

25. 残疾人

如果你身患残疾，对维生素的需求通常会更多一些。一般来说，如果身体的一部分功能不正常，另一部分的工作强度就会是正常的两倍——因此需要额外的营养补充。有用的基本补充剂是：

敏德尔维生素配方（参见彩页第2~3页）；

B族维生素片，50mg，上午和下午各服用1次；

钙500mg和镁250mg复合补充剂，上午和下午各服用1次；

圣约翰草多酚复合补充剂，一天1片。

26. 打高尔夫球者

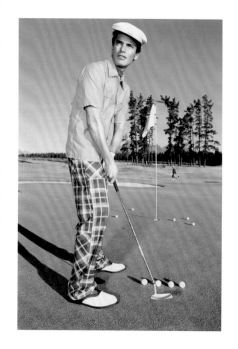

你有多喜爱打高尔夫，你就要付出多少代价。比赛中的压力和紧张会快速地消耗B族维生素，合适的补充剂可能不会让你打出七十杆，但可以帮助你在整个游戏中保持精力充沛。

建议方案：

敏德尔维生素配方（参见彩页第2~3页）；

B族维生素片，50mg，上午和下

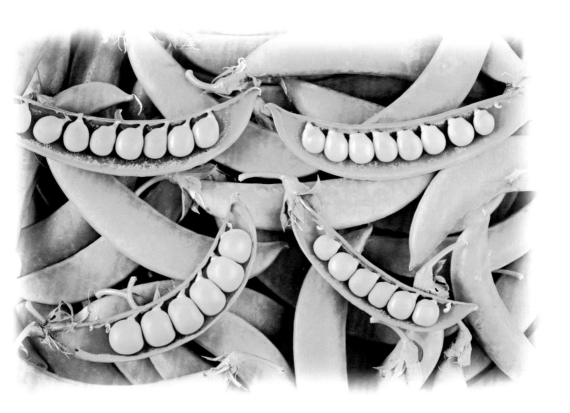

午各服用1次；

锌，15~50mg，一天1片；

钙500mg和镁250mg复合剂，上午和下午各服用1次；

辅酶Q10，30~100mg。一天1~3次。

27. 网球运动员

如果经常打网球，外表可能会看起来很健康，但其实身体的营养状态并不好。我发现，太多的网球爱好者有两个不好的习惯：顾不上吃饭或只摄入蛋白质。但网球这样对体能要求很高的运动，更需要补充维生素。

建议方案：

敏德尔维生素配方（参见彩页第2~3页）；

B族维生素片，50mg，上午和下午各服用1次；

钙500mg和镁250mg复合补充剂，上午和下午各服用1次；

MSM粉，1~2汤匙，溶解于240ml水或果汁中，比赛后饮用以减少乳酸堆积；

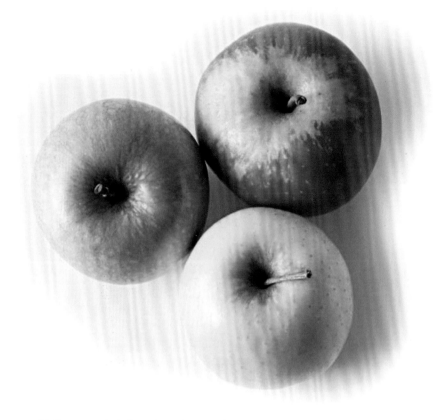

辅酶Q10，含有维生素E，一天1片；

二十八烷醇，1000μg，一天1~3次。

28. 壁球运动员

很少有运动像壁球一样，需要非常好的体力，所以如果你打算定期打壁球，或者只是在一个偶然的午餐时间玩一下，你最好做足准备，而不仅仅是

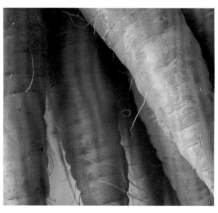

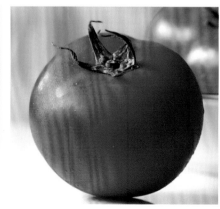

迎战对手，还需要迎接来自营养的挑战。

建议方案：

敏德尔维生素配方（参见彩页第2～3页）；

二十八烷醇，1000μg，一天1~3次；

辅酶Q10，含有维生素E，一天1次；

B族维生素片，50mg，上午和下午各服用1次；

MSM粉，1~2汤匙，溶解于240ml水或果汁中，在比赛之前、期间或比赛后饮用。

29. 教师

在学校里，即使说教师承担的压力不比学生多，但也不会比学生少。为了保持精力旺盛，需要一个很好的维生素补充方案。

建议方案：

敏德尔维生素配方（参见彩页第2～3页）；

B族维生素片，50mg，上午和下午各服用1次；

钙500mg，镁250mg，上午和下午各服用1次；

辅酶Q10，含有维生素E，一天1次；

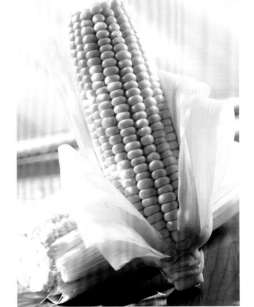

圣约翰草多酚复合剂，一天1次。

30. 吸烟者

吸烟者每吸入一根香烟，就会使体内25~100mg的维生素C被破坏，同时，除了罹患肺癌的风险增高以外，吸烟者比不吸烟者更容易出现心血管和肺部疾病。不需要罗列出香烟危害性的长长名单，我可以很肯定的告诉吸烟者，你们需要营养素的帮助，尤其是维生素A、维生素C、维生素E和硒等抗氧化剂。

建议方案：

敏德尔维生素配方（参见彩页第2～3页）；

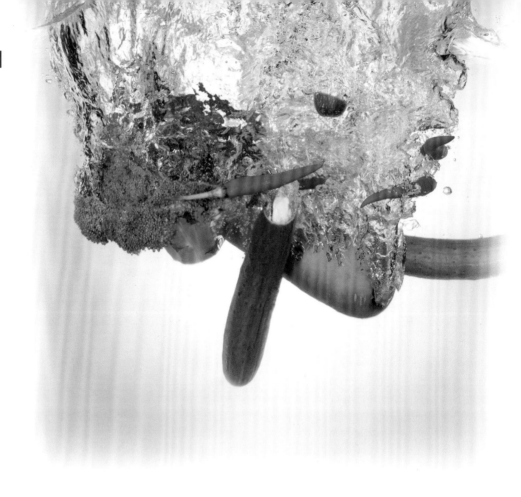

维生素C，500mg，上午和下午各服用1次；

银杏复合剂，60mg，上午和下午各服用1次；

硒，200μg，一天1次。

31. 饮酒者

酗酒是城市居民缺乏维生素的首要原因。如果你是一个酗酒者，摄入的酒精通常会取代身体所需的蛋白，在某些情况下，会妨碍维生素的吸收或贮存。

建议方案：

敏德尔维生素配方（参见彩页第2～3页）；

B族维生素片，100mg，一天2次（尤其需要的是维生素B$_1$、维生素B$_6$和叶酸）；

钙500mg，镁250mg，一天2~3次；

水飞蓟素（奶蓟），1粒，一天3次（有助于肝脏恢复）；

葛根，500mg，在饮酒前或饮酒后服用1~3粒。

32. 经常看电视的人

你花了很多时间在电视机前放松自己，但并不意味着不需要额外的维生素。如果出现眼睛疲劳，就需要补充额外的维生素A，如果你很少在阳光下活动，你也可能需要维生素D。

建议方案：

敏德尔维生素配方（参见彩页第2～3页）；

β–胡萝卜素，10000IU，早餐时服用（连续服用5天，中断2天）；

维生素D，400IU，如果有必要就每周服用5天。

33. 经常坐飞机的人

在商务旅行或休闲旅行中，可能会忽视压力，但它是确确实实存在的。不同的时区和温度（更不用说机舱里的循环空气）会使你产生压力，这就是为什么无论走到哪里，都应该服用补充剂的原因。

如果你前往温暖的地方或热带地区，要注意不要将携带的维生素装在透明的容器里，要储存于阴凉处，避免暴露在阳光下。如果正在遭遇寒流，要确保携带大量的维生素C，在每次进食时服用，而不只是吃早餐和晚餐时。

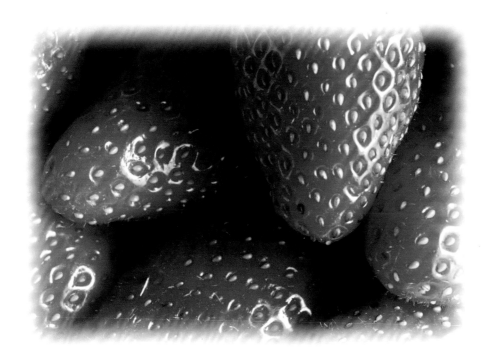

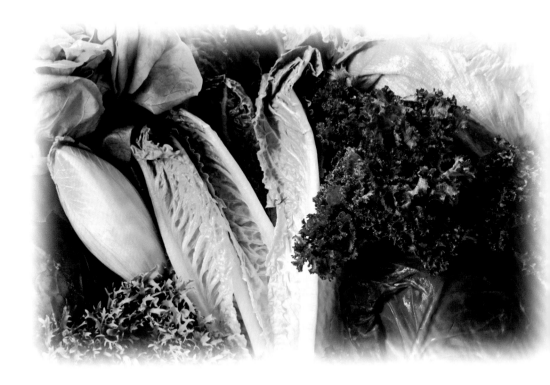

如果到外国旅行，牢记每天服用3次嗜酸杆菌（3粒或2汤匙的液体）溶液，能够很好的预防腹泻。

建议方案：

敏德尔维生素配方（参见彩页第2～3页）；

辅酶Q10，含有维生素E，一天1～2次；

B族维生素片，50mg，上午和下午各服用1次；

如果在一个新时区，遇到了睡眠问题，可采取以下措施：

钙500mg，镁250mg，睡前2片；或睡前15分钟舌下含服（在舌头下溶解）1mg的褪黑素片剂。

你知道吗？

· 在所有飞行乘客中，会出现感冒、流感和呼吸系统感染的几率为20%；

· 进行耐力运动的人，推荐采用高碳水化合物的饮食；

· 每天摄入维生素C，有助于降低白内障的发病率；

· 吸烟者的预期寿命比不吸烟者少18年。

34. 关于维生素配方有哪些问题

国外的维生素和国内的不同吗？

全世界的维生素都是一样的，只是剂量不同。在国际上使用公制系统来计量，营养素用质量来计算（为了更好地理解计量转换关系，参见第225节）。

我是一个22岁的芭蕾舞演员，尽管我知道对于芭蕾舞演员来说，每次停经几个月是很常见的，但我想是否应该服用一些特殊的补充剂来进行调节？尤其是在我表演的时候？

你一定要增加钙的摄取。我建议，除了补充我在彩页第12页提到的补充剂之外，每天还应该额外服用1500mg的钙。如果你现在正在补充铁剂，要确保每天补钙的时间和补铁的时间错开。总的来说，这些补充剂的作用会彼此抵消，降低了各自的价值。

老年人会缺乏某种特殊的营养吗？

通常来说老年人会出现这种情况。和其他年龄人群相比，老年人会服用更多的药物，这一点我们暂且不提，此外，由于吸收不良、牙齿不健康、孤独和其他社会问题，老年人重要营养素的摄入量很低，加上他们的生活方式，通常患有亚临床营养缺乏症。

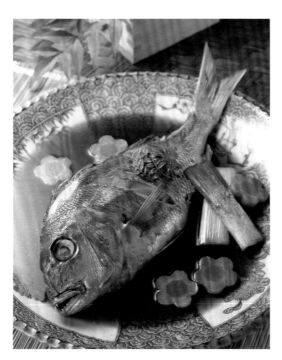

最常见的营养缺乏包括叶酸、钙、维生素B12、维生素D和维生素C的缺乏。另外，因为有些老年人倾向于定期服用促进排便的药物，使得大量的维生素A、维生素D、维生素E、维生素K以及钙和钾流失（其他与药物有关的维生素缺乏症，参见第329节）。

我是一个三十五岁的女人，每天都会进行计算。在这里，我说的计算是指计算体重、形体，所有可以计算的一切。我知道与普通人相比，我们需要更多的某些营

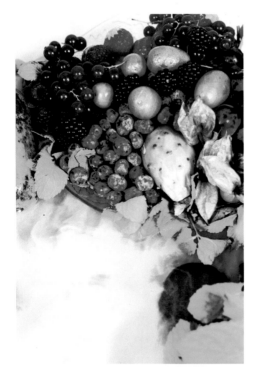

养素，它们是什么呢？

它们是维生素A、维生素B₆、维生素C、钙（使蛋白质利用率最优化的元素）、镁（锻炼出汗会丢失镁，是肌肉放松所必需的）和支链氨基酸（为了肌肉修复和重建）。为提供额外能量以帮助你保持锻炼，一些营养品和食品比其他的更好。例如：对你来说，大豆比豌豆更好，全麦面条比白面条好，甜菜根比胡萝卜更好，柚子比橘子、苹果或香蕉更好。

我在织布机上终日劳动，我想我得了腕管综合征。你可以推荐什么补充剂吗？

你的职业确实使你容易得这种综合征。腕管综合征的另一个名字叫重复性压力伤害，是由于过度使用手指、手、胳膊和肩的肌肉和肌腱而导致的。我建议服用含有维生素B₆的B族维生素复合补充剂，50mg，一天3次；1000mgMSM，与复合维生素C同服，每天上午和下午各服用1次；1粒Ev. Ext-33胶囊，一天2次；每天服用圣约翰草复合补充剂多酚直到症状减轻。

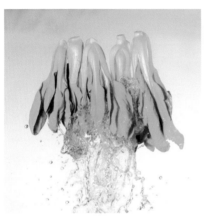

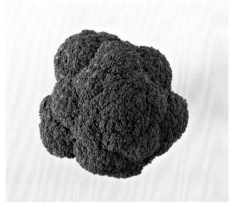

目　录

第一章　走进维生素

第二章　维生素小药丸

第三章　关于维生素，你不可不知的事情

第四章　人体必需的矿物质

第五章 蛋白质——那些神奇的氨基酸

第六章 脂肪和脂肪运动器

第七章 应用抗氧化剂的目的

第八章　其他神奇的宝贝

第九章　草药、偏方、精油和顺势疗法

第十章　如何发现我们真正需要何种维生素

第十一章　阅读这本圣经

第十二章　拥有健康宝宝的方法

第十三章　在正确的时间补充正确的维生素

第十四章　康复，保持健康!

第十五章　药物与你

第十六章　速效减肥食谱

第十七章　你认为你没有吃很多糖和盐

第二十章 营养品速查指南

第一章
走进维生素

1. 我为什么这么做

当我开始接触维生素时，我已经接受了严格的职业教育。我主修过的课程包括药剂学、生物化学、有机化学、无机化学，还有公共卫生学。这些课程几乎与维生素毫无关系。当然，除了某些介绍维生素缺乏的疾病的内容。对我而言，维生素C缺乏意味着坏血病（维生素C缺乏病），维生素B₁不足意味着脚气病，至于维生素D缺乏嘛，就意味着佝偻病。

那时，没有什么书籍告诉人们维生素可以预防疾病，或者可以使人更健康。

在1965年，我开了自己的第一家药店。直到那时，我才认识到人们每天吃那么多的药，并不都是为了治病，而仅仅是为了顺利过完每一天。我当时的合伙人正是信奉"维生素指南"的人。当时我们俩每天都工作15小时，合伙人精力充沛，只有我感到长时间工作的疲惫。我忍不住向他询问秘诀，他说，哪有什么秘诀呢？不过是维生素罢了。我马上意识到，他所说的"维生素"，跟我所知道的维生素C缺乏病、脚气病没什么关系，却跟我本身有千丝万缕的联系。我立刻变成了求知若渴的"小学生"。在经过基本的维生素疗法后，我不仅更相信维生素，还把它当成了我的信仰。

突然间，营养学变成我一生中最重要的事情。我积极翻阅每一本可以接触到的书，细读每个重点段落，仔细搜寻各种信息的来源，深挖在药学院学过的知识，最终我惊奇地发现，生物化学与营养学之间确实存在紧密的联系。我积极地参加各种报告会，事实上，正是在某报告会上，我了解到了抗氧化剂与它神奇的抗衰老能力。从那时开始，我就开始服用抗氧化剂补充剂（比如SOD，它是超氧化物歧化酶，是绿茶与白茶提取物所含的一种酶）。正因如此，今天多数人认为我看上去要比实际年龄年轻5~10岁。任何一项营养学领域的新发现都让我激动不已，而这些发现也确实值得我兴奋。

一个全新的世界已经向我敞开，我愿意和大家一起分享我从中了解的知识。

到了1970年，我已全身心地投入营养学和预防医学领域的工作中。如今，作为一名营养学家、演讲者、作者，我仍然对那个四十多年前向我敞开的世界感到兴奋、激动，那是一个不断有新发现的世界，一个跟新发现共同成长的世界。

2. 什么是维生素

当我提到"维生素"这个词的时候，多数人马上想到的是"小药丸"。这样的联想是将维生素与医学、药物的形象混淆了。尽管维生素能够并且经常用于医疗以及药物领域，但前者却不是后两者中的任何一种。

·这个道理其实很简单，维生素是人体必需的有机物，对我们正常的生理功能很重要。除了少数几种，多数维生素在人体内无法自身合成。维生素是我们成长、活动以及维持一般状态所必需的营养素，在所有天然食物中均有微量存在。正常情况下，我们必须从这些食物中获取维生素。

·你大脑中存留的维生素的印象，是维生素补充剂，有片剂、胶囊、口服液、药粉、气雾剂、贴片以及注射剂等各种形式。除了一些合成维生素，补充剂中的维生素仍旧来源于食物。也就是说，维生素大多来源于天然的动植物。

·如果没有必需维生素，生命将无法生存。

3. 什么不是维生素

许多人认为维生素可以取代食物，但实际上食物不可替代。事实上，没有对食物的消化，维生素不可能被吸收。有关维生素的错误观点很多，我希望能在本书中将多数错误逐一澄清。

·维生素不是让人兴奋的小药丸，它本身没有热能，不含能量。

· 维生素不是蛋白质或其他营养素（如矿物质、脂肪、碳水化合物、水的替代品），甚至他们彼此之间也不能相互替代。

· 维生素本身不是身体结构的组成部分。

· 你不能指望在只吃维生素而不吃食物的情况下保持身体健康。

4. 维生素如何发挥作用

如果你把身体看做汽车的引擎，把维生素看成是火花塞，就能够很好地理解维生素这一神奇的物质是如何在体内发挥作用的了。

维生素是体内生物酶系统的一部分，它正像火花塞一样，启动引擎，调节代谢，使人体保持运转，维持各种高级生物功能。

与摄入的其他营养物质（如蛋白质、脂肪和碳水化合物）相比，维生素的摄入量极小，即便是在大剂量治疗中。但是，甚至仅1种维生素的缺乏，也能使你的整个身体陷入危险境地。

5. 是否需要服用维生素补充剂

维生素在所有生物中都存在，只是有些食物包含的某种维生素多，有些食物包含的少。你可能会说，如果我恰好吃对了，从饮食中获得了膳食平衡，那我就可以一下子获得所有需要的维生素了。这样想可能是正确的，但问题在于，几乎没有人能够安排出这种完美的平衡膳食。丹尼尔·T·奎格利博士在《国民营养不良》一书中说道："每一个吃过经加工的糖类食品、面粉或者罐装食品的人，都患有某种营养素缺乏症，其严重程度取决于饮食中这些'有缺陷'食物的比例。"此外，在2002年10月出版的《美国医学会》杂志中，一项研究明确指出："由于我们在日常饮食中不可能获得所有必需营养素，每一位成年人都应该服用多种维生素。"

多数餐馆常常将食物重复加热，或是把食物放在加热装置上保温。如果频繁在外吃饭，或者频繁吃外卖，就可能导致人体缺乏维生素A、维生素B_1和维生素C。此外，由于很多食物都是加工食品，普遍缺乏钙、叶酸和镁。如果你是30~40岁的女性，一些节省时间的工作餐还会使体内宝贵的钙和铁丢失，而这两种矿物质都参与了骨骼构建。

加工食品，如面包和燕麦，已经有大量营养素流失。特别是如今超市中你能看到的各种加工食品，除了富含碳水化合物，别的几乎什么都没有。也许你会说："但是，他们营养丰富！"这不过是食物标签上的宣传。

真的营养丰富吗？这种"营养丰富"的食品意味着某种食物中曾经营养很丰富，但是由于加热、储存等过程，这些营养素不复存在！因此，食物"营养丰富"仅是在加工处理前的天然食物中才有。事实是这些标有"营养丰富"的食物所含营养距离要求的营养还很远。例如，标准营养的白面粉流失了22种天然营养素，这些营养素包括3种B族维生素、维生素D、钙盐和铁盐。

6. 什么是营养素

营养素的范围比维生素宽，包括碳水化合物、蛋白质、脂肪、矿物质、维生素、水，这些食物中可以吸收的成分，都是营养素，都对健康有益。营养素是我们产生能量、维持器官功能、细胞生长所必需的。

7. 微量营养素与宏量营养素的区别

微量营养素，如维生素、矿物质，本身并不能提供能量；而宏量营养素，如碳水化合物、脂肪和蛋白质，却能够提供能量，但必须在足够的微量营养素的帮助下才能释放能量。

健康所需的微量营养素与宏量营养素，在量上大有不同，但都很重要。（参见第75节，蛋白质——氨基酸的组合。）

8. 营养素如何发挥作用

营养素基本上是通过消化获取的。消化是一个持续不断的过程，将由口腔摄入的各种食物进行不断的化学"简化"。食物在酶的作用下，被分解为更小、更简单的化学物质，这样才能通过消化道的屏障（消化道像是一条两端不封口的管道，长度大于9m），其营养被人体吸收，并最终进入血液。

9. 如何看待消化系统

了解消化系统如何工作，有助于解开更多的困惑：营养素如何发挥作用？何时发挥作用？在哪儿发挥作用？

口腔与食管

食物在口腔中被研磨，并与唾液混合。唾液中含有一种酶——唾液淀粉酶，可以使食物中的淀粉分解为简单的糖。继而食物经过吞咽，被推入口腔后部并进入食管，这是蠕动的开端。蠕动是一种挤压式的运动，食管肌肉像挤牛奶一样，一阵阵地收缩、放松，将食物推向胃。为了防止反流（译者注：反流指从胃向口腔的方向运动），并与特定的酶（一种酶无法拥有其他酶的功能）的释放时间一致，消化道装备有重要的"连接阀门"。在食管的末端，有一个小小的"阀门"，这个阀门给食物进入胃留有足够的时间。某些时候，特别是饭后，当这些阀门放松了，你就会打嗝。但是，一个松弛的阀门也会使胃部的酸液被推回、反流到食管，这就造成了胃食管反流症（GERD），那些有"烧心"经历的患者对这一点体会得更多。

胃

胃的实际位置比你认为的要高一些，平卧时胃在胸骨下部的后方，而不是在脐的下方，不占据下腹部的位置。胃是一个形状多变的"袋子"，被不断运动的肌肉包裹，不断改变形状。

除了酒精，胃壁几乎不吸收任何物质。

含水量丰富的物质，如汤，会很快地流过胃，而脂肪则会在胃里多待一段时间。吃了含有碳水化合物、蛋白质、脂肪的一顿平常饭菜，要经过3~5小时才能完全从胃里排空。胃的腺体和一些特化的细胞，制造了黏液、酶、盐酸及内因子，后者可以促使维生素B_{12}溶解，然后通过肠壁进入血液。正常的胃肯定是酸性环境，胃液由许多物质组成。

胃蛋白酶是胃的主要酶类，对肉类及其他蛋白质含量较高的食物有很强的消化能力，仅在酸性环境下才有活性（译者注：活性是指某种物质可以发挥功能的一种状态）。

凝乳酶可以使牛奶凝固。

盐酸由胃的细胞制造（译者注：确切来讲，是由胃的壁细胞分泌），能维持胃内的酸性环境。

胃不是消化过程中必不可少的，许多消化过程不在胃内完成。

小肠

小肠有6.6m长，是完成消化的场所，而且几乎所有的营养素都由小肠来吸收。小肠内是碱性环境，这一环境是由碱性的胆汁、胰液、小肠壁分泌物共同造成的，小肠的碱性环境对消化、吸收来说，非常必要。十二指肠起源于胃的出口，是小肠的一部分。十二指肠与空肠（大约有3m长）相连，空肠与回肠（3~3.6m长）相连，此三者构成小肠。当小肠内半流质食物跟着小肠的蠕动不断移动时，会发出"咕噜咕噜"的响声，这时我们会说："我的胃在抗议啦！"实际上，胃安安静静地躺在小肠上面呢！不过即使大家都知道了这个道理，这句老话可能也不会改变了吧。

大肠

物质离开回肠进入了盲肠（小肠与大肠的连接部位）后，会含有很多水分。在这个连接部位有一个肌肉阀门可以预防反流。

除了水分，大肠几乎不吸收任何物质。

大肠主要是一个储存和脱水的器官。物质进入大肠时是液态，水分被吸收后变为半固态。食物完成"肠道旅游"需要12~14小时。

与胃内的无菌环境相反，大肠内则是细菌丛生，他们是正常的大肠菌群。粪便的大部分是由细菌构成，还包括一些不能消化的物质——主要是纤维素，从血液中清除的物质以及肠壁脱落的物质。

肝脏

肝脏是体内最大的固态器官，重量大约有1.8kg。它是一个"超级化工厂"。它几乎可以改变任何物质的化学结构，是超强的解毒器官，能破坏各种有毒分子的结构，使之无毒。肝脏还是体内的血库，是维生素（如维生素A、维生素D）的储存器官，也是一些被消化的碳水化合物（如糖原）的储存器官，糖原的释放可以维持血糖水平。肝脏制造各种酶、胆固醇、蛋白质、维生素A（来源于胡萝卜素）和凝血因子。

肝脏的一项基本功能是产生胆汁。胆汁含有胆盐，可以通过"去污作用"（译者注：去污作用是指胆盐可以降低脂肪的表面张力，使脂肪乳化成微滴，溶于水中，这样就增加了胰脂肪酶的作用面积，这个过程与去污剂去除物品表面油脂的作用原理比较相似，因此称为去污作用，也称为乳化作用），提高脂肪的消化效率，使脂肪乳化。

胆囊

胆囊是一个囊状的储存器官，大约长7.6cm。它的主要功能是容纳胆汁，对胆汁进行化学修饰（译者注：对肝脏分泌的胆汁进行一定程度的加工，使之更好地发挥作用），并对胆汁进行浓缩（可以使胆汁浓缩10倍）。当你尝到一些食物，有时候甚至是看到一些东西，就可以让胆汁"倾囊而出"。有时候胆囊的一些液体会形成结晶，即胆结石。

胰腺

胰脏大约有5cm长，"蜗居"在十二指肠形成的小弯内。胰脏的胰岛细胞团分泌胰岛素，胰岛素可以促使体内糖的利用。胰岛将胰岛素分泌入血，而不是到消化道内。胰脏更大的一部分，是胰腺，主要功能是制造与分泌胰液。在某种程度上，胰液内包含的消化酶是体内最重要的消化酶，如分解脂肪的胰脂肪酶，分解蛋白质的胰蛋白酶，分解淀粉的胰淀粉酶。

10. 酶的重要性

食物的消化必须有酶的参与，酶可以促使食物中的维生素、矿物质、氨基酸释放出来，这样才能使我们健康生存。

酶是催化剂，可以使体内的物质相互作用，但在作用过程中，本身却不会被破坏，也不会被改变。

当温度升高时，酶会被破坏。

酶最好的来源是一些没有被烹饪或加工的原生态食物，如水果、蔬菜、蛋类、鱼类和红色的肉类。

每一种酶都对某种特定的食物起作用，酶和酶之间不能相互替代。任何一种酶的缺陷、缺乏甚至是缺如，都可能使你在疾病和健康之间游走（译者注：有的酶会导致疾病）。

在英语中，酶的单词的组成是由酶作用的某种食物名称加上词根"-ase"（译者注：即酶的单词后面都有"ase"，在汉语中，则是针对某物质作用的酶，叫做"某酶"）。例如对磷酸起作用的酶，就叫做磷酸酶；对蔗糖起作用的酶，就叫做蔗糖酶。

蛋白酶是一种重要的消化酶，它可以分解食物中的蛋白质，把蛋白质分解为可以吸收的氨基酸。如果没有蛋白酶，蛋白质就不能参与建设健康肌肤、强壮的骨骼、充足的血液供应和强健的肌肉。

凝乳酶是一种消化酶，可以使牛奶凝固，改变牛奶中的蛋白质——酪蛋白，使它变为可以吸收的形式。凝乳酶还使牛奶中的矿物质释放出来，例如钙、磷、钾、铁。这些矿物质可以帮助维持体内的水平衡，使神经系统更健康，使牙齿和骨骼更坚固。

脂肪酶可以分解脂肪，这样脂肪才可以滋养皮肤细胞，保护身体不受跌打创伤，将感染性的病毒和过敏性的物质挡在身体的外面。

胃酸在胃中致力于分解那些嚼不动的食物，比如红肉中的纤维。它可以帮助消化蛋白质、钙和铁。没有了胃酸，就容易换上恶性贫血、胃癌等疾病。由于进食前一些事情引起的心理压力、紧张、生气、焦虑等情绪，还有一些维生素缺乏（主要是B族维生素缺乏）、矿物质缺乏等疾病，会引起胃酸缺乏。日常生活中很多人都没有意识到自己缺乏胃酸。如果你认为自己胃酸过多，或有过烧心的感觉，就服用一些制酸剂（如氢氧化铝）。你可能还没有意识到，胃酸过少的症状与胃酸过多的症状实际上差不多，在这种情况下，服用制酸剂可能是很危险的事情。

《新型医师》一书的作者艾伦博士强调，每一个年龄超过40岁的人，都应该使用胃酸补充剂。

甜菜碱盐酸盐和谷氨酸盐酸盐是市面上最好的补充盐酸的补充剂形式。

注意：如果你有溃疡的倾向，在服用这些补充剂前需要咨询医师。

11. 为什么需要碳水化合物

很多人将碳水化合物妖魔化了。碳水化合物是供应人体能量的主要来源。在消化过程中，淀粉等一些基本的碳水化合物会被分解为葡萄糖，也就是血糖，血糖是中枢神经系统唯一的供能物质。

我们每天都需要碳水化合物，以便当人体修复需要能量的时候，不会浪费蛋白质。如果吃了太多的碳水化合物，超出了人体将其转化为葡萄糖或糖原（后者通常在肝脏和肌肉中储存）的能力，就会导致众所周知的结果——肥胖，而当人体需要更多的燃料，脂肪就会再转化为葡萄糖，这样也就起到了减肥的效果。

不要低估碳水化合物！它和其他营养素一样，是维持人体健康的重要一员，1g蛋白质与1g碳水化合物，都能产生4卡路里（1卡路里=4.18焦耳，焦耳是能量的国际单位）的能量。虽然现在没有正式的规定，但我们建议一般人每天最少摄入50g碳水化合物，这样可以避免出现酮症酸中毒、血液pH偏酸性等后果，而这些后果常常是由自身脂肪变成了主要能量供应源而导致的。（译者注：一个常见的例子就是长期饥饿造成酮症酸中毒。）

12. 维生素的命名

人们一度并不知道维生素的化学结构，因此不能对维生素进行合适的科学命名，多数维生素都以字母命名。以下提到的维生素是迄今所知的维生素：维生素A（视黄醇）、维生素B_1（硫胺素）、维生素B_2（核黄素）、维生素B_3（烟酸）、维生素B_4（腺嘌呤）、维生素B_5（泛酸）、维生素B_6（吡哆醇）、维生素B_{10}、维生素B_{11}、维生素B_{12}（钴胺素）、维生素B_{13}（氰钴胺）、维生素B_{15}（乳清酸）、维生素B_{17}（苦杏仁苷）、维生素B_c（叶酸）、维生素B_t（肉毒碱）、维生素B_x或PABA（对氨基苯甲酸）、胆碱、肌醇、维生素C（抗坏血酸）、维生素D（骨化醇、麦角骨化醇、麦角甾醇）、维生素E（生育酚）、维生素F、维生素G、维生素H（生物素）、维生素K（甲萘醌）、维生素L（泌乳所需）、维生素M、维生素P（生物类黄酮）、维生素P_p、维生素P_4（曲克芦丁）、维生素T（促生长物质）、维生素U（从卷心菜中提取），可能还有许多维生素有待发现。

日本东京物理与化学基础研究所的科学家们提到，吡咯喹啉醌（PQQ）于1979年被发现。在后续研究中，科学家们发现它在小白鼠的生育中充当重要角色，或许也在人类生育中起作用，因此也可以归为维生素。如果是这样的话，PQQ将是55年来最新发现的维生素。

我们还了解到，PQQ是一种抗氧化剂，有可能是B族维生素的一员，纳豆（日式料理中的发酵大豆，有一股刺鼻的气味）是其最佳天然来源。PQQ也存在于欧芹、绿茶、青椒、猕猴桃和木瓜中。（对于PQQ的摄入，我个人的意见是，从欧芹、绿茶、青椒、木瓜、猕猴桃中摄取。我并不推荐纳豆，因为它有一种刺鼻的如臭袜子的味道，除非你真的喜欢这种味道。）

13. 矿物质的命名

尽管目前已经发现的参与维持人体健康的矿物质有18种，但推荐膳食容许量（RDA）仅推荐了7种矿物质：钙、碘、铁、镁、磷、硒和锌。

体内活动的矿物质包括：钙、氯、铬、钴、铜、氟、碘、铁、镁、锰、钼、磷、钾、硒、钠、硫、钒和锌，其中微量矿物质，如硼、硅、镍、砷，是生长和维持细胞膜功能所必需的。

14. 身体需要矿物质

矿物质和维生素对健康都很重要，没有矿物质，维生素在体内也不能发挥作用。我喜欢把矿物质称为营养世界的"灰姑娘"，尽管很少有人认识到矿物质的重要性，但矿物质却与维生素一起发挥协同效应，维持各项功能。人体偶尔可以合成一些维生素，但人体却无法制造任何一种矿物质。

15. 抗氧化剂的命名

抗氧化剂可以是酶、氨基酸、补充剂、维生素、矿物质，它们保护人体免受自由基的损伤。如果不是抗氧化剂的存在，氧化作用（译者注：自由基的主要作用就是氧化作用）会肆无忌惮地摧毁细胞、削弱人体的免疫能力。人体每天会因为能量供应燃烧"燃料"，产生自由基，换而言之，自由基的产生是不可避免而且必要的，但自由基本身则是我们不想要的副产品。各种环境与身体的刺激——从空气污染、吸烟、酗酒、疾病，到碳烤食物、老龄化和剧烈运动，都会产生大量自由基。为了加强对自由基损伤的控制，体内会产生不同种类的天然抗氧化剂。现在市面上著名的抗氧化剂有胡萝卜素过氧化氢酶、辅酶Q10、谷胱甘肽、褪黑素、维生素A、α和β-胡萝卜素、维生素C、维生素E、硒、超氧化物歧化酶（SOD）、葡萄子和葡萄皮提取物、绿茶和白茶提取物、白藜芦醇和锌。不幸的是，随着年龄的增长，体内会有越来越多的自由基，而天然抗氧化物的产生却会越来越少，这就使癌症和心脏病的发病风险大大增加。由于这些原因，我们的饮食中应该增加一些富含抗氧化剂的食物以及补充剂，如银杏叶、葡萄子提取物、绿茶提取物、大豆异黄酮、叶黄素和番茄红素，越早补充这些抗氧化剂，我们身体就会获得更多的长远益处。

16. 什么是保健品

保健品可能是近十来年药物预防中最令人兴奋的突破点。它们来源于天然物质（食物的提取物或者本身就是食物的一部分），它们具有和药物相似的作用。例如，从大豆中提取的大豆异黄酮，具有抗癌的作用；从圣约翰草中提取的金丝桃素和多酚类物质，具有抗抑郁的作用。这些从陆地植物、藻类或其他生物中提取的天然化合物，或被浓缩成小药丸，或制成药粉装入胶囊，就可以用来预防无数的疾病，也可以治疗一些常见疾病，不必像从前一样去医院开处方了。例如，抗抑郁药物如百忧解，是选择性5-羟色胺再摄取抑制剂（SSRI），保健品5-羟色胺（参见第81节）的抗抑郁作用可以和SSRI媲美，而5-羟色胺是天然提取物。

保健品还可以是日常食物中最好的化学成分的浓缩。由于只有9%的美国人每天能够吃到五种不同的水果或蔬菜，这些保健品在国民健康方面的作用就显得日渐重要。有些富含植物性化学物质的食物，如在食品中添加来源于天然大豆的植物性激素，可以减轻女性更年期的潮热症状，预防男性的前列腺疾病；富含保健物质的人造奶油，可以降低血清中的胆固醇。近年来，还出现了多种将那些有益健康的食物带入人们生活的方法。

17. 有哪些替代疗法

正如没有任何一种补充剂可以"包打全场"一样，也没有任何一种替代疗法对任何人都适用。如今有几十种替代传统治疗的治疗方式被大众接受，而且疗效显著。这些替代疗法中，比较著名的有：

针灸。一种古代中国治疗疾病的手段，这种治疗的理论基础是生命的力量——气，在周身的14条经脉中流动。插入一根针，可以刺激气，使气的能量恢复平衡，全身有360处可以进行针灸的部位。目前已经证明，针灸在许多情况下可以缓解一些暂时的不适及器质性的病变。在治疗中，针灸通常也和草药配合使用。在美国的许多州，成为一名针灸治疗师或东方医学治疗师需要完成公认的课程，并取得治疗资格。自然疗法医师（N.D.）也需要有针灸治疗的执照。

整脊。整脊治疗将治疗的重点放在对脊柱进行调整来达到健康。许多整脊治疗师（D.C.）同时也调配营养。他们通常在大学学习2年以上，再在经认可的整脊学校学习4~5年，才可以取得执照，能够在美国、澳大利亚、新西兰、加拿大、欧洲大部分地区、非洲及中东行医。整脊治疗师没有药物处方权，也不被允许进行外科手术。

草药学。千百年来最广泛应用的药物形式是草药，被认为是引领当今自我保健领域的风向标。草药学建立的理论基础与药理学相同。事实上，所有药物中，近50%的常见药物以及处方都来源于植物或者模拟植物成分的化学合成物。如今，许多草药的疗效是无可置疑、有案可查的。（参见第九章。）

顺势疗法。顺势疗法建立在德国医师塞缪尔·哈内曼的发现基础上，以"以毒攻毒"为前提，用药物刺激人体的天然防御机制。例如，当健康的人大量摄入某种物质的时候，会使健康受到伤害；但是，当不健康的人摄入极少量这些物质的时候，这些物质则会促进有相似症状的疾病痊愈。顺势疗法中，将每个个体看成一个整体，这个整体包括了精神、身体和情感诸多方面。顺势疗法对疾病的理解，则是将疾病或症状看成身体对某种失衡状态进行纠正的结果，或者是人体为恢复健康所进行的努力与尝试，而疾病或症状则是努力纠正的表现。与对抗或者抑制症状的治疗手段有所不同，顺势疗法的药物（通常来自天然的植物、矿物质或者动物）可以快速刺激与调节人体的防御系统——在指导下使用的时候，它们无副作用（参见第215节）。内科医师（医学博士、整骨医师、自然疗法治疗师或整脊治疗师）经过6周培训可以成为顺势疗法治疗师。

自然疗法。自然疗法包括了草药、按摩、针灸等一系列可供选择的治疗方法。自然疗法治疗师（N.D.）需要先在自然疗法医学院经过四年学习，然后通过美国国家执业考试，才能获得行医资格。

调整分子疗法。调整分子疗法的目的是通过营养品使已经发现的体内正常物质的水平达到最优化。调整分子疗法除了使用各种补充剂促使身体合成健康所需的各种生物化学物质外，也包括将有害物质，如药物、污染物、致敏物质等从体内清除出去。绝大多数（尽管不是全部）调整分子治疗师都是医学博士。

整骨疗法。整骨治疗师（D.O.）和医学博士有相同的医学教育背景，他们需要有执业医师执照。普通执业医师可以进行的治疗，整骨治疗师也都可以进行，甚至包括进行手术。这两种医师之间最大的差别在于，传统的医师多采用对抗疗法，通常针对某些特定的疾病或者人体器官进行治疗，而整骨治疗师的治疗原则则是对疾病进行整体治疗。

> **你知道吗？**
>
> · 如果体内所有的基本维生素都没有了，生命将无法维持。
> · 人体可以合成某些维生素，但是不能制造任何一种矿物质。
> · 维生素缺乏，甚至仅仅是缺乏一种维生素，就足以对健康造成威胁。

18. 关于第一章有哪些问题

我在健康食品店看到了几种氨基酸补充剂，请问这些氨基酸是营养素吗？它们是否和维生素一样重要呢？

氨基酸（参见第75节）虽不是营养素，却是人体最重要的营养素——蛋白质——最基本的构成物质。

我们体内的每一个细胞都含有并需要蛋白质。蛋白质通常参与构建人体的新组织，修复损伤细胞，制造激素和酶类，保持体内酸碱平衡，辅助排除细胞内不需要的垃圾以及其他一些重要作用。当蛋白质被消化以后，分解为更小的化合物——氨基酸。这些氨基酸进入体内的细胞后，又会形成蛋白质。这是一个神奇的循环。

维生素与氨基酸一样重要，因为无论维生素还是氨基酸，如果没有达到一定的量，我们就无法从中获益。如果你想知道氨基酸补充剂及它们的价值，建议参考本书的第75节与第80节，这两节讨论了氨基酸补充剂的显著益处。

我知道没有矿物质的话，氨基酸无法正常工作，不过是否存在某些更能促进维生素发挥作用的矿物质？

是的！比如说维生素A与钙、镁、磷、硒、锌在一起可以最好地发挥作用；B族维生素和钴、铜、铁、镁、钾、钠在一起则可以最大限度地发挥作用；而最能促进维生素C发挥作用的矿物质有5种，分别是钙、钴、铜、铁和钠；而对维生素D而言，是钙、铜、镁、硒和钠；对维生素E则是钙、铁、镁、磷、钾、硒、钠和锌。如果想知道何种矿物质可以增加何种维生素的功效，可以参见第30~53节。

什么是硼？

硼的作用尚未被充分认识。人体仅需要极微量，这也正是为什么没有把硼正式列入推荐的人体日常所需营养素的原因。但是这并不能削弱硼与钙、镁、维生素D一起，在骨质疏松的预防方面发挥作用。硼甚至可以帮助大脑更好地工作。硼在多数水果、蔬菜中都有发现，不过，干果如洋李干和杏仁等，才是硼的最好来源。我推荐硼的剂量为每天3mg，不要超过10mg。

保健食品与功能性食品有什么区别？

保健食品与功能性食品（两者通常可以互换）都可以促进健康、预防疾病，不仅具有基本的营养食品功能，还具有一定的药物功能。虽然功能性食品与保健食品非常相似，但保健食品是从某一种食物中分离出来的，可以按照计量进行销售，而功能性食品仍然是某一种食物。

什么是植物性化学物质？

植物性化学物质是一种在植物中发现的化学物质，它们赋予水果、蔬菜、谷类和豆类以特殊的颜色与味道，是促进健康的营养物质，是对抗疾病的天然保护物。实际上，植物性化学物质是植物的"免疫系统"，是强效的抗氧化剂，可以有力地对抗人体自由基的损伤，帮助人体抵御很多疾病的侵袭，这些疾病包括了心脏病和癌症。

我患有二尖瓣脱垂，经常服用抗生素。我也听说过益生素，但不知道它们是什么。我可以服用吗？

可以服用！益生素是微生物学中的一般术语，可以帮助人体抵抗感染与疾病。人体内有数十亿的益生菌，它们在体内发挥神奇的作用，如帮助消化、提高免疫功能、帮助维持正常激素水平、对抗由于真菌或酵母菌引起的感染的蔓延（真菌与酵母菌入血，可以引发其他严重的疾病）、制造某些B族维生素或发挥其他作用。

有一点需要注意，抗生素并不能辨别有益细菌与有害细菌。过度使用抗生素，会增加细菌对药物的抵抗力，因此会使你对疾病变得更为敏感。你可以通过增加饮食中纤维素的摄入来提高体内有益细菌的水平，纤维素可以黏附有害菌，经排泄排出体外，从而抑制有害菌的生长。饮用酸奶，最好是脱脂或低脂酸奶，可以使益生菌生长并保持活性（非乳制品的益生素也可以有这样的作用）。我建议益生菌的剂量为每次服用1

颗胶囊或者1汤匙，一天3次，饭前半小时服用。注意：你首次服用益生菌的时候，可能会有胃肠胀气。这提示有益细菌已经开始在体内发酵，当身体逐渐适应这种变化后，这些症状会在大约1周内消失。（参见第131节。）

什么是类胡萝卜素？

有关类胡萝卜素，你应该知道的最重要的事情是，它们对健康有益（参见第107节）！它们是一组与维生素A相关的化合物，其中最著名的就是β-胡萝卜素（其他包括α-胡萝卜素、γ-胡萝卜素、叶黄素和番茄红素），已经被证明对多种癌症的预防有效。食物中的β-胡萝卜素被转化为活性维生素A，后者与维生素A不同，即使大量摄入也不会产生毒性。尽管如此，也不宜过多摄入β-胡萝卜素，因为这种物质摄入过量会使你的皮肤变成橙黄色。

番茄红素给予番茄、西瓜、红柚以及其他水果和蔬菜特殊的红色，它是营养品家族中另一大受欢迎的类胡萝卜素。根据美国农业部和哈佛大学医学院Dana-Farber癌症研究所的研究结果，食用番茄能降低人们罹患癌症，特别是前列腺癌的发病风险。研究表明，大量食用番茄的男性比仅食用少量番茄的男性前列腺癌的发病风险降低了一半。由于脂肪可以帮助番茄红素进入血液，因此比萨饼可能对营养素有一定的补偿作用，只要你不将其从食物中剔除出去。

我知道抗氧化剂可以对抗体内的氧化作用，但是什么是氧化作用？又是什么导致了氧化作用呢？

氧化作用如果发生在金属上，那就表现为金属生锈，如果发生在苹果上，那就表现为苹果的颜色变成棕色。不稳定的氧分子被称为氧自由基，它们从其他分子中捕获电子，以变得稳定一些。在这一过程中，自由基损伤了细胞，缩短了细胞寿命，加速老化。氧化作用一旦开始，就很难结束，其后续的变化则包括了从感染到各种退行性的病变，如心脏病、关节炎和癌症。

很多物质都可以导致氧化作用的发生，但最常见的则是一些污染物、化学物质和毒性物质，比如香烟。

什么是"聪明的营养素"？它们是否真的能使人变得聪明？

研究表明，这些营养素可以保护并提高脑功能。我们体内天然产生的抗氧化剂虽然可以保护大脑不受自由基的损伤，但它们会随着年龄的增加而逐渐减少。正因如此，抗氧化剂补充剂——包括了维生素、矿物质、氨基酸——被认为是"可以使人变得聪明的营养素"。（参见第七章。）

你可以明智地从一些复合补充剂中寻找并挖掘到一些"聪明的营养素"，它们是：维生素E、葡萄子提取物、硫辛酸、辅酶I（NADH）、维生素B_1、维生素B_3、维生素B_6、维生素B_{12}、叶酸、胆碱、L-肉毒碱、苯丙氨酸、二十二碳六烯酸（DHA）、二甲基乙醇胺（DMAE）、磷脂酰乙醇胺、脑磷脂、L-谷氨酸、蓝莓提取物、镁、磷脂酰丝氨酸、卵磷脂和锌。这些大脑促进剂中没有一种可以使你变成爱因斯坦，但是他们可以帮助你记起你将车钥匙丢在了什么地方。

食用转基因食品是否安全？我们如何知道自己吃的食物是不是转基因食品？

如果可以避免食用转基因食品，当然是好事。但事实上，我们所有的加工食品都在某些部分或多或少含有基因改良食物的成分，如制作面粉的小麦是基因改良的，制作玉米淀粉的玉米也是基因改良的，诸如此类。甚至一些标有"天然"及"有机"标签的食物（参见第228节），也可能包含基因改良食品。美国食品药物管理局（FDA）为基因改良食品的安全性亮起了绿灯，但长期的效果仍未可知。我的建议是，通过限制加工食品的食入来尽量减少基因改良食物的摄入，如减少去快餐店大快朵颐的次数；尽量购买有机食品等。

第二章
维生素小药丸

19. 维生素来自何方

因为维生素是从天然食物中发现的物质，所以你所服用的补充剂——无论是胶囊剂、片剂、粉剂还是液体剂，都来源于食物。尽管现在可以合成多种维生素，但是它们中的大多数仍然是从天然物质中提取的。

例如，维生素A通常来源于鱼肝油；B族维生素片来源于酵母或者肝脏；来源于蔷薇果的维生素C是最好的，来源于木薯的维生素C也很不错；至于维生素E，通常是大豆、麦芽、玉米的提取物。

20. 为什么维生素的剂型各不相同

人的需求各有不同，因此制造商提供了各式各样的维生素剂型。

片剂　是最常见且最方便的剂型。它便于储存、运输，保质期比粉剂或液体剂更长，而且很难掺入残次品。

囊片剂　实际上是胶囊形状的片剂。它们可以由肠衣包被，这是为了使囊片能够在肠道内被消化而不是胃内。

胶囊剂　与片剂相似，都便于储存和携带，通常是脂溶性维生素，如维生素A、维生素D、维生素E的补充剂剂型。胶囊中的赋形剂含量通常比片剂少。

明胶胶囊剂　是由明胶，一种动物源性产品制成的。为了防止氧化，这类剂型需要在避光的环境下干燥冷藏。

植物性胶囊剂　是不含有任何动物、淀粉、糖类及其他过敏原制品的剂型，它们是由纤维素以及来源于树木的植物纤维制成的，这种剂型有助于解决由真菌和细菌造成的麻烦。植物性胶囊可以抵抗高温环境的威胁，在高温环境下不融化、不变黏，便于储存，它们也不受低温、干燥环境的影响，而如果是明胶胶囊，则可能在这样的环境下变脆。不过胶囊可能会与胶囊内的成分发生反应，而且植物性胶囊也更昂贵一些，这两点限制了这种剂型的应用，因此不如明胶胶囊使用广泛。

Softgel（也称为gelcap）　是软明胶胶囊，许多人都会觉得它比一般的胶囊更容易吞服。与片剂、胶囊相似，软明胶胶囊也必须通过消化系统进行处理，因此它们与其内的液体剂或粉剂作用会更慢一些。

粉剂　其优势在于效力强大，1茶匙的维生素C粉剂中，维生素C的含量超过4000mg；此外，粉剂也不需要加入填充剂、黏合剂或其他任何可能致敏的添加剂。

液体剂　可以方便地与各种软饮料混合，为无法吞服胶囊或者片剂的人带来方便。

口腔内喷剂　可以将低浓度的营养成分直接送入口腔、舌下，通过黏膜，在15分钟内就可以直接吸收入血。

舌下含片剂　是一种片剂，在舌下即可分解。我推荐服用维生素B$_{12}$舌下含片剂型，这样的给药方式可以让维生素B$_{12}$更好地被吸收。

贴剂与植入剂　可以提供持续的、剂量可测的营养素，不过，这种剂型仅限于几种有限的营养补充剂，即使在美国也是较为慎重的给药方式。

鼓风帽剂　是一种新技术成果，在使用的时候，才将干冷粉剂"吹入"液体，不含有填充剂、黏合剂、防腐剂以及人工色素。

21. 脂溶性对比干性或水溶性

对于摄入油脂后胃部不适的人、有粉刺或任何一种摄入油脂后即易引发皮肤疾患的人，以及剔除油脂食品减肥的人来说，若需服用脂溶性维生素（如维生素A、维生素D、维生素E、维生素K），则选择干剂或水溶剂的剂型是比较明智的。脂溶性维生素的吸收需要脂肪的同化作用。如果你现在正在进行低脂饮食，并同时服用维生素A、维生素D、维生素E，我建议使用干剂剂型。

22. 合成对比天然，无机对比有机

有人问我，合成维生素与天然维生素是否有所不同，我通常回答

"因人而异"。尽管合成维生素的效果也着实令人满意，两者化学分析的结果可能也是相似的，但天然维生素中各种物质的含量更多（参见第24页）。

合成维生素C正是这样，它只含有维生素C，别的什么都没有了。而从蔷薇果中提取的天然维生素C中还含有天然类黄酮，它们构成完全的维生素C复合物，这使得维生素C可以更好地发挥作用。

天然维生素E包含了所有的生育酚——α-生育酚、β-生育酚、γ-生育酚和δ-生育酚，而不仅仅是α-生育酚，因此天然维生素E比合成维生素E更有效，且更易吸收。

著名的免疫学家塞隆·G.伦道夫博士认为："*尽管天然物质与人工合成物的化学结构相似，即便是人们对同种天然来源的物质可以耐受，但是任何一种人工合成的物质都可能导致化学易感人群出现反应。*"

另一方面，对花粉过敏的人可能会对天然维生素C中某些污染的杂质过敏，出现不适反应。

尽管如此，诸多服用过两种维生素的人的情况表明，天然补充剂几乎没有胃肠道不良反应，当服用的剂量超过推荐剂量时，也几乎没有不良反应。

非有机与有机补充剂的差别与合成或天然补充剂的差别并不一样，尽管这两个概念经常被混淆。维生素是有机物，它们包含碳元素。

23. 什么是螯合作用

通过这一过程，矿物质会变成人体可以吸收的形式。多数矿物质补充剂都不是螯合状态，在它们被人体利用前，必须通过消化处理变成螯合的形式。许多人体内的天然螯合过程效率并不高，因为这一点，许多摄入的矿物质补充剂利用率都很低。

我们大多数人都无法有效消化食物中的营养成分，摄入体内的无机铁仅有2%~10%可以被人体实际吸收，甚至在这可怜的一点点的吸收量中，还有50%被人体清除了。当你一旦认识到无论人体摄入了什么，都不能有效利用的时候，你就能意识到摄入已经形成螯合物的矿物质是多么重要了。氨基酸联合螯合矿物质补充剂比非螯合补充剂的同化作用高出3~10倍！

24. 时间缓释剂

在缓释过程中，维生素被包被在微小颗粒中（例如胶囊中的微小颗粒），然后将这样的微小颗粒植入到一种特殊的基座中。在这种缓释模式下，维生素可以确保在3~6小时内被吸收。多数维生素都是水溶性的，它们不能在体内储存，如果没有时间缓释剂，它们会很快地被吸收入血，但是不管摄入的剂量有多大，也都会在2~3小时内随尿液排出体外。

时间缓释剂可以提供最佳效力，使损失降到最低，无论在白天还是黑夜，都能使补充剂维持血药浓度的稳定。摄入补充剂前，请先查一下时间缓释剂标签上的缓释模式，因为很多时间缓释剂的维生素，都会在2小时内释放完毕，而这些补充剂比普通药片强不了多少，它们的价格也更便宜一些。

25. 填充剂和黏合剂——我还服进了其他什么东西

维生素补充剂里面的东西，要比我们能看到的多得多。有时候甚至比标签上标注的成分还要多：填充剂、黏合剂、润滑剂以及其他的一些成分并不需要在标签中标注出来，而且通常也不会被标注出来。不过，如果你想知道自己吞下了什么，以下内容将对你有所帮助。参见第20节有关"鼓风帽剂"一段，这种新技术可以提炼出填充剂、黏合剂、防腐剂及一些人工色素。

稀释剂或填充剂　是一些添加成分，用来增加片剂的体积，使片剂可以进行压缩。磷酸二钙是血液中钙和磷的极佳来源，也是填充剂颇为不错的选择材料。他们来源于纯化的矿物岩石，是白色粉末。偶尔也会用山梨醇和纤维素（植物纤维）来制作填充剂。

黏合剂　这类物质可以使粉末状的药剂黏合在一起。此外黏合剂或颗粒剂也可以使片剂的各种成分聚合在一起。纤维素和乙基纤维素常常被用于制作黏合剂，而纤维素主要是由植物纤维构成的。某些情况下，也会用卵磷脂和山梨醇制作黏合剂。此外，还有一些黏合剂需要仔细辨别一下，例如，阿拉伯树胶（又称为阿拉伯胶）是经过美国食品药物管理局（FDA）认证为安全的添加剂，但是这类成分可能会引起哮喘患者、孕妇以及其他一些有过敏倾向的人发生不同程度的哮喘以及皮疹。

润滑剂　润滑剂使药片更为光滑，把它加入片剂中，会让药片不轻易与机器黏合，容易冲压成形。硬脂酸钙和硅酸盐常被用做润滑剂。硬脂酸钙来源于天然植物油；硅酸盐是天然的白色粉末。

崩解剂 将诸如阿拉伯树胶、褐藻盐和藻酸盐等加入片剂中，有助于药片的崩解或在消化过程中分解。

色素 它使药片看上去更为美观，并易于接受。来源于天然物质的色素，如叶绿素，是最好的。

调味剂和甜味剂 仅在可咀嚼的药片中使用。甜味剂通常是果糖、麦芽糊精、山梨醇和麦芽糖。一般来说，很少使用蔗糖。

包膜材料 包膜材料主要用来防止药片受潮（潮解）。它们也常常会掩盖住药品中不受人喜爱的气味或味道，并使药片更容易吞咽。玉米醇溶蛋白就是一种包膜材料，来源于天然玉米，可以给药片包上一层包膜；棕榈蜡来源于天然棕榈树，也是经常使用的包膜材料。

干燥剂 干燥剂可以预防吸水（吸湿）材料在加工的过程中受潮湿环境的破坏。硅胶是最常见的干燥剂。

26. 储存和保持药效

维生素和矿物质补充剂应该储存在凉爽、黑暗的地方，应避免阳光直射，最好是放置在不透光且密封良好的容器中。除非生活在沙漠中，一般说来，维生素补充剂不用放在冰箱里。为了防止受潮，可以在装维生素的瓶子内放几颗大米或麦粒儿，它们是天然的吸水剂。

如果维生素保存在凉爽、避光且密闭的环境中，那么它的药效至少可以保持2年。尽管如此，为了确保药效，最好还是购买标有使用期限的产品。一旦开始使用，最好在6个月内用完。

我们的人体习惯在摄入某些物质后的4小时内，将它们从尿液中排出体外。这对水溶性维生素，如B族维生素、维生素C来说都很重要，空腹服用时，可在2小时内排出。

尽管大量的脂溶性维生素A、维生素D、维生素E和维生素K在摄入后，可以在肝脏中储存较长的时间，但在体内保存的最长时间是将近24个小时。维生素A、维生素E的干剂不会在人体内储存这么长时间。

27. 什么时候以及如何摄入补充剂

对人体而言，24小时就是一个运行周期。当我们睡觉的时候，细胞并不会一起睡觉，它们必须在有持续的氧气与营养供应的前提下才能生存。因此，大家尽可能在白天均匀摄入补充剂。

摄入补充剂的最佳时间是进餐时。维生素是有机物，只有在与其他食物和矿物质一起摄入时，才能更好地被人体吸收。因为水溶性维生素，特别是B族维生素和维生素C，会很快地经尿液排出去，所以服用这些维生素只有和早、中、晚三餐同时进行才能保持较高的浓度。如果不便于在每一次进餐时或进餐后服用，那么，应该在早餐时服用一半，另一半在晚餐时服用。

如果必须一次服完，那就最好在一天内进餐量最大的一餐中一次服完。

需要记住的是，矿物质对维生素的吸收很重要，因此维生素应该与矿物质一起服用。

28. 哪些补充剂对你来说是正确的

补充剂需要根据性别、年龄、健康状况、生活方式、日常饮食进行调整，工作压力、患病、生理及心理创伤会消耗维生素。如今，维生素的获得比以往更加容易，给药方式也多了很多，因此没有理由不去选择那些对你的健康更为有利的剂型。

如果不太清楚粉剂、液体剂、软明胶胶囊剂哪种适合你，还是选择片剂或者干剂更为稳妥；如果也不知道一天3次服用是否合适，那么我建议一一尝试；如果现在服用的补充剂剂型不适合自己，那就换一种剂型；如果还想要享受口感，就将维生素C粉剂加入饮料中，这样可能比吃大把的药片更舒服；如果想在脸上涂抹维生素E，那么可以使用干剂（水分散型）。具体可以参见第20节中补充剂的不同给药方式。此外：

· 确定自己知道所需的有关补充剂的全部知识。（参见第30~74节。）

· 如果正在服用处方药和非处方药，那么需要了解一下会加速营养素消耗的药物，同时也需要了解营养素对药物的干预。（参见第329节。）

· 参见第八章所列内容，看看自己的维生素补充是否能够满足需求。

29. 关于第二章有哪些问题

如果维生素的气味很难闻，是否表明它们已经变质？是否对健康有害？

如果气味很冲，虽不一定有问题（可以在维生素瓶内放入6~12粒米，可以吸收这些味道），但确实存在这种可能。不过即使维生素已经变质，它们也可能没有危害，最大的坏处可能就是没有疗效。

当购买多种维生素、矿物质复合补充剂时，我应该关注哪些方面？

当选择多种维生素、矿物质复合补充剂时，通常需要查看一下该种药物所包含的每种维生素和矿物质的剂量，看是否是每日所需剂量的1~3倍。

我经常能闻到维生素瓶内有股酒精味，这是否说明维生素已经变质了？是否还是安全的呢？

不，维生素并没有变质，它们依然是安全有效的。酒精经常会被用做干燥剂，预防药物潮解。有的时候，如果产品包装过快，也会有酒精气味残留。我的建议是在瓶里放入6~12粒米，它们能吸收瓶内的水分和气味。

维生素的包衣使用的是否是天然色素？我该如何分辨呢？

令人遗憾的是，许多合成维生素的包衣都是使用煤焦油染色。这种材料不一定有很大害处，但是可能会引发过敏反应。我的建议是服用安全的产品，购买天然非人工添加剂的维生素。购买前，请仔细查看商品标签。

有时候我发现我的几颗B族维生素药丸已经变形了，它们是否还是安全的呢？

片剂的包衣虽然破了，但维生素本身还是安全有效的。你可以换成一种包衣更好的品牌，例如玉米醇溶蛋白包衣或改良型植物包衣，后者含有防臭的 α-硫辛酸抗氧化剂。

如果黏合剂，诸如阿拉伯树胶和褐藻酸已经被FDA宣布为GRAS（通常认为安全），为什么它们还不是百分之百的安全呢？

不能因为一种添加剂被宣布是安全的，你就认为它对健康无害。食品添加剂法要求科学检验食品中所有化学物质的安全性——这一条法律于1958年生效，FDA因此建立了相应的GRAS目录，目录中列出了一些检验费用昂贵但通常被认为是无可辩驳的安全的化学物质。这类物质可以不进行检验就使用，包括糖类、淀粉、盐、小苏打等。作为FDA这一法案施行的结果，所有在该年以前使用的添加剂都被认为是GRAS。遗憾的是，后来发现许多情况并非如此。

我用什么方法可以分辨我服用的补充剂是好还是坏？

在购买补充剂以前，要看一看是否有"CL审批"或"美国药典（USP）认证"。你可以去"www.prevention.com/links"网站查阅一下自愿接受美国药典（一个独立组织机构，对处方药的质量保证负责）监督的品牌。

我如何分辨我购买的是天然维生素还是合成维生素？

首先，你可以经常通过食物来获取天然维生素，但是如果是购买补充剂的话，就需要阅读一下印刷商标了。以下内容可以对你的选择进行快速指导：

如果维生素A的来源是醋酸盐或棕榈酸盐，而不是某些特定来源，那么这种补充剂就是合成的；如果来源于鱼油，那就是天然的；如果是柠檬香草，那就是半天然的。

天然B族维生素，应该来源于酵母、大米、糠麸、肝脏或大豆；其他来源的，大多是合成的，或仅是半天然的。

注意，有一点通常很容易混淆，特别是说到维生素B_3来源于烟酸时，这种补充剂是合成的；如果来源于烟酰胺，那就是半天然的。

如果生物素来源于D-生物素，那么也是合成的。

天然维生素C来源于柑橘类、蔷薇果和浆果；如果是来源于维生素C，那就是合成的。

天然维生素D的来源应该是鱼油；如果是来源于照射麦角固醇/酵母或钙化醇，这就提示补充剂是合成的。

天然维生素E来源于植物油、麦芽油，或混合生育酚和dl-α生育酚（dl-α生育酚是合成的，事实上，任何补充剂的dl形式都是合成的）。

第三章

关于维生素，你不可不知的事情

30. 维生素A

基本知识

维生素A是一种脂溶性维生素，需要在脂肪与矿物质的帮助下，才能被胃肠道有效地吸收。

维生素A可以在体内储存，因此并不需要每天补充。

维生素A的生成有两种形式，一种是初级形态的维生素A，又叫做视黄醇，仅存在于动物源性的食物中；另一种是维生素A原（可在体内转化为维生素A），如胡萝卜素，在动物源性与植物源性的食物中均存在。

维生素A的计量单位为USP（美国药典）单位、IU（国际单位）和RE（视黄醇当量）。（参见第225节。）

为预防维生素A缺乏，成年男性每天的推荐剂量为1000RE（或5000IU），成年女性为800RE（4000IU）。RDI/RDA中并不推荐孕期妇女增加维生素A的摄入，但对于哺乳期的母亲，则建议在哺乳的前6个月增加500RE，随后6个月增加400RE。

RDI/RDA没有推荐β-胡萝卜素，这是因为迄今为止β-胡萝卜素并未被正式确认为必需营养素，但无论从何处摄取了10000~15000IU的β-胡萝卜素，都可以达到RDI/RDA中维生素A的需要标准。

DRI（参见第226节）是900μg（3000IU）。

UL（参见第226节）是3000μg（10000IU）。

提示：本书推荐从β-胡萝卜素中获得维生素A，这是因为β-胡萝卜素比视黄醇安全性高，没有视黄醇那样潜在的毒性。此外，β-胡萝卜素对某些癌症有预防作用，可以帮助降低体内的低密度脂蛋白胆固醇，通过增加T淋巴细胞的数量，有效提高人体免疫力，并显著降低心脏疾病的发病风险。

维生素A能为你做些什么

维生素A有助于眼内视紫红质的形成，可以对抗夜盲症、弱视，并对许多眼部疾病的治疗都有帮助。

增加呼吸道对抗感染的能力。

帮助协调免疫系统的功能。

可能有助于维护外层组织器官的健康。

可能有助于祛除老年斑。

对发育，骨骼的强壮，肌肤、头发、牙齿和牙龈的健康均有促进作用。

当维生素A外用于皮肤时，可以帮助治疗粉刺、浅表皱纹、脓疱疮、烫伤、痈以及开放性溃疡。

有助于治疗肺气肿和甲状腺功能亢进症。

维生素A缺乏的表现

干眼症、夜盲症（参见第220节）。维生素A缺乏通常由慢性脂肪吸收不良引起，常见于5岁以下儿童，多是饮食摄入量不足。

最佳天然来源

鱼肝油、肝脏、胡萝卜、鸡蛋、牛奶和乳制品、人造奶油、深绿色和黄色蔬菜及黄色水果。（水果或蔬菜颜色的深浅不是判断β-胡萝卜素含量的可靠指标。）

补充剂

维生素A补充剂通常有两种形式，一种来源于天然鱼肝油，另一种为水分散剂。水分散性补充维生素A可以是维生素A醋酸酯，也可以是维生素A棕榈酸酯。任何不能耐受油脂者，特别是患粉刺者，均推荐使用水分散性维生素A。最常见的剂量为每日5000~10000IU。

维生素A酸通常被用来治疗粉刺，现在的市售产品多用来消除浅表皱纹。在美国要使用这一制品必须经由医师处方。

毒性与过量警戒

成年人如果连续数月每天维生素A摄入量超过50000IU，就会出现毒性反应。

婴儿每天摄入量超过18500IU会出现毒性反应。

每天摄入的β-胡萝卜素>34000IU，会导致皮肤黄染。

维生素A过量的表现是脱发、恶心、呕吐、腹泻、皮肤呈鳞片样、视物模糊、皮疹、骨痛、月经不规律、疲劳、头疼，以及肝脏肿大。

禁忌

多不饱和脂肪酸和胡萝卜素一起工作，可以对抗维生素A，除非有抗氧化剂存在（参见第104~129节抗氧化剂，并参见第329节消耗维生素的药物）。

个人建议

如果每天维生素E摄入量>400IU，则每天至少需要维生素A10000IU。

如果正在服药，那么维生素A应该减量。

如果每周的饮食中有肝脏、胡萝卜、菠菜、甘薯或哈密瓜，那就不太需要补充维生素A。

维生素A不能同矿物油同时服用。

维生素A、B族维生素、维生素D、维生素E、钙、磷、锌（锌是调动肝脏中储存的维生素A所必需的）在一起，可以发挥最佳作用。

维生素A缺乏，可导致维生素C流失。

除非有兽医的建议，否则不要给猫和狗补充维生素A。

用来治疗皮肤病的口服维生素A药效比较强，会导致出生缺陷，因此孕妇不能服用。

与药物的相互作用

降低胆固醇的药物（例如贵舒醇）——会降低维生素A的吸收，需要额外服用补充剂。

类维生素A——可导致维生素A增多症，可以用β-胡萝卜素取代。

31. 维生素B₁（硫胺素）

基本知识

维生素B₁是水溶性维生素，与其他B族维生素一样，多余的将被排出体外，不会在体内储存，必须每日补充。

维生素B₁的计量单位是"mg"。

维生素B₁与其他B族维生素在一起有协同作用，合用效果优于单用。等量的维生素B₁、维生素B₂、维生素B₆（如维生素B₁ 50mg，维生素B₂ 50mg，维生素B₆ 50mg）如果同时使用，可使维生素平衡有效地发挥作用。

RDI/RDA推荐的维生素B₁的成人剂量是1.0~1.5mg。如果是在怀孕和哺乳期，则推荐剂量是1.5~1.6mg。

维生素B₁的DRI（参见第226节）推荐剂量是1.2mg。

在疾病应激状态下和围手术期间需要增加剂量。

因为维生素B₁对神经系统和精神状态有益，所以被称为"振奋精神的维生素"。

维生素B₁有轻微的利尿作用。

维生素B₁能为你做些什么

有助于生长。

帮助消化，特别是对碳水化合物的消化。

改善精神状态。

保持神经、肌肉间信号正常传导和心脏功能的正常。

缓解晕车、晕机和晕船症状。

缓解口腔科（牙科）手术后的疼痛。

有助于治疗疱疹。

维生素B₁缺乏的表现

脚气病。（具体症状参见第220节。）

最佳天然来源

布拉氏酵母菌、米糠、粗粮、全麦、大豆、蛋黄、鱼、燕麦、花生、有机肉类、猪瘦肉、多数蔬菜、麸皮、牛奶。

补充剂

通常有50mg、100mg和500mg三种规格。维生素B₁和维生素B₂、维生素B₆平衡搭配，是十分有效的B族维生素配方。当这一配方包含泛酸、叶酸和维生素B₁₂时，疗效更佳。最常用的剂量为每天100~300mg。

毒性与过量警戒

这种水溶性的维生素毒性尚未可知，任何过量的维生素B₁都可从尿液中排出，不会在组织和器官中蓄积。

过量（每天超过5~10g）的症状很少见，包括颤栗、疱疹、水肿、神经紧张、心跳加快以及过敏。

禁忌

烹饪时，加热会破坏维生素B_1。其他禁忌还包括咖啡因、酒精、食物加工方式、空气、水、雌激素、抗酸剂及磺胺类药物。（参见第329节消耗维生素的药物。）

个人建议

如果你喜欢吸烟、酗酒、吃甜食，那就需要补充更多的维生素B_1。

如果是怀孕、哺乳，或者是服药期间，也需要补充更多的维生素B_1。

如果有饭后服用抗酸剂的习惯，可能会使饮食中的维生素B_1流失掉。

在所有应激的情况下，如疾病、焦虑、创伤、术后，包括维生素B_1在内的B族维生素的摄入都应当增加。

与药物的相互作用

地高辛——可能会破坏心肌细胞摄取和利用维生素B_1的能力。

苯妥英钠——可降低维生素B_1的血药浓度，从而出现药物副作用。

利尿剂——可以降低体内维生素B_1的水平。

32. 维生素B_2（核黄素）

基本知识

维生素B_2是水溶性维生素，很容易被吸收。其从人体的排出量要视身体的需要而定，有时会伴有蛋白质的流失。与其他B族维生素相同，它也不会在体内储存，必须每天从饮食或补充剂中补充。

维生素B_2也称为维生素G。

维生素B_2的计量单位是"mg"。

与维生素B_1不同，加热、氧化或酸性环境并不会破坏维生素B_2，但维生素B_2很容易被光照破坏。

对于正常成年人，RDI/RDA的推荐剂量是1.2~1.7mg，妊娠期为1.6mg，在哺乳期的前6个月是1.8mg，其后6个月是1.7mg。

DRI推荐剂量（参见第226节）是1.3mg。

应激状态需要增加剂量。

美国人最常见的维生素缺乏就是维生素B$_2$缺乏。

维生素B$_2$能为你做些什么

有助于生长和生殖。

可改善皮肤、指甲及毛发的健康状态。

有助于消除口腔、嘴唇与舌头的疼痛。

对视力有益，可缓解眼部疲劳，预防白内障。

与其他物质一起可以调节碳水化合物、脂肪和蛋白质的代谢。

有助于缓解偏头痛。

作为一种抗氧化剂，可以减少自由基对细胞的损伤。

维生素B$_2$缺乏的表现

口腔、嘴唇、皮肤、外生殖器损伤。（具体缺乏表现参见第220节。）

最佳天然来源

牛奶、肝脏、绿叶阔叶蔬菜、鱼、鸡蛋、酸奶和豆类。

补充剂

市售补充剂有高效和低效多种形式，最常见的剂量为100mg。与多数B族维生素片相似，当与其他维生素进行平衡配方时，可以发挥最大效率。

最常见的剂量为每天100~300mg。

毒性与过量警戒

毒性尚不明确。

轻度过量症状可能是瘙痒、麻木、烧灼或刺痛感。

禁忌

光照（特别是紫外线）及碱性环境会破坏维生素B$_2$（现在可用不透明容器代替过去的透明容器，以防止维生素B$_2$被破坏）。其他的天然禁忌有水（维生素B$_2$可溶解在烹饪的水中）、磺胺类药物、雌激素和酒精。

个人建议

如果正在服药或是在妊娠期、哺乳期，那么就需要更多的维生素B$_2$。

如果很少吃红肉类或乳制品，需要增加维生素B$_2$的摄入。

如果由于溃疡或糖尿病，需要延长限制饮食的时间，那很有可能会患维生素B₂缺乏症。无论你正在治疗何种疾病，在你转换现有的饮食方案或开始新的饮食方案之前，都需要咨询医师。

应急条件下，需要增加B族维生素。

酗酒者需要补充更多的维生素B₂，因为酒精会干扰维生素B₂的正常吸收。

如果服用了过高剂量的维生素B₂（每天≥10mg），特别是没有同时补充抗氧化剂时，可能会发生光过敏。要在太阳光照强的环境下，佩戴太阳镜，以免眼睛被紫外线损伤。

康涅狄格州斯坦福德的新英格兰头痛研究中心发表了一项研究，研究表明，偏头痛患者每天服用400mg维生素B₂，可以使头痛频率、持续时间以及严重度降低50%。不过这一研究结论是基于连续服用3~4个月的结果。

与药物的相互作用

四环素——如果同时服用维生素B₂（或任何B族维生素补充剂），该类抗生素的吸收会受影响，疗效会降低。

服用B族维生素的时间，应与服用四环素或其他抗生素错开。

三环类抗抑郁药——可降低体内维生素B₂的水平，同时，维生素B₂可以增加某些抗抑郁药物的疗效，例如米帕明、地昔帕明、阿米替林和去甲替林。

吩噻嗪——可降低维生素B₂的浓度。

阿霉素——维生素B₂可降低其活性。同时，阿霉素也可以消耗体内的维生素B₂。

抗肿瘤药物——过多维生素B₂可降低其疗效。

丙磺舒——可降低维生素B₂的吸收，促使维生素B₂从尿中排出。

噻嗪类利尿剂——可促进维生素B₂从尿中排出。

33. 维生素B₃（烟酸、烟酰胺、尼克酸、尼克酰胺）

基本知识

维生素B₃是水溶性维生素。

维生素B₃通常的计量单位是"mg"。

人体可以利用色氨酸自己制造维生素B₃。

人体如果缺乏维生素B_1、维生素B_2和维生素B_6，就不能通过色氨酸制造维生素B_3。

缺乏维生素B_3可能会使人格发生改变。

RDI/RDA推荐的成人每日摄入量为13~19mg。对于哺乳期的妇女，推荐剂量为20mg。

DRI（参见第226节）是16mg。

维生素B_3参与合成性激素（雌激素、黄体酮和睾丸激素），也参与糖皮质激素、甲状腺素和胰岛素的合成。

维生素B_3对于神经系统和脑功能的健康是必需的。

维生素B_3是少数几种可以从食物中相对稳定地获取，且在烹饪与储藏过程中很少流失的维生素之一。

维生素B_3能为你做些什么

有助于降低胆固醇和甘油三酯。

帮助脂肪代谢，改善消化系统的健康，减轻胃肠道负担。

使皮肤看上去更健康。

有助于预防与缓解偏头痛症状。

促进血液循环，降血压。

缓解某些腹泻症状。

减轻梅尼埃尔病发作时眩晕的症状。

通过恰当的饮食，增加能量供应。

消除口腔溃疡，使口气清新。

维生素B_3缺乏的表现

糙皮病，重度皮炎（缺乏表现参见第220节）。

最佳天然来源

鱼、瘦肉、全麦制品、布拉氏酵母菌、肝脏、麦芽、鸡蛋、花生、白肉类家禽、鳄梨、枣椰、无花果、洋干。

补充剂

维生素B_3来源为烟酸肌醇酯（IHN），也被称为无潮红烟酸及烟酰胺（烟酸可能会导致面部潮红，烟酰胺和肌醇不会导致面部潮红。如果想服用烟酸，可以在饱腹时服用或搭配等量的肌醇，这样可以减轻潮红）。

片剂、胶囊剂和粉剂的通常剂量为50~1000mg。

在B族维生素片配方以及多种维生素配方中的常规剂量为50~100mg（可查阅标签）。

毒性与过量警戒

过量维生素B_3可以干扰尿酸代谢，导致有痛风倾向的患者痛风发作（参见第300节）。

高水平维生素B_3也可以干扰体内糖代谢，可能会导致糖尿病患者血糖控制不佳，若同时患有艾滋病，可能会导致肝功能失常。

除了可能发生的副作用（面部潮红，剂量超过100mg时发生皮肤瘙痒），维生素B_3基本无毒。

不要给动物，特别是狗，补充维生素B_3。它会让动物出现潮红、出汗和其他非常不适的症状。

禁忌

磺胺类药物、酒精、助眠药物、雌激素。（参见第329节。）

个人建议

如果在服用抗生素期间，突然发现维生素B_3所致的面部潮红加重，请不必惊慌，这一状况很常见。（潮红通常会在20分钟内消退，喝水有助于潮红消退。）尽管如此，如果换成含有烟酸肌醇酯的非潮红补充剂，你可能会感觉更舒适些。

为了避免胃肠道不适症状，请不要在空腹时服用维生素B_3，也不要用热饮料送服。

如果胆固醇高，增加维生素B_3摄入有助于降低胆固醇。（如果同时服用其他药物，我建议在内科医师的监护下服用维生素B_3，而且这两种药物应错时服用。）

皮肤病，特别是皮肤光敏通常是提示维生素B_3缺乏的信号。

肝病、胃溃疡或痛风患者不应摄入维生素B_3。

与药物的相互作用

四环素——服用维生素B_3（或任何一种B族维生素补充剂）可使该类抗生素的吸收受影响。服用四环素或其他抗生素时，应该与B族维生素补充剂错时服用。

抗凝药——维生素B_3会增强这类药物的药效，增加出血风险。

降血压药物，α-阻滞剂——会增加降压药过度降低血压的危险。

降低胆固醇药物——服用维生素B_3可增加药效，两药需要错时服用。

降糖药物——可能会增高血糖水平。

34. 维生素B_4（腺嘌呤）

基本知识

维生素B_4是水溶性维生素，是B族维生素的一员。

参与遗传物质的编码。

在细胞代谢中发挥重要作用。

维生素B_4能为你做些什么

有助于调节心律。

有助于缓解疲劳。

加强免疫功能。

帮助预防自由基的形成。

参与调节血糖平衡。

维生素B_4缺乏的表现

智力发育迟缓、血液疾病、皮肤疾病、低血糖、免疫功能降低、过敏、肌无力。（缺乏表现请参见第220节。）

最佳天然来源

布拉氏酵母菌、全谷物（面包和谷类）、未加工的无杂质蜂蜜、花粉、蜂王浆、蜂胶、多数新鲜水果和蔬菜。在一些草药（如水飞蓟、蓝升麻、辣椒、丁香、姜、海藻、鼠尾草、留兰香、百里香）中，也有维生素B_4。

补充剂

多数在B族维生素配方中。

毒性与过量警戒

目前毒性尚不知。

禁忌

酒精、可乐饮料、咖啡（含咖啡因和不含咖啡因）、茶叶、巧克力、精制糖、糖替代品和加工食品。

个人建议

如果是哺乳期的女性，维生素B$_4$可促进哺乳。经常有疲劳感的人，增加维生素B$_4$摄入是很有帮助的。

35. 维生素B$_5$（泛酸、遍多酸）

基本知识

维生素B$_5$是水溶性维生素，B族维生素的一员。

参与细胞的构建，维持正常生长，有利于中枢神经系统的发育。

对肾上腺功能的维持非常重要。

对脂肪和糖类转化为热能至关重要。

是合成抗体所必需的，是利用对氨基苯甲酸（PABA）和胆碱所必需的物质。

RDI/RDA推荐的成人剂量（根据FDA规定）为10mg。

DRI（参见第226节）是5mg。

可以通过肠道菌群在体内合成。

维生素B$_5$能为你做些什么

有助于伤口愈合。

通过产生抗体来对抗感染。

治疗术后休克。

预防疲劳。

减少许多抗生素的不良反应与毒性反应。

降低血胆固醇和甘油三酯。

维生素B$_5$缺乏的表现

低血糖症、十二指肠溃疡、血液病和皮肤病。（缺乏表现参见第220节。）

最佳天然来源

肉类、全谷物、麦芽糖、麸皮、动物肾脏、动物肝脏、动物心脏、绿色蔬菜、布拉氏酵母菌、坚果、未加工粗糖。

补充剂

多在B族维生素配方中含有，剂量为10~100mg。

每天一般人的摄入量为10~300mg。

毒性与过量警戒

毒性反应目前尚未可知。

禁忌

加热、食品罐装操作、咖啡因、磺胺类药物、助眠药物、雌激素、酒精。（参见第329节。）

个人建议

如果你的手脚经常有刺痛感，可以尝试额外维生素B_5的摄入，最好与复合B族维生素联合摄入。

需要降低血胆固醇的人要在医师的指导下服用，剂量会被提高到每天1000mg。

维生素B_5可以帮助你对抗可预见的或者正在发生的应激反应。

在某些时候，每天1000mg对缓解关节炎疼痛有效。

如果正在遭受过敏的折磨，也许维生素B_5和维生素C就可以将疾病祛除——可以尝试在每日早、晚餐中各服用1000mg的维生素B_5和维生素C。

与药物的相互作用

四环素——维生素B_5会干扰该抗生素的吸收，请错时服用。

胆碱酯酶抑制剂（治疗阿尔茨海默病）——可以增强药效，但会导致严重的不良反应。

36. 维生素B_6（吡哆醇）

基本知识

维生素B_6是水溶性维生素。会在摄取后的8小时内被排除，因此和其他B族维生素一样，我们需要从食物或补充剂中补充。

维生素B_6实际是一组物质：吡哆醇、吡哆醛和吡哆胺。它们非常接近，在一起发挥功能。

维生素B_6的计量单位是"mg"。

当进行高蛋白饮食时，需要增加补充量。

参与产生抗体和红细胞。

有迹象表明，肠道菌群可以合成维生素B_6，富含纤维素的植物性饮食有助于其合成。

推荐的成人摄入剂量为每天1.6~2.0mg，妊娠期为2.2mg，哺乳期为2.1mg。

DRI（参见第226节）为1.7mg。

维生素B_{12}的吸收需要维生素B_6的参与。

对镁的吸收而言它是必需的。

很难从乳制品中摄取维生素B_6。

维生素B_6能为你做些什么

与叶酸联合作用，可以破坏体内的同型半胱氨酸，显著降低心脏病的发病风险。

可以增强免疫功能。

维生素B_6是利尿剂，有助于预防肾结石的形成。

促进蛋白质和脂肪的吸收。

有助于必需氨基酸——色氨酸转化为维生素B_3。

有助于预防各种神经系统疾病与皮肤病。

减轻恶心症状（医师通常会给一些清晨恶心的患者开具含维生素B_6的处方）。

有助于缓解三环类抗抑郁药物引起的口唇干燥、排尿困难。

减轻夜间下肢肌肉痉挛、手指麻木，以及某些由手足神经炎引起的症状。

维生素B_6缺乏的表现

贫血、脂溢性皮炎、舌炎。（缺乏表现请参见第220节。）

最佳天然来源

布拉氏酵母菌、麦麸、麦芽糖、肝脏、鱼、大豆、哈密瓜、卷心菜、糙米、鸡蛋、燕麦、花生、核桃。

补充剂

剂量范围为50~500mg。与B族维生素片或多种维生素复合物同时补充效果更佳。

为了防止其他B族维生素缺乏，维生素B_6应该与维生素B_1、维生素B_2等量摄入。

可以购买缓释的维生素B_6配方产品，该类产品中维生素B_6可以在服用后的10小时内逐步释放。

毒性与过量警戒

每天摄入2~10g可引起神经系统疾病。

过度摄入维生素B_6，可能会引发夜间不宁、多梦、足部麻木和痉挛。

不推荐超过500mg剂量。

禁忌

长期储存、食品罐装操作、烧烤或炖煮的肉类、冷冻的水果或蔬菜、水、酒精、雌激素。（参见第329节。）

个人建议

如果正在服用其他药物，那么维生素B_6的摄入量可能要增加。

蛋白质消耗很大的人需要额外补充维生素B_6。

增加维生素B_6和叶酸的摄入，可以降低心脏病发病风险。

维生素B_6可能会降低糖尿病患者对胰岛素的需求，如果不进行剂量调整，可能会发生低血糖反应。

正在接受青霉胺治疗的关节炎患者应该服用维生素B_6补充剂。

维生素B_6与维生素B_1、维生素B_2、维生素B_5、维生素C、镁在一起，可以发挥最大效力。

任何接受左旋多巴治疗的帕金森病患者，都不应该摄入维生素B_6补充剂。请向医师咨询心宁美（治疗帕金森病的药物，成分主要是左旋多巴）的用法，该药可通过旁路途径与维生素B_6相互作用。

与药物的相互作用

四环素——所有B族维生素都可以干扰四环素的吸收和疗效，因此需要在一天之内错时服用。

抗抑郁药物——补充维生素B_6可以提高许多三环类抗抑郁药物的疗效。另一方面，单胺氧化酶类（MAO）抗抑郁药则会减少维生素B_6的血药浓度。

化疗药物——维生素B_6可以减轻化疗药物的副作用，而不干扰化疗药物的疗效。（在服用补充剂前，请咨询医师意见。）

促红细胞生成素（EPO）——会降低维生素B_6的血药水平，需要额外补充维生素B6。

左旋多巴（L-dopa）——维生素B6会降低该药对帕金森病的疗效。

苯妥英钠（dilantin）——维生素B6会弱化该药抗惊厥的作用。

37. 维生素B12（钴胺素、氰钴胺）

基本知识

维生素B12是水溶性维生素，很小的剂量即有疗效。

通常也被称为"红色维生素"，或者氰钴胺。

常用的计量单位是"μg"。

维生素B12是唯一包含有金属元素的维生素。

维生素B12在胃内吸收不佳，与钙同时服用对健康有益。

推荐的成人剂量为2μg，妊娠期为2.2μg，哺乳期为2.6μg。

DRI（参见第226节）为2.4μg。

低维生素B1和高叶酸饮食（如素食）常常伴有维生素B12缺乏。

甲状腺功能正常时，维生素B12可被正常吸收；体内储存的维生素B12消耗殆尽5年后，可能才会出现相应的缺乏表现。

人类从饮食中获得的维生素B12主要来源于动物性食品，植物性食品一般不含有维生素B12（少数例外）。

维生素B12可以在体内储存；消耗体内的维生素B12需要3年时间。

维生素B12能为你做些什么

形成并使体内红细胞更新，因此可以预防贫血。

有助于降低体内同型半胱氨酸的量，降低心脏病风险。

促进儿童生长，促进儿童食欲。

保护大脑不萎缩。

减缓视网膜黄斑退化。

有助于减轻抑郁症。

有助于防治口腔溃疡。

维持神经系统的健康。

促进脂肪、碳水化合物和蛋白质的合理利用。

缓解愤怒情绪。

改善注意力、记忆力和平衡功能。

有助于对抗由吸烟诱发的癌症。

少量维生素B_{12}（80μg）有助于强健骨骼，预防骨质疏松。

维生素B_{12}缺乏的表现

恶性贫血、神经系统病变。（缺乏表现参见第220节。）

最佳天然来源

动物肝脏、牛肉、猪肉、鸡蛋、牛奶、奶酪、鱼。

补充剂

由于维生素B_{12}不能在胃内很好地吸收，因此我推荐使用舌下含片剂，或者使用含有山梨醇的缓释剂，后者可以使维生素B_{12}在小肠内吸收。

补充剂的剂量范围为50~10000μg。

医师常规给予维生素B_{12}注射剂。如果有维生素B_{12}严重缺乏的表现，或极度疲劳，可以采用注射方式补充维生素B_{12}。

最常见的每日剂量为5~100μg。

毒性与过量警戒

目前尚无因给予大剂量的维生素 B_{12}而导致中毒的病例报告。

禁忌

酸性环境、碱性环境、水、光照、酒精、雌激素、助眠药物。（参见第329节。）

个人建议

不吃鸡蛋或乳制品的严格意义上的素食主义者或以素食为主的人，需要服用维生素B_{12}补充剂。

如果你有欢度"快乐时光"（在美国指的是酒吧或旅店提供减价饮料的时间，通常是在下午较晚的时候或傍晚时间）的习惯，经常喝得酩酊大醉，补充维生素B_{12}非常重要。

维生素B_{12}与叶酸同服，可以获得最佳的效果。

令人惊奇的是，蛋白质消耗较大的人也需要额外补充维生素B_{12}。维生素B_{12}与其他B族维生素以及维生素A、维生素E和维生素C在一起可发挥协同效应。

随着年龄的增长，人们吸收维生素B_{12}的能力逐渐下降。RDA推荐，年龄大于50周岁的人需要从补充剂或强化食品中补充维生素B_{12}。

作为B族维生素的一员，维生素B_{12}对女性月经前期与月经期有益。

与药物的相互作用

降低胃酸药物（奥美拉唑、兰索拉唑、善胃得）——会妨碍维生素B_{12}的吸收。

四环素——所有B族维生素都会干扰四环素的吸收和药效，两者应该错时服用。

氯霉素——会显著干扰维生素B_{12}的吸收。

38. 维生素B_{13}（乳清酸）

基本知识

在美国无法购得维生素B_{13}。

能促进叶酸和维生素B_{12}的代谢。

RDI/RDA未将其收录。

作为饲料添加剂促进母牛产崽。

维生素B_{13}能为你做些什么

可能会预防某些肝病或早衰。

有助于治疗多发性硬化症。

维生素B_{13}缺乏的表现

该种维生素缺乏的表现以及由其引发的疾病目前尚未可知。

最佳天然来源

蔬菜根、乳清（在制作奶酪过程中，从牛奶中分离出来的水质部分）、变酸或凝固牛奶中的液体部分。

补充剂

在美国以外地区，它以乳酸钙的形式作为补充剂。

毒性与过量警戒

目前对该种维生素了解不多，因此无法作出推荐。

禁忌

水和光照。

个人建议

由于目前对该种维生素的研究尚未成熟，因此无法提供个人建议。

39. 维生素B₁₅（潘氨酸）

基本知识

水溶性维生素。

因为是否需要从食物中获取该种维生素尚未得到证实，因此它不是严格意义上的维生素。

计量单位为"mg"。

作用与维生素E相似，是一种抗氧化剂。

根据俄罗斯人的介绍，在本书成书之时，尽管美国食品药物管理局（FDA）将维生素B₁₅撤出市场，但俄罗斯却为这一维生素感到兴奋不已。

同时服用维生素A、维生素E可以提高维生素B₁₅的效果。

维生素B₁₅能为你做些什么

可以延长寿命。

抑制口渴的感觉。

加速疲劳感的消除。

降低血胆固醇水平。

保护你免受污染物侵害。

减轻咽痛和哮喘症状。

预防肝硬化。

避免宿醉。

刺激免疫反应。

有助于蛋白质合成。

维生素B₁₅缺乏的表现

研究结果仍不足，不过一些结果指出该种维生素的缺乏可能会引发腺体和神经疾病、心脏病，以及肝脏组织抗氧化能力的降低。

最佳天然来源

布拉氏酵母菌、糙米、全谷物、南瓜子、芝麻子。

补充剂

通常为50mg。

每日常见剂量为50~150mg。

毒性与过量警戒

目前尚无此类维生素毒性的病例报道。有些人自述开始服用维生素B$_{15}$制剂后有恶心的感觉，但是通常在几天后消失，而且如果在一天进食最大量的一餐后服用也可以减轻恶心症状。

禁忌

水和光照。

个人建议

尽管显得有些矛盾，我还是发现维生素B$_{15}$很有疗效，而且相信多数人可以从补充剂中获益。

如果你是运动员，或者是想成为运动员，我建议在每天早餐与晚餐的时候各服用50mg维生素B$_{15}$补充剂。

妊娠、哺乳或有肾脏疾病时，请勿服用维生素B$_{15}$。

与药物的相互作用

噻嗪类利尿剂——如果服用了含有钙的维生素B$_{15}$补充剂，那么噻嗪类利尿剂可能会使体内的钙含量增加。

钙离子通道阻滞剂——如果服用了含有钙的维生素B$_{15}$补充剂，可能会降低该类药物的疗效。

地高辛——含钙的维生素B$_{15}$可增强该类药物的副作用。

40.维生素B$_{17}$（苦杏仁苷）

多年以来，这种由安息香醛（苯甲醛）和氰化物形成的化合物备受争议，被错误命名为"维生素B$_{17}$"，误导性极强。杏仁是维生素B$_{17}$最丰富的来源，据称有特殊的肿瘤控制与预防效应。有关氰化物，特别是肿瘤治疗方面的争论很多。目前，其在美国的销售仍是不合法的。

其他含有维生素B$_{17}$的食物有：苦杏仁、粟米、芽草和利马豆。

本版书中引用"维生素B$_{17}$"的目的是为了纠正仍将其看做维生素的错误观念。

41. 维生素H（生物素、辅酶R）

基本知识

维生素H是水溶性维生素，含有硫，是B族维生素的一员。

常用的计量单位是"μg"。

维生素C的合成需要有维生素H的参与。

是脂肪和蛋白质代谢必需的。

RDI/RDA推荐的成人剂量为100~300μg。

充足摄入量（AI）和DRI成人推荐剂量为30μg。

可由肠道细菌合成。

生鸡蛋会干扰人体对生物素的吸收。

可以与维生素B_2、维生素B_6、维生素B_3、维生素A互相促进，维护皮肤健康。

维生素H缺乏的表现

身体和面部湿疹、极度疲劳、脂肪代谢障碍、脱发、抑郁症。（缺乏表现参见第220节。）

维生素H能为你做些什么

预防头发灰白。

预防秃发。

减轻肌肉疼痛。

缓解湿疹和皮炎。

预防和治疗裂开或劈开、脆指甲疾病。

最佳天然来源

牛肝、蛋黄、豆粉、花椰菜、奶酪、布拉氏杆菌、牛奶、花生油、鲑鱼、菠菜、未精磨的稻米。

补充剂

维生素H多被添加入B族维生素补充剂或多种维生素复合药片中。

最常见的剂量为每日25~300μg，300μg充分满足了RDA提出每日剂量（DV）的需求。

毒性与过量警戒

目前尚无维生素H中毒病例报道。

禁忌

生鸡蛋清（含有抗生物素蛋白，该蛋白会阻止维生素H的吸收）、水、磺胺类药物、雌激素、食品加工技术、酒精。（参见第329节。）

个人建议

如果引用含有生鸡蛋的高蛋白饮料，可能需要维生素H补充剂。

如果正在服用抗生素或磺胺类抗生素，则至少保证每日摄入维生素H不少于25μg。

谢顶的人可能会发现，维生素H补充剂有助于毛发维护。

要记住维生素H与维生素B_2、维生素B_6、维生素B_3、维生素A协同效应，同时摄入可以更好地发挥效益。

在妊娠期间，维生素H水平逐渐下降。尽管无迹象表明新生儿出生体重过低与维生素H缺乏相关，但最好还是向医师咨询一下哪些维生素可以用于预防。

由于维生素H价格昂贵，制造商通常会比较吝惜且在维生素H生产中偷工减料，仅在补充剂中放入DV的10%，因此需要服用复合维生素片以百分之百达到DV值。

连续3个月每日服用300μg维生素H，可能有助于治疗声音嘶哑、皮屑剥脱、指甲脆性增高的症状，如果发现症状有改善，可将维生素H调回日常剂量，但如果无改善，也请停止服用补充剂，并向皮肤科医师咨询。

与药物的相互作用

抗过敏药物——可降低血液维生素H的水平。

广谱抗生素——可能会增加维生素H缺乏的风险。

降脂药物——维生素H可增加降脂药物的作用。

42. 胆碱

基本知识

B族维生素的一员，具有亲脂性（脂肪乳化剂）。

与肌醇（B族维生素的一种）共同作用，可使脂肪和胆固醇乳化。

胆碱是少数几种可以穿过血脑屏障（该屏障可保护大脑不受日常饮食变化的影响）的物质之一，可以直接进入脑细胞产生有助于记忆的化学物质。

尽管目前认为成人每日平均摄入胆碱的量为500~900mg，但RDI/RDA仍未对该维生素进行推荐。

DRI（参见第226节）为550mg。

胆碱可能能够乳化胆固醇，使之不在动脉管壁或胆囊内沉积。

体内对胆碱的利用有赖于维生素B$_{12}$、叶酸、肉毒碱氨基酸。

胆碱能为你做些什么

有助于控制胆固醇的积累。

有助于神经冲动的释放，特别是在大脑内，有助于记忆的形成。

有助于战胜老年记忆丧失（剂量为每天1~5g）。

促进肝功能，有助于体内毒素或药物的清除。

有助于心情开朗。

有助于治疗阿尔茨海默病。

胆碱缺乏的表现

会导致脂肪肝与肝硬化，加速动脉硬化，可能会导致阿尔茨海默病。（缺乏的症状参见第220节。）

最佳天然来源

蛋黄、牛脑和牛心、绿叶蔬菜、酵母、肝脏、麦芽，卵磷脂内含少量胆碱。

补充剂

市售胆碱往往是卵磷脂或磷脂酰肌醇。

由大豆制成的卵磷脂胶囊，6粒即含有244mg肌醇和胆碱。

B族维生素中平均含有50mg胆碱和肌醇。

最常见的每日剂量为500~1000mg。

毒性与过量警戒

目前尚未可知。

禁忌

水、磺胺类药物、雌激素、食品加工、酒精。（参见第329节。）

个人建议

胆碱应该和B族维生素一起服用。

对于经常有神经紧张或肌肉搐搦的人，胆碱补充剂可帮助缓解这些症状。

如果服用了卵磷脂，可能需要同时服用钙螯合剂以保持体内磷和钙的平衡，这是因为胆碱可能会增加体内的磷。

从饮食中增加胆碱的摄入是改善记忆功能的好方法。

长期大量摄入胆碱，可能会造成维生素B_6的缺乏。

对于酗酒的人，需要摄入足够的胆碱，这样才能使肝脏很好地处理额外的代谢物。

43. 叶酸

基本知识

叶酸为水溶性维生素，是B族维生素的一员，也被称为B_c或维生素M。

计量单位为"μg"。

是形成红细胞的必需物质。

有助于蛋白质代谢。

RDI/RDA推荐的每日成人剂量为180~220μg，妊娠期剂量翻倍，对于哺乳期妇女，哺乳期前6个月为280μg，第二个6个月为260μg。（如果女性在受孕或妊娠早期，每日服用RDI/RDA推荐的双倍叶酸剂量，可显著预防婴儿神经管缺陷，如脊柱裂。）

DRI（参见第226节）推荐每日从食物中摄取400μg，从合成剂中摄取200μg。

对核酸（RNA和DNA）的合成非常重要。

是体细胞分裂所必需的。

是人体利用糖和氨基酸所必需的。

在室温下长时间无防范的储存，会破坏叶酸的功效。

叶酸能为你做些什么

可以降低体内同型半胱氨酸，从而降低心脏病风险。

有助于预防出生缺陷。

有助于泌乳。

有助于对抗肠道寄生虫，防止食品中毒。

使皮肤更健康。

可以作为止痛剂。

与泛酸和PAPB共同作用可以预防头发灰白。

如果身体虚弱，可以促进食欲。

可以预防口腔溃疡。

有助于预防贫血。

叶酸缺乏的表现

营养性巨细胞贫血。（缺乏表现请参见第220节。）

最佳天然来源

深色绿叶蔬菜、胡萝卜、圆酵母、肝脏、蛋黄、哈密瓜、朝鲜蓟、杏、南瓜、鳄梨、大豆、全黑麦面粉。

补充剂

通常补充剂剂量为$400\mu g$和$800\mu g$。在美国仅有处方药才有$1mg$（$1000\mu g$）剂量。

有的B族维生素片补充剂中含有$400\mu g$，但多数为$100\mu g$，购买时请查看标签。

每日常见剂量为从$400\mu g$到$5mg$。

请服用包含叶酸和维生素B_{12}的复合补充剂。

毒性与过量警戒

尽管有少数人出现皮肤过敏反应，但目前毒性反应尚未明确。

过量叶酸可以掩盖维生素B_{12}缺乏引起的贫血。

禁忌

水、磺胺类药物、光照、雌激素、加工食品（特别是经高温煮沸）、加热。（参见第329节。）

个人建议

如果是女性，请将叶酸和维生素B_6同时服用。$400\mu g$叶酸与$2\sim10mg$维生素B_6同服，可以使心脏病的发病风险降低42%。

对于有怀孕打算的人，每天$400\mu g$叶酸可以帮助增加女性受孕能力，增加男性精子数量。（参见第231节。）

如果是酗酒的人，增加叶酸的摄入是明智的。

大量摄入维生素C，会促使叶酸排出，任何人摄入维生素C的剂量超过2g时，都应该增加叶酸的摄入。

目前有很多人在短期内每天摄入1~5mg，可使褪色的皮肤颜色好转。如果这个问题也困扰你，可以向营养科医师咨询。

如果患病或者正在与疾病搏斗，请确保叶酸摄入量充足。如果缺乏叶酸，体内的抗体也会缺乏。

与药物的相互作用

抗惊厥药物——当与叶酸同服时，药物的疗效可能被削弱或增强，因此服用补充剂前请向医师或药剂师咨询。

抗肿瘤药物——叶酸可能会降低该类药物的吸收率与生物利用率，降低该类药物疗效。

阿司匹林——该类药物可能会消耗体内叶酸，或是干扰叶酸的吸收。

口服避孕药——该类药物可能会消耗体内叶酸，或是干扰叶酸吸收。叶酸补充剂可能会减少该类药物引起不良反应或严重不良反应的可能性。

磺胺类药物——如果连续服用磺胺类药物超过2周，可能会消耗或干扰体内叶酸的功能和吸收。

44. 肌醇

基本知识

肌醇为水溶性维生素，是B族维生素的一员，具有亲脂性。

计量单位为"mg"。

与胆碱联合可形成卵磷脂。

可以调节脂肪和胆固醇代谢。

每日膳食允许量并未建立，但健康成年人平均每日摄取量应为1g。

与胆碱相似，现已发现肌醇对营养脑细胞非常重要。

肌醇能为你做些什么

有助于降低胆固醇水平。

改善毛发健康，有助于预防脱发。

有助于预防湿疹。

有助于体内脂肪再分布。

有镇静效果。

肌醇缺乏的表现

湿疹。（缺乏的症状参见220节。）

最佳天然来源

肝脏、布拉氏酵母菌、干利马豆、牛脑、牛心、哈密瓜、葡萄柚、葡萄干、麦芽、未经过精加工的粗糖、花生、卷心菜。

补充剂

当与胆碱合用时，从大豆中提取的卵磷脂胶囊6粒含有胆碱和肌醇各244mg。

市售卵磷脂粉剂可以用水冲服。多数B族维生素片补充剂含有胆碱和肌醇各100mg。

常用的每日剂量为250~500mg。

毒性与过量警戒

目前尚未有毒性报告。

禁忌

水、磺胺类药物、雌激素、食品加工、酒精、咖啡。（参见第329节。）

个人建议

将肌醇、胆碱以及其他B族维生素片同时服用。

如果对咖啡成瘾，可能需要服用肌醇补充剂。

如果摄入卵磷脂，建议联合服用钙螯合剂以维持体内钙磷平衡，这是因为胆碱和肌醇都会增加体内的磷含量。

如果想使摄入的维生素E发挥最大效力，请同时服用足量的肌醇和胆碱。

与药物的相互作用

卡巴咪嗪（一种阵痛抗惊厥药物）、卡马西平——会降低脑内肌醇水平，降低药物疗效。

锂——通过降低脑内肌醇水平削弱药物疗效。

丙戊酸——通过降低脑内肌醇水平干扰药物代谢。

45. 对氨基苯甲酸（PABA）

基本知识

对氨基苯甲酸是水溶性维生素，是B族维生素的一员。

常用的计量单位为"mg"。

可以在体内合成。

目前RDI/RDA仍推荐此类维生素。

有助于叶酸形成，是人体利用蛋白质必需的。

有助于泛酸的吸收及其作用的发挥。

对氨基苯甲酸能为你做些什么

减少疼痛的烧灼感。

有助于皮肤健康和皮肤光滑。

有助于减少皱纹的产生。

有助于毛发恢复天然颜色。

对氨基苯甲酸缺乏的表现

湿疹。（缺乏表现参见第220节。）

最佳天然来源

肝脏、布拉氏酵母菌、动物肾脏、全谷物、大米、麦麸、麦芽、粗糖。

补充剂

较好的B族复合物胶囊以及高质量的多种维生素常含有30~100mg PABA。

常规制剂和缓释剂中含有30~1000mg PABA。

最常见的使用剂量为30~100mg，一天3次。

毒性与过量警戒

毒性反应未知，但不推荐长期大剂量服用。

PABA服用过多的症状通常为恶心和呕吐。

禁忌

水、磺胺类药物、食品加工技术、酒精、雌激素。（参见第329节。）

个人建议

有人认为，叶酸和PABA联合服用可以使灰白头发变为原来的自然颜色。目前这一研究在动物研究上已经证实，因此对于寻找染发剂替代品的人来说，应该也是值得尝试的选择。如果以此为目的，每天1000mg，每周连续服用6天是可行的治疗方案。

如果服用青霉素，应该在天然食物或补充剂中增加PABA的摄入量。

如果过量摄入PABA，会对肝脏、肾脏、心脏产生不良影响。

与药物的相互作用

抗生素——PABA会降低磺胺类抗生素的疗效，会降低氨苯砜对抗感染的疗效。

可的松——PABA会增加皮质类固醇类药物的疗效与不良反应。

46. 维生素C（L-抗坏血酸）

基本知识

维生素C是水溶性维生素，是强效抗氧化剂。

多数动物可以自身合成维生素C，但是人类、猿类、豚鼠必须依靠饮食获得。

在胶原形成过程中发挥重要作用，这对于人体的组织细胞、牙龈、血管、骨骼和牙齿的生长与修复都很重要。

有助于人体吸收铁。

计量单位为"mg"。

在应急环境下会快速消耗完。

RDI/RDA推荐的成人剂量为60mg，妊娠及泌乳期间推荐的剂量更高，为70~95mg。

吸烟和老年人需要更多的维生素C（每根香烟会消耗25~100mg维生素C）。

DRI（参见第226节）为90mg。

可预防坏胆固醇的氧化。

维生素C能为你做些什么

有助于创伤、烧伤和牙龈出血的愈合。

增加尿道抗感染药物的疗效。

加速术后愈合。

有助于降低血胆固醇。

有助于预防多种类型的病毒和细菌感染，可以加强免疫功能。

可以预防多种癌症。

有助于对抗亚硝胺（致癌物）的形成。

天然轻泻剂。

降低血液凝结的发病率。

有助于普通感冒的治疗和预防。

通过促进蛋白质与细胞的结合延长寿命。

增加无机铁的吸收。

减轻多种致敏物质的作用。

降低收缩压和舒张压。

缓减骨质流失，对老年男性格外有效。

预防坏血病。

维生素C缺乏的表现

坏血症。（缺乏表现参见第220节。）

最佳天然来源

柑橘类、莓类、绿叶蔬菜、番茄、哈密瓜、花椰菜、土豆、辣椒。

补充剂

维生素C是人们最常摄入的补充剂。维生素C的各种剂型均有市售，如片剂、胶囊、含片、缓释片剂、糖浆、粉剂和咀嚼片。

纯维生素C是从玉米右旋糖中提取的。

天然或有机维生素C与普通的维生素C的区别在于，人体是否可以消化。

最佳的维生素C补充剂是包含了生物类黄酮、橘皮苷、芸香苷的完全维生素C复合剂。（有时候标签上标明为柑橘类。）

片剂与胶囊中通常强化剂量可达到1000mg，每汤匙粉末剂则含有5000mg。

每日常用剂量为0.5~4g。

蔷薇果维生素C含有生物类黄酮和其他有助于维生素C吸收的成分，它是维生素C含量最丰富的天然来源。

山楂果维生素C 来源于山楂果实。

注意：不要咀嚼维生素C片或让维生素C与牙齿接触时间过长，维生素C片剂会损坏牙齿。

毒性与过量警戒

过量摄入可能会导致草酸盐与尿酸盐结石，每天摄入镁、维生素B₆和充足的水可以纠正这一过程。偶尔摄入极高剂量的维生素C（每天多于10g），可能会出现不适的症状，如腹泻、尿量增多和皮肤丘疹。如果出现上述任何一种症状，请削减剂量。

接受放疗或化疗的肿瘤患者，不适宜服用维生素C，这是因为后者会使前者的检查结果发生改变。

禁忌

水、烹饪、加热、光线、氧气、吸烟。（参见第329节。）

个人建议

根据胃内的食物量，维生素C会在2~3小时内排除，因此为了使血液在任何时候都可以维持高水平的维生素C，我推荐在早、晚餐的时候服用补充剂。

大剂量的维生素C可以改变实验室检查结果，如涂片试验的结果。如果正准备进行血液检查或尿液检查，请向医师告知正在服用的维生素C的状况，以免医师对疾病误诊。（维生素C会掩盖大便的隐血试验结果，大便隐血试验可用来筛查结肠癌。）

糖尿病患者应该清楚一点：大剂量维生素C会使尿糖检查结果不准确。（维生素C不会影响市售试剂盒的检查结果，具体请向医师或药剂师咨询。）

对于Ⅱ型糖尿病患者或任何高血压患者，每天500mg维生素C可以显著降低收缩压和舒张压。

对于因遗传原因造成体内铁沉积的患者，如地中海贫血和血色素沉积病，不推荐服用维生素C补充剂。

如果服用维生素C粉剂，请在服用后刷牙，以免维生素C腐蚀牙釉质。

如果维生素C补充剂每天摄入量超过750mg，建议同时服用镁剂，这是有效预防肾结石的手段。

一氧化碳会破坏维生素C，因此城市居民需要补充维生素C。

如果同时服用其他药物，需要多补充一些维生素C。

为了使维生素C的疗效最大，应与生物类黄酮、钙和镁一起服用。

如果正在服用阿司匹林，我建议增加维生素C的补充，因为阿司匹林会使维生素C的排除率增加2倍。

如果是服用人参，最好在服用维生素C或摄入高维生素C饮食的前后2个小时内服用。

为了减轻感冒的严重度，每天服用1000mg维生素C，一天2次。已经证明这一方法可以有效使血液内的组胺降低40%。（组胺是造成眼睛流泪和流鼻涕症状的主要物质。）

注意：化疗开始前服用维生素C补充剂，会对治疗造成感染。

与药物的相互作用

抗精神病药物——药物疗效可能会被降低。

阿司匹林和非甾体类抗炎药——在消耗体内维生素C的同时，也使体内药物代谢时间延长，导致体内药物蓄积。

对乙酰氨基酚——高剂量维生素C会增加该药物的血药水平。

含铝的抗酸剂——可能会增加人体对铝的吸收，加重不良反应。

巴比妥类药物——会降低维生素C的效果。

化疗药物——维生素C可能会干扰该药的疗效。

糖尿病药物（氯磺丙脲）——当同时服用维生素C时，该药疗效可能会消失。

治疗心脏病的硝酸类制剂——维生素C可能会破坏该类药物的疗效。

口服避孕药与激素替代疗法——维生素C会增加体内雌激素水平，口服雌激素会降低体内维生素C的疗效。

蛋白酶抑制剂——治疗获得性免疫缺陷综合征的药物，如克滤满（一种蛋白酶抑制剂），其药物疗效可能会被维生素C减弱。

磺胺类药物——与高剂量维生素C同时服用可能会导致肾结石。

四环素及一些类似的抗生素——可能会降低维生素C的疗效，尽管如此，维生素C也会增加该药的血药浓度。

47. 维生素D（钙化醇、麦角固醇、"阳光维生素"）

基本知识

维生素D是一种脂溶性维生素，可以通过晒太阳或从饮食中获得。太阳的紫外线与皮肤的油脂作用可以产生维生素D，然后被身体吸收。

当口服维生素D时，维生素D会和脂肪一起被肠壁吸收。

计量单位为国际单位（IU），维生素D_3的计量单位为μg。

RDI/RDA的成人剂量为200~400IU，或者5~10μg。

DRI（参见第226节）为15μg或600IU。

美国儿科学会推荐，母乳喂养的婴儿每天维生素D摄入量为400IU，断奶后每天饮用维生素D强化配方食品或牛奶大于1000ml；对于所有非母乳喂养婴儿，维生素D强化配方食品或牛奶小于1000ml。

烟雾会减少光照产生的维生素D的量。

皮肤被晒黑后，会停止产生维生素D。

维生素D能为你做些什么

摄入适量的钙、磷可以使骨骼和牙齿更强壮、健康。

有助于免疫系统的健康。

通过保持大脑内情感调节物质5-羟色胺的量，有助于预防季节性情感障碍。

改善年龄超过60岁的人的认知功能。

帮助治疗糖尿病。

可以降低乳腺癌、结肠癌、前列腺癌和卵巢癌的发病风险。

血液内高水平维生素D有助于降低胰岛素抵抗。

可以预防阿尔茨海默病。

与维生素A、维生素C一起服用，可以帮助预防感冒或流感。

帮助治疗结膜炎。

有助于维生素A的吸收。

维生素D缺乏的表现

佝偻病、重度龋齿、软骨病、老龄骨质疏松症。（缺乏表现参见第220节。）

注释： 维生素D缺乏会增加自身免疫病的发病风险，如Ⅰ型糖尿病、多发性硬化症、类风湿关节炎、心脏病、脑卒中、痴呆以及多种癌症。尽管目前尚未得知增加维生素D水平是否可以改善帕金森病的症状，但低水平维生素D与帕金森病有关。维生素D缺乏还可能造成一些器官功能障碍，如骨髓、乳腺、结肠、小肠、肾脏、肺、前列腺、视网膜、皮肤、胃和子宫等。

最佳天然来源

鱼肝油、沙丁鱼、青鱼、鲑鱼、金枪鱼、乳制品。

补充剂

维生素D来源于鱼肝油，一般胶囊的常见剂量为400IU。

每日最常见的摄入剂量为400~1000IU。

毒性与过量警戒

成年人长期每天服入维生素D 20000IU，会产生毒性反应。

儿童每天剂量超过1800IU，会造成高维生素D症。

过量的症状为极度口渴、眼睛疼痛、皮肤瘙痒、呕吐、腹泻、尿急，血管壁、肝脏、肺、肾和胃钙质异常沉积。

禁忌

矿物油、烟雾。（参见第329节。）

个人建议

随着年龄的增加，皮肤合成维生素D的能力逐渐下降。如果年龄超过60岁，就需要每天补充800~1000IU的维生素D。

每个关注自身整体健康的人都应该检测血液中的维生素D。（请让医师为你检查"血清25-羟维生素D"。）

任何有克罗恩病、囊性纤维化的患者，都有维生素D缺乏的风险，应该检查血液维生素D水平。

低水平维生素D会导致调节食欲的激素水平猛增，使大脑传递"我已经饱了"的信号发生错误，从而导致体重飙升。

夜间工作的人，以及不习惯晒太阳的人，应该在饮食中增加维生素D。

每日饮用维生素强化奶不超过500ml的儿童或青少年，应该增加富含维生素D食物的摄入，或每日增加多种维生素的摄入，其中维生素D含量不低于200IU。

维生素D水平较低的孕妇分娩时可能需要剖宫产。

防晒霜阻碍了人体合成维生素D所需的UVB。在使用防晒霜前，请让儿童待在太阳下晒10分钟，这会促使皮肤合成足量维生素D，而且皮肤仍旧健康。（如果用饮食代替10分钟晒太阳时间，需要饮用30杯强化橘子汁或吃1.02kg新鲜鲑鱼才能获得等量维生素D。）

暗色皮肤的人，需要增加维生素D的摄入。

如果体重超重，可能会面临维生素D缺乏的风险，这是因为过多的脂肪会吸收维生素D，因此人体可用的维生素D会减少。

如果想从阳光中获得维生素D，请做好防范措施，不使用防晒霜时，暴露在阳光下的时间应该有度（晒15分钟，就会使皮肤变红）。

减肥产品，如奥利司他和零卡油（译者注：从蔗糖与蔬菜中提炼出来，涂抹在薯片等零食上，可以不被人体吸收），其中包含的物质会妨碍脂肪的吸收，因此也会妨碍人体对脂溶性维生素（即维生素D、维生素A、维生素E、维生素K）的吸收。

除非有专家的特殊建议，不要给猫和狗补充该种维生素。

维生素D与B族维生素、维生素C、胆碱、钙、磷一起，可以发挥最佳作用。

与药物的相互作用

抗酸剂——会降低维生素D水平，减少人体对维生素D的利用。

抗惊厥药物——会诱导肝脏产生降低维生素D活性的酶类，从而导致维生素D缺乏。

钙通道阻滞剂——会减少人体产生维生素D。

消胆胺——干扰维生素D的吸收。

地高辛——维生素D会增强该种药物的效果，导致心率不规律。

雌激素——会增加血液维生素D的水平。

噻嗪类利尿剂——会增加维生素D的活性，从而增加血钙水平，导致高钙血症。

48. 维生素E（生育酚、生育三烯酚）

基本知识

维生素E是脂溶性维生素，可以在肝脏、脂肪组织、心脏、肌肉、睾丸、子宫、血液、肾上腺、垂体中储存。

过去，维生素E是以质量作为计量标准的，现在则是以生物活性——国际单位（IU）作为计量单位。1IU维生素E与1mg相当。

DRI（参见第226节）为15mg。

维生素E是由一系列被称为生育酚或生育酯的天然物质组成的。四种生育酚分别是：α-生育酚、β-生育酚、γ-生育酚、δ-生育酚；四种生育酯也分别被称为α-生育酚、β-生育酚、γ-生育酚、δ-生育酯。

这八种复合物中，α-生育酚生物活性最强，但γ-生育酚在增加抗氧化酶——超氧化物歧化酶（SOD），以及保护慢性炎症相关疾病，如癌症、阿尔茨海默病、心脏病和衰老等方面，效力更强。

对于营养补充剂而言，IU所说的主要形式为α-生育酚，其他生育酚和生育酯IU值都被认为是0。

补充剂说明书中不会告知补充剂IU量是否仅包含α-生育酚或其他生育酚、生育酯。

作为一种有活性的抗氧化剂，维生素E和维生素A、硒、双硫氨基酸、某些维生素C一样，可预防脂肪类化合物的氧化。

可以增加维生素A的活性。

RDI/RDA推荐的成人剂量是8~10IU。

每日补充的剂量中，60%~70%从粪便中排出。与其他脂溶性维生素不同，维生素E在体内储存的时间较短。

对血管扩张和抗凝来说很重要。

含有25μg的维生素E产品可以增加200IU维生素E的效力。

维生素E能为你做些什么

通过延迟由氧化作用造成的细胞老化，使你保持年轻。

防止体内坏胆固醇氧化。

提供氧气使人体耐力更久。

与维生素A共同作用，可使肺免受空气污染的伤害。

有助于预防各种癌症。

增加T细胞（可以对抗疾病）的活力。

可抑制乳腺癌细胞生长。

可预防血栓，并使血栓溶解。

减轻疲劳感。

降低白内障风险。

预防人体外部或内部伤口厚痂皮的形成（外部痂皮可以通过皮肤吸收）。

促进烧伤愈合。

有利尿作用，可以降低血压。

有助于预防流产。

有助于缓解腿部痉挛和肌肉搐搦。

降低心肌缺血萎缩和脑卒中风险。

降低阿尔茨海默病的风险，减缓疾病进程。

维生素E缺乏的表现

红细胞被破坏、肌肉变形、某些类型的贫血、生育障碍。（缺乏表现参见第220节。）

最佳天然来源

麦芽、大豆、植物油、坚果（核桃、山核桃、花生特别富含 γ–生育酚）、带叶蔬菜（抱子甘蓝、菠菜）、强化面粉、全谷物食品（全麦食品）、鸡蛋。

补充剂

有两种剂型：胶囊剂和水分散型干片剂。

天然 α–生育酚补充剂的生物效力是合成维生素的2倍。

通常的强化剂量为100~1500IU。对于不能耐受油剂或摄入油剂后皮肤状况恶化的人来说，干剂是不错的选择，对年龄大于40岁的人来说，也是最好的选择。

最常见的摄入剂量是每天200~1200IU。

毒性与过量警戒

基本无毒。

禁忌

加热、氧气、冰冻、食品加工、铁、氯、矿物油。（参见第329节。）

个人建议

如果饮食中富含不饱和脂肪酸，可能需要额外补充维生素E。

除非医师专门给出意见，建议需要进行手术的患者，在手术前后2

周内中止服用维生素E，以确保体内凝血正常。

天然维生素E的吸收效率是合成维生素的2倍。（天然补充剂的标签是d-α-生育酚，合成的为dl。）

服用生育酯的时候，请同时服用某些油剂或摄入含脂肪的食物，这一点非常重要。

服用高剂量的α-生育酚会消耗血浆γ-生育酚，这可以使人体免受氧自由基的损伤。（氧自由基与癌症、阿尔茨海默病、心脏病等有关。）

摄入γ-生育酚可同时提高体内α-生育酚和γ-生育酚的水平。

目前发现，γ-生育酚是抑制肿瘤细胞生长的最强效抑制剂。

无机铁（硫酸亚铁）会破坏维生素E，因此两者不可同服。如果正在服用任何含有硫酸亚铁的补充剂，则应该与维生素E错时服用，时间间隔为8个小时。

葡萄糖酸亚铁、胃酶蛋白盐、柠檬酸铁、丁烯二酸盐（有机铁复合物）不会破坏维生素E。

减肥产品，如奥利司他和蔗糖聚酯中含有抑制脂肪吸收的物质，该物质也会抑制人体对脂溶性维生素（主要指的是维生素E、维生素A、维生素D和维生素K）的吸收。

服用氯处理过的饮用水，可能需要更多的维生素E。

妊娠或哺乳的女性以及正在服药或服用激素的人，需要额外增加维生素E的摄入。

建议处于绝经期的女性增加维生素E的摄入。（年龄小于40岁的，服用400IU；大于40岁的，服用800IU。干剂形式较好。）

与药物的相互作用

抗凝药物包括阿司匹林和非甾体类抗炎药（NSAID）——高剂量维生素E可以增加抗凝药物的效力，干扰维生素K的吸收，促进血液凝固。

抗抑郁药物（三环类）——维生素E会使药物吸收受阻。

抗精神病药物（吩噻嗪）——维生素E会使药物吸收受阻。

AZT——维生素E可以防止该类药物毒性与不良反应对人体的伤害。

β-受体阻滞剂——维生素E会妨碍心得安的吸收。

降胆固醇药物——会降低人体对维生素E的吸收。

49. 维生素F（不饱和脂肪酸——亚油酸、亚麻酸、花生四烯酸）

基本知识

维生素F是脂溶性维生素，由食物中获得的不饱和脂肪酸组成。

计量单位为"mg"。

RDI/RDA尚未进行推荐，美国国立研究委员会认为，所有摄取的热能中，必需脂肪酸至少应该占1%。

不饱和脂肪酸有助于饱和脂肪酸的燃烧，应将两者平衡摄入。

12茶匙向日葵子或9枚山核桃可以满足每日供给需求。

如果有充足的亚油酸，另外两种不饱和脂肪酸可以在体内合成。

碳水化合物消耗过多的人需要增加不饱和脂肪酸的摄入。

维生素F能为你做些什么

有助于预防胆固醇在动脉血管的沉积。

有助于皮肤和毛发健康。

在某种程度上防护X线的有害效应。

通过影响腺体活动、促进细胞对钙的利用，来帮助成长、维护健康。

有助于辅助治疗心脏病。

通过燃烧饱和脂肪酸来促进减肥。

维生素F缺乏的表现

湿疹、痤疮。（缺乏表现参见第220节。）

最佳天然来源

植物油（麦芽、亚麻子、向日葵、红花、大豆、花生）、葵花子、核桃、山核桃、杏仁、鳄梨。

补充剂

胶囊中含有100~150mg。

毒性与过量警戒

毒性尚未可知，但大量摄入会使体重增加。

禁忌

饱和脂肪酸、加热、氧气。（参见第329节。）

个人建议

在摄入维生素F的时候，同时摄入维生素E，最有利于维生素F的吸收。

如果大量摄入碳水化合物，需要更多的维生素F。

担心胆固醇积累的人，应该摄入适量维生素F。

尽管多数坚果都富含不饱和脂肪酸，但巴西坚果和腰果中不含有不饱和脂肪酸。

偏食的人需要警惕食物中饱和脂肪酸含量过高。

与药物的相互作用

抗凝药物（华法林、双香豆素）——维生素F会降低人体对这些药物的需求量。

50. 维生素K（甲萘醌）

基本知识

维生素K为脂溶性维生素。

常见的计量单位为"μg"。

维生素K包含了3种：K_1（叶绿醌）是在绿叶蔬菜中发现的；K_2（甲基萘醌）由肠道内的益生菌合成；K_3（二氢叶绿醌）是人工合成的。

维生素K_1、维生素K_2对身体健康的各个方面都是必需的。

天然维生素K_2是最有效的补充剂。

维生素K_3可产生自由基，与体内真正的维生素K作用并不一样，维生素K_3单用，并不是维生素K的好来源。

RDI/RDA推荐的成人剂量为65~80 μg。

是体内合成凝血物质——凝血酶原所必需的。

维生素K能为你做些什么

有助于预防内出血与大出血。

有助于减少月经血量。

促进血液凝结。

通过减轻胰岛素抵抗来预防糖尿病。

增加骨矿物质含量，增加骨质。

有助于绝经后骨质流失的预防。

有助于预防心血管疾病。

维生素K缺乏的表现

乳糜泻、炎性腹泻、结肠炎。（缺乏表现参见第220节。）

最佳天然来源

绿叶蔬菜、酸奶、苜蓿、蛋黄、大豆油、鱼肝油、海藻、纳豆。

补充剂

片剂含量为100μg（通常天然食物维生素K含量丰富，并不需要额外补充）。

常见的多种维生素补充剂中不含有维生素K。

毒性与过量警戒

尽管维生素K与其他脂溶性维生素不同，不会在体内蓄积，但并不推荐摄入合成维生素K的量超过500μg。

禁忌

辐射（如X线）、冷冻食品、阿司匹林、空气污染、矿物油。（参见第329节。）

个人建议

胆结石、肝病或胃肠道疾病患者有可能缺乏维生素K。

大剂量维生素E会干扰维生素K的吸收。

猛烈腹泻可能是维生素K缺乏的症状，但是在决定服用补充剂之前，请先向医师咨询。绿叶蔬菜是对抗维生素K缺乏最有效的物质。

如果经常鼻衄（鼻出血），请尝试从天然食品中摄取维生素K。苜蓿片可能会有所帮助。

即使是天然食品中含有的维生素K，也会对抗血液稀释剂的效果。

降低胆固醇的药物可能会导致维生素K缺乏。如果长期服用广谱抗生素，则维生素K缺乏的风险很高。如果要在饮食中增加富含维生素K的食物，请先向营养科医师咨询补充剂的情况。

与药物的相互作用

抗生素（特别是头孢菌素）——会降低体内维生素K的吸收。

抗凝血剂——会逆转血液稀释剂的疗效。

抗惊厥药物（苯妥英钠）——干扰体内对维生素K的利用。

胆汁酸螯合剂——会减少人体对维生素K的吸收。

奥利司他和蔗糖聚酯——该类产品中添加了阻止脂肪吸收的物质，因此现在已要求向其内添加维生素K（以及其他脂溶性维生素），所以这类食品也有逆转抗凝剂稀释血液的效果。

51. 维生素P（C族复合物、柑橘生物类黄酮、芦丁、橘皮苷）

基本知识

维生素P是水溶性维生素，由柠檬素、芸香苷、橘皮苷以及黄酮和类黄酮物质组成。

常见剂量单位为"mg"。

类黄酮是使柑橘类食品显现黄色或橘色的物质。（参见第108节。）

维生素P也被称为毛细血管通透因子。[P是通透性（permeablity）的缩写。] 生物类黄酮的基本功能是使毛细血管更坚固，调控吸收。

未见有每日推荐剂量，但是多数营养学家都认可每服用500mg维生素C，就应搭配至少100mg生物类黄酮。

与维生素C有协同作用可以相互促进。

维生素P能为你做些什么

可防止氧化作用破坏维生素C。

使毛细血管更坚固，因此可以预防青紫斑（如外伤后皮肤瘀青）。

有助于对抗感染。

有助于牙龈出血的治疗及预防。

增强维生素C的疗效。

有助于治疗水肿和由内耳疾病引发的眩晕。

维生素P缺乏的表现

毛细血管脆性增加。（缺乏表现参见第220节。）

最佳天然来源

白皮水果或一部分柑橘类水果：柠檬、柑橘、葡萄柚。在杏、荞麦、黑莓、樱桃和蔷薇果中也含有。

补充剂

常见的有维生素C复合补充剂以及单药剂型。常见剂量为500mg生物类黄酮与50mg芸香苷、橘皮苷。（如果芸香苷与橘皮苷不等量，那么芸香苷应该是橘皮苷的2倍。）

生物类黄酮会使所有的维生素C复合补充剂更好地发挥效果。

芸香苷和橘皮苷的常用剂量是每天100mg，一天3次。

毒性与过量警戒

毒性尚未可知。

禁忌

水、烹饪、加热、光照、氧气、吸烟。（参见第329节。）

个人建议

增加生物类黄酮与维生素D的摄入，会有效减轻绝经期女性的潮热症状。

如果刷牙时经常发生牙龈出血，请确保自己是否摄入了足量的芸香苷、橘皮苷。

经常有青紫斑的人，可以从含有生物类黄酮、芸香苷、橘皮苷的维生素C复合补充剂中获益。

52. 维生素T

目前除了知道该维生素有助于凝血以及促进血小板的形成外，对此物质的其他知识尚未得知。由于其已知的特点，它对预防某些类型的贫血有效。目前RDI/RDA尚无推荐剂量，也无市售补充剂供大家购买。维生素T存在于芝麻子和蛋黄中，目前毒性尚未可知。

53. 维生素U

人们对维生素U的了解比维生素T还少。它在溃疡的治疗中起重要作用，但医师对此意见不一。它存在于生卷心菜中，目前毒性尚未可知。

54. 关于第三章有哪些问题

你能告诉我维生素D₃和维生素D₂的区别吗？

维生素D_3是皮肤暴露于紫外线后产生的，让皮肤暴露在阳光下是获得维生素D_3的最佳形式。维生素D_2来源于暴露在UV下的植物中。肝脏和肾脏可以合成这两种形式的维生素D并使之保持活性，但日常饮食中并不能提供需要的量，因此补充剂是最合适的选择。

我母亲年逾70，健康状况良好。但偶尔会患上感冒或者流感。她是不是少服了某些维生素？

很有可能。免疫功能随着年龄的增长而逐渐下降，近期研究表明，血清维生素E水平较低的老人，更容易感染。事实上，《美国临床营养杂志》的一项研究结果表明，短期补充高剂量的维生素E可显著提高年龄超过60岁的健康人的免疫功能。我建议，为了免疫系统的健康，你的母亲应每天在饮食中补充强力的、含有氨基酸（螯合矿物质）的复合维生素，并且补充400~500IU维生素E干剂，外加生育三烯酚复合物。

现在是否发现了有益于阿尔茨海默病的新维生素或营养品？

根据《阿尔茨海默病》杂志报道，最新、最有希望的化合物是维生素D_2和姜黄素。（参见第47、134节。）

我已经知道，花椰菜、抱子甘蓝和胡萝卜的饮食有助于减少癌症的发生，但我不喜欢吃这些蔬菜。我可以服用哪些维生素作为替代呢？

你可以服用十字花科（卷心菜、花椰菜、抱子甘蓝、椰菜）浓缩剂以及富含胡萝卜素的蔬菜（菠菜和胡萝卜）片。由于这些浓缩片是由成熟的、经过仔细清洗、快速脱水和未经烹饪的蔬菜制成的，其与强化维生素A、维生素C、维生素E、β-胡萝卜素、硒类似，可以提供最好的营养。我建议每天服用。

你是否能告诉我胆碱是如何在阿尔茨海默病的治疗中发挥作用的？

阿尔茨海默病的患者脑功能慢性丧失，这可能是由于中枢神经系统储存的神经递质——乙酰胆碱消耗殆尽的结果。

研究发现阿尔茨海默病患者不仅缺乏乙酰胆碱，也缺乏合成乙酰胆碱所需的酶——胆碱转移酶。摄入更多的胆碱可以明显防止乙酰胆碱的破坏。磷脂酰胆碱是目前推荐的更有效的治疗形式。

哪一类维生素是β-胡萝卜素？为什么RDA没有推荐它？

这个问题我已经在第二部分回答过了。RDI/RDA没有推荐它的原因主要是，β-胡萝卜素本身并不是维生素，仅在它被摄入人体转化为维生素A后才有作用。β-胡萝卜素主要来源于黄色或者橘黄色的蔬果（胡萝卜、南瓜、甜薯、哈密瓜等）。研究发现其对心脏病、多种癌症都有预防作用。年龄增长后体内的β-胡萝卜素含量会逐渐下降，但它也会因为节食、吸烟、酗酒等行为被消耗完。

你知道吗？

·维生素B₆、叶酸和维生素B₁₂可以挽救生命。

·阿司匹林可以使维生素C的排出速度增加2倍。

·50岁后，需要增加维生素D的摄入。

·一旦使用皮肤染黑剂（译者注：使用后肤色会加深），皮肤将不能再制造维生素D。

第四章
人体必需的矿物质

55. 钙

基本知识

钙在人体中的含量比其他矿物质都高。

钙和磷一起为骨骼和牙齿的健康发挥作用。

钙和镁一起对心血管的健康发挥作用。

人体内多数的钙（907~1360g）参与骨骼和牙齿的构成。

每年，在成年人骨骼中，有20%的钙被重新吸收与构建。（旧的骨细胞被破坏，新的骨细胞形成。）

钙与磷的比例必须保持2:1。

老年人钙的吸收必须有足够的维生素D。

RDI/RDA（参见第226节）对成人钙的推荐由800mg上升到1200mg。现在，美国国立卫生研究院推荐的孕期与哺乳期女性钙的摄入量为每天1200~1500mg，年龄超过50岁的女性和超过60岁的男性，钙的摄入量为1500mg。

DRI（参见第226节）为1300mg。

钙和铁是美国女性饮食中最缺乏的两种矿物质。

钙能为你做些什么

维持骨骼和牙齿健康。

降低骨质流失与骨折风险。

有助于降低结肠癌风险。

保持心律规律。

减轻失眠症状。

有助于体内铁的代谢。

有利于神经系统特别是神经冲动的释放。

有助于体重管理。

钙缺乏的表现

佝偻病、软骨病、骨质疏松症——通常认为是一种骨骼变脆的疾病。（具体症状参见第220节。）

最佳天然来源

牛奶和乳制品、大豆和豆制品、沙丁鱼、鲑鱼、花生、核桃、葵花子、羽衣甘蓝、花椰菜。

补充剂

片剂中最常见的剂量为250~500mg。

最好的形式是珊瑚钙片。（柠檬酸钙是钙片中最常使用的形式。）

柠檬酸钙咀嚼片口味不错。

柠檬酸钙也有泡腾片，该剂型可以在水中分解，变成一杯味道很不错的饮料。

骨粉是以前最常用的补充剂，现在已经不再推荐使用，特别是对儿童，因为它可能使人体内铅的浓度升高。

葡萄糖酸钙（植物来源）和乳酸钙（乳糖衍生物）不仅无铅，且易于吸收。（葡萄糖酸盐的效果强于乳酸盐。）

如果标签上印有字母"USP"（《美国药典》）字样，说明该产品中的钙达到"30分钟内溶解"的标准。

如果产品中还含有镁，则钙与镁的比例应该为2:1。

尽管多数多种维生素补充剂都含有钙，但没有一种补充剂钙含量能达到RDI推荐标准（每天1000~1200mg），所以建议额外补充钙以弥补不足。

毒性与过量警戒

每天摄入剂量超过2500mg可能会导致高钙血症。过度摄入钙也可导致便秘，并增加肾结石、尿路感染的风险。

禁忌

大量脂肪、草酸（在巧克力、菠菜、莴苣、芹菜、甜菜叶、大黄中含有）和植酸（在谷物中含有）会阻碍钙的吸收。（参见第329节。）

个人建议

如果患有慢性背部疼痛，补充螯合钙或许有所帮助。

增加钙的摄入可缓解痛经。

家禽的腿骨尖上含钙量很高。

如果每天钙的摄入量为1500mg，但本身又有患尿路感染的风险，建议引用蔓越莓果汁作为补充剂。这种果汁可以包裹细菌，使得细菌不会黏附在尿路中。

有"发育期痛"的青少年在增加钙的摄入后，症状会消失。

长期大量从乳制品中摄入钙，会增加饮食中脂肪的消耗速率。

低血糖症需要更多的钙。（为了更好地吸收柠檬酸钙，我建议每日剂量为1000~1500mg。）

饮用大量软饮料的人需要注意，因为饮料内含有大量的磷，所以体内的钙可能会被消耗，有可能会增加骨质疏松的风险。

钙与维生素A、维生素C、维生素D、铁、镁、磷一起发挥最大效力。正如我上述建议，如果磷过多将消耗更多钙。

进食时补充钙剂最有利于钙的吸收。如果空腹摄入钙补充剂，或年龄超过60岁，柠檬酸钙是最好的选择。

服用吸收率低的钙补充剂所带来的麻烦比它的补钙效果更多，比如关节僵硬、血管硬化。

如果一次服用钙补充剂超过500mg，人体无法有效吸收，所以应分剂量服用。事实上，如果在一天内将钙补充剂分成低剂量多次服用，那么每天的吸收率会更高。如果因病卧床超过一周，需要额外补充钙。（长期卧床休息，会降低骨密度。）

睡觉前服用钙和镁有助于晚间睡眠。

与药物的相互作用

抗生素——钙补充剂会干扰人体对抗生素的吸收。请在服用抗生素的前后2~4个小时服用钙补充剂。

抗惊厥药物——该药会降低人体的钙水平。因此推荐服用此药的时候补充钙剂。为了确保两种药物都能有效吸收，服药时间间隔至少应该为2个小时。

抗高血压药物——钙会干扰血液中β-阻滞剂的水平；相反，β-阻滞剂也会干扰血钙水平。同样的药物作用也存在于钙和钙通道阻滞剂中。

降低胆固醇的药物——该类药物会干扰体内钙的吸收，增加钙从尿液中流失，因此需要补充钙和维生素D。

皮质类固醇——需要补充钙。

利尿剂——噻嗪类利尿剂可增加血钙水平；环利尿剂会降低血钙水平；保钾利尿剂由于可以降低钙从尿液中的排除量，因此可以增加血钙水平。

庆大霉素——钙补充剂可以增加庆大霉素的肾毒性。

口服避孕药、雌激素——会增加血钙水平。

56. 氯

基本知识

氯可以调节血液酸碱平衡。

与钠和钾组成复合物（译者注：氯化钠、氯化钾）。

通过促进肝脏功能，有助于体内垃圾排泄。

尚无推荐的膳食容许量。如果每日食盐的摄入量达到平均水平，氯的摄入量也是足够的。

氯能为你做些什么

有助于消化。

保持人体柔韧性。

氯缺乏的表现

毛发与牙齿脱落。

最佳天然来源

食盐、海藻、橄榄。

补充剂

多数好的矿物质复合补充剂都含有氯。

毒性与过量警戒

多于15g会引发不适等不良反应。

个人建议

如果饮用了含氯的饮料，那么对维生素E的吸收可能不利。（含氯的水会破坏维生素E。）

任何饮用了含氯饮料的人都应该吃一些酸奶，酸奶可以有效补充肠道内被氯破坏的细菌。

57. 铬

基本知识

与胰岛素共同作用调节糖的代谢。

帮助将蛋白质运送到需要的部位。

目前尚无正式推荐的膳食容许量，但对成人暂定的推荐剂量为50~200μg。

随着年龄增长，人体保存的铬也会减少。

铬能为你做些什么

有助于生长。

有助于预防和降低高血压。

可以对抗糖尿病。

有助于抑制吃甜食的欲望，可以预防能量的突然下降。

铬缺乏的表现

有可能引发冠状动脉粥样硬化和糖尿病。

最佳天然来源

牛肝、麦芽、布拉氏杆菌、鸡肉、玉米油、蛤蜊。

补充剂

在较好的多矿物质补充剂中都含有铬。

毒性与过量警戒

毒性尚未可知。

个人建议

如果体内缺乏铬（90%的成年人都未能从饮食中摄入足量铬），可能需要补充一些锌。由于某些原因，锌螯合剂似乎是铬缺乏较好的替代品。

从饮食中获得的其他必需营养素，是确保充足的铬摄入的最佳方式。

与药物的相互作用

胰岛素——铬可以辅助胰岛素降血糖，但会使血糖水平过度下降。

左旋甲状腺素——铬会降低该药物的吸收率，降低药物疗效。

非甾体类抗炎药——同时服用时，可能会增加该药物不良反应的风险。

58. 钴

基本知识

该种矿物质是维生素B_{12}的组成成分。

常用的计量单位是"μg"。

是红细胞的必需元素。

必须从食物中获取。

对该矿物质目前尚无推荐的膳食容许量，仅从饮食中获取极微量即可（通常不多于8μg）。

钴能为你做些什么

有助于预防贫血。

钴缺乏的表现

贫血。

最佳天然来源

肉类、肾脏、肝、牛奶、牡蛎、蛤蜊。

补充剂

极少有补充剂。

毒性与过量警戒

毒性目前尚未可知。

禁忌

不利于维生素B₁₂的物质都对钴不利。

个人建议

如果是严格的素食主义者，那么比起食用肉类和贝壳类的人，极有可能缺乏矿物质钴。

59. 铜

基本知识

可以改变人体的铁向血红蛋白的转运。

在摄入后15分钟即可入血。

促使人体利用酪氨酸，从而使皮肤与毛发有颜色。

是香烟、避孕药、汽车尾气中的成分。

是人体利用维生素C所必需的。

尚无美国国立研究委员会的RDI/RDA推荐剂量，不过现在一般推荐剂量为1.5~3.0mg。

铜能为你做些什么

通过促进铁的吸收使人体保持活力。

铜缺乏的表现

贫血、水肿、骨缺损，可能与类风湿关节炎有关。

最佳天然来源

大豆、豌豆、全麦、洋李干、有机肉类、虾肉，多数海产。

补充剂

多数市售多种维生素补充剂、矿物质补充剂中都含有2mg。

毒性与过量警戒

很少。

禁忌

不易被破坏。

个人建议

作为一种必需矿物质铜，多数美国人都未能从饮食中足量摄取，我也很少推荐进行特殊的补充。大量的铜可能会降低体内锌的水平，并出现失眠、毛发脱落、月经紊乱和抑郁等症状。另一方面，高剂量补充锌——在某段时间内过量摄入锌，也会导致体内铜缺乏。

如果进食了足量的全麦制品、新鲜绿叶蔬菜，或者有机肉类，就不必担心铜的缺乏。

用铜质器皿烹饪或存放酸性食品，会增加日常饮食中的铜摄入。

与药物的相互作用

非甾体类抗炎药——可增加抗炎药的抗炎效果。

青霉胺——可以降低体内铜的水平。

别嘌呤醇——可能会降低体内铜的水平。

西咪替丁——可能会升高体内铜的水平，导致肝脏和其他器官损伤。

60. 氟

基本知识

是合成化合物——氟化钠（加入水中的形式）以及氟化钙（一种天然物质）的组成部分。

可降低龋齿的风险，过多也可使牙齿褪色。

没有RDI/RDA推荐剂量，不过多数人每天都会从含氟的饮用水中摄取到1mg。（根据美国科学院-国家研究委员会估计为1.5~4.0mg。）

氟能为你做些什么

减少牙齿腐蚀。

强健骨骼。

氟缺乏的表现

龋齿。

最佳天然来源

含氟饮用水、海产品、茶叶。

补充剂

一般市售多种矿物质补充剂中不含有氟。

在饮用水不含氟的地区，可以通过开具的多种维生素处方药获得氟。

毒性与过量警戒

每日剂量为20~80mg。

禁忌

铝质烹饪器皿。

个人建议

除非内科医师或牙科医师要求，否则不要额外补充氟。

如果用含氟的水或聚四氟乙烯处理的器皿进行烹饪，食物中的氟会显著增加。

61. 碘

基本知识

人体三分之二的碘都在甲状腺内。

由于甲状腺控制人体代谢，而且碘会影响甲状腺，因此如果碘缺乏会导致智力下降、体重上升、缺乏能量。

RDI/RDA推荐的成人剂量为150μg，孕期与哺乳期的女性为175~200μg。

DRI（参见第226节）为150μg。

碘能为你做些什么

通过燃烧脂肪有利于控制饮食。

促进正常生长。

产生更多能量。

让人才思敏捷、反应迅速。

改善毛发、指甲、皮肤、牙齿健康。

碘缺乏的表现

甲状腺肿，甲状腺功能减退。

最佳天然来源

海藻、在富含碘的土壤中生长的植物、洋葱、所有海产品。

补充剂

市售多种矿物质与强效维生素补充剂中的剂量为0.15mg。

天然海藻是补充碘的不错来源。

毒性与过量警戒

目前天然碘的毒性尚未可知，不过不推荐每天剂量超过2mg，如果处方中错误地包含了碘，那将是有害的。

禁忌

食品加工、含碘量贫乏的土壤。

个人建议

除了海藻，碘在多种矿物质和维生素补充剂中都含有。除非有医师建议补充碘，我不推荐额外进行补充。

美国中西部地区土壤缺乏碘，如果在该地区生活，则应该使用加碘盐。

如果喜食大量生卷心菜，那么可能会有碘摄入不足，这是因为卷心菜中的一些成分阻止了人体对碘的利用。在这一例子中，需要考虑增加海藻摄入来补充碘。

要牢记多数碘补充剂都含有钾。请参考下文的"与药物的相互作用"。

与药物的相互作用

抗甲状腺药物——碘会明显降低甲状腺功能。

胺碘酮——该药物中含有碘，与补充剂合用，可能会引起甲状腺的不良反应。

锂——可以增加碘对甲状腺的效果，降低甲状腺功能。

ACE抑制剂——该类药物是治疗高血压的药物，主要通过排出体内的钾快速降低血压，与碘合用，可能会导致过量药物蓄积。

利尿剂——与碘合用，会导致体内钾潴留。

62. 铁

基本知识

铁是生命必需的元素，参与人体制造血红蛋白（红细胞的组成成分）、肌红蛋白（肌肉组织中红色成分）以及某些酶。

摄入的铁中，只有8%被人体吸收进入血液循环。

平均体重为68kg的成年人，体内约有4g铁。血红蛋白囊括了人体内大部分的铁，可以在体内循环再利用，作为红细胞的一部分，每120天更换一次。铁与蛋白质（铁蛋白）结合后可在体内储存，因为组织铁（以肌红蛋白形式出现）在体内含量不高。

RDI/RDA推荐的成人剂量为10~15mg，孕妇为30mg。RDI/RDA推荐哺乳期的摄入量与非孕期妇女相同（15mg）。

DRI（参见第226节）对成人的推荐剂量为8~18mg，孕期女性为27mg，哺乳期为10mg。

铜、钴、镁和维生素C是促进铁吸收必需的物质。

铁是维生素B正常代谢的必需元素。

大量的锌和维生素E会干扰铁的吸收。

血液中铁过量会促使自由基的形成，增加罹患心脏病的风险，特别是男性。

铁能为你做些什么

有助于生长。

增强对疾病的抵抗力。

预防疲劳。

治疗和预防缺铁性贫血。

使皮肤颜色恢复正常。

铁缺乏的表现

缺铁性贫血。（缺乏表现参见第220节。）

最佳天然来源

肝脏、红色肉类、蛤蜊、桃干、淀粉、蛋黄、牡蛎、坚果、豆类、芦笋、粗糖、燕麦。

补充剂

最常见的铁剂是氨基酸螯合剂，这说明有机铁经过加工可以被迅速吸收。该类制剂不会使人便秘，可以作用于人体各个系统。

硫酸亚铁是一种无机铁，在许多维生素与矿物质补充剂中都很常见，它可以破坏维生素E（两药至少应错时8小时服用）。购买时请检查一下商品标签。许多药店开具的药方都含有硫酸亚铁。

有机铁补充剂主要是葡萄糖酸亚铁、丁烯二酸铁、柠檬酸亚铁、胃蛋白酶原，它们不会抑制维生素E。有机铁的剂型中，剂量变化很大，通常的上限为320mg。

毒性与过量警戒

对于健康人来说很少有毒性反应。尽管如此，成人剂量可能会对儿童有害。对于2岁的幼儿来说，3g是致死剂量。先天性血色素沉着病患者有铁过量的遗传学风险。请不要让儿童随意接触到含有铁的维生素咀嚼片，要告诉他们这些不是糖果。

禁忌

鸡蛋中的磷蛋白和未发酵的全麦中的六磷酸肌醇会减少人体对铁的利用。

个人建议

对于月经血量过多的女性、严格的素食主义者或者极低能量饮食者，需要补充铁。请检查一下所购买的多种维生素或矿物质补充剂的标签，按照说明书服用。（为了避免摄入太多铁剂，在服用补充剂以前可以要求医师检查一下血液中铁的状态。）

如果正在服用抗炎药物，或者每天服用阿司匹林，可能需要补充铁。具体请向医师咨询。

请将铁补充剂置于安全的、儿童无法拿到的地方。

喜欢喝咖啡或者喝茶的人需要注意，如果大量摄入这两种软饮料中的任意一种，那么铁的吸收很有可能受到抑制。

如果是孕妇，在服用铁剂或铁强化维生素补充剂之前，应向医师咨询（已经发现由于母亲在孕期摄入大量补充剂导致儿童铁中毒的病例）。

如果处于感染期，请不要服用铁补充剂。细菌的生长需要铁，额外的铁会促进细菌生长。

对于绝经前期的女性，在服用多种维生素补充剂时，铁的含量应该不少于18mg。

作为原则之一，男性和绝经后的女性，服用的补充剂中不应含有铁。

与药物的相互作用

抗甲状腺素——铁可以增强该类药物的效果，因此会显著降低甲状腺功能。

胺碘酮——铁会增加血液内碘的水平。

锂——该类药物与铁合用会明显降低甲状腺功能。

63. 镁

基本知识

镁是钙和维生素C代谢所必需的，也是磷、钠、钾代谢所需的。

计量单位为"mg"。

镁是神经与肌肉发挥功能必需的。

对血糖向能量的转化十分重要。

镁是一种著名的抗应激矿物质。

酗酒的人通常缺乏镁。

成人每天需要250~500mg。根据美国国立研究委员会推荐，孕期与哺乳期的女性需要300~355mg。

DRI（参见第226节）的成人剂量为310~420mg，孕期妇女为350~460mg，哺乳期为310~360mg。

人体有将近21g的镁。

镁能为你做些什么

有助于脂肪燃烧、产生能量。

有助于对抗抑郁症。

促进心血管系统健康，有助于预防心脏病发作。

有助于血液胆固醇水平的控制。

有助于预防肌肉痉挛。

有助于缓解咽部疼痛的严重度。

有助于预防早产。

有助于牙齿健康。

有助于预防钙在肾脏和胆囊中沉积，预防肾结石、胆结石。

有助于减轻消化不良。

与钙连用，可以作为天然镇静剂。

缓解经前期综合征。

镁缺乏的表现

缺乏表现参见第220节。

最佳天然来源

未经碾磨的谷物、无花果、杏仁、坚果、种子、深绿色蔬菜、香蕉。

补充剂

镁和钙的完美平衡配方（镁与钙一半对一半）是较好的补充形式。

在多种维生素和矿物质补充剂中都含有。

市售的氧化镁包括：250mg加强片剂与150mg片剂。

常见的剂型为133.3mg加强剂量，每天服用4次。

镁补充剂不能在饭后服用，因为镁剂会抑制胃酸分泌。

毒性与过量警戒

在大量摄入钙和磷，或者肾功能有障碍的时候，大量长期服用镁剂有毒性。

禁忌

利尿剂、酒精。（参见第329节。）

个人建议

如果酗酒，建议增加镁的摄入。

如果日常的训练让你精疲力竭，可能需要增加镁的摄入。

正在服药或者使用雌激素的女性，多食用一些富含镁的食物会比较好。（一般肉类、鱼类、乳制品镁含量较低。）

如果大量食入坚果、种子、绿色蔬菜，可能已经获得了充足的镁；对于生活地区水质较硬的人来说，也摄入了足够的镁。

如果是胰岛素抵抗的糖尿病患者，富含镁的饮食有利于降低血压。服用补充剂前，请告知医师。

镁与维生素A、钙、磷一起可以发挥最佳作用。

单独使用镁，可能会导致腹泻，因此要确保镁和钙、多种维生素补充剂联合使用，或者服用甘氨酸镁、葡萄糖酸镁或柠檬酸镁。

要记住，因为镁可以启动依赖于维生素B_1、维生素B_2、维生素B_6的酶发挥作用，因此镁的缺乏会导致相关的B族维生素缺乏表现，最常见的是痉挛。

注意： 如果正在服用洋地黄类药物治疗心脏病，这种药物会对缺乏镁或钾的患者产生毒性。要清楚许多药物都可以消耗镁（参见第329节），特别是氨基糖苷类、顺铂、皮质类固醇、环孢霉素、利尿剂、膦甲酸钠、庆大霉素和戊烷脒。

与药物的相互作用

抗生素——可能会降低镁的吸收和效果；为避免药物间的互相干扰，请错开服用，服用间隔1.5小时。

调节血压药物、钙通道阻滞剂——该类药物的不良反应有可能增强。

地高辛——体内镁水平较低会增加该类药物的不良反应。此外，地高辛会增加镁的流失，需要额外补充。

利尿剂——会消耗镁，因此需要额外补充。

左旋甲状腺素——抗酸药物和轻泄剂均含有镁，可能会降低此类药物的疗效。

青霉胺——镁可能会减轻药物的不良反应。

阿仑膦酸钠——镁可能会干扰这类治疗骨质疏松药物的吸收，请错开服用，时间间隔1.5小时。

64. 锰

基本知识

对于体内依赖生物素、维生素B_1和维生素C的酶活性的维持是必要的。

对正常骨结构是必需的。

计量单位为"mg"。

对于甲状腺素——甲状腺分泌的最重要的激素的形成非常重要。

对于食物的正常消化和利用是必需的。

目前尚无正式推荐的膳食容许量，不过美国国立研究委员会推荐的平均剂量为2~5mg。

DRI（参见第226节）成人剂量为9~11mg。

对于生殖和中枢神经系统功能的维持十分重要。

锰能为你做些什么

有助于消除疲劳。

有助于肌肉放松。

有助于预防骨质疏松。

改善记忆。

降低神经反应性。

锰缺乏的表现

共济失调。

最佳天然来源

全谷物、坚果、绿叶蔬菜、豌豆、甜菜。

补充剂

在多种维生素与矿物质复合补充剂中的常见剂量为1~9mg。

毒性与过量警戒

除了摄入工业来源的锰外，很少有毒性反应。

禁忌

钙和磷的大量摄入会抑制锰的吸收，含有纤维素和植酸的罐装糠与大豆也会抑制锰的吸收。

个人建议

如果眩晕复发，可以在饮食中增加一些锰。

对于注意力缺乏，或者有记忆障碍的人，建议确保摄入足量锰。

大量摄入乳制品以及肉类的人，需要增加锰的摄入。

与药物的相互作用

抗生素——会干扰吸收。请错时1小时服用。

四环类抗生素——降低吸收量，降低疗效。请错开2小时服用。

65. 钼

基本知识

有助于碳水化合物和脂肪的代谢。

是促进铁利用的酶的重要组成部分。

尚无RDA/RDI推荐剂量，不过每日摄入75~250μg已经被作为成人需求量而获得广泛接受。

DRI（参见第226节）的推荐剂量为45μg。

钼能为你做些什么

有助于预防贫血。

改善人体的健康状态。

钼缺乏的表现

目前尚未得知。

最佳天然来源

暗色绿叶蔬菜、全谷物、豆荚。

补充剂

目前一般无市售产品。

毒性与过量警戒

很少见。但通常认为每天5~10mg有毒性。

个人建议

尽管钼很重要，不过一般并不需要特别补充，除非所有的日常消耗的食物都来源于营养缺乏的土壤。

66. 磷

基本知识

在人体的每个细胞中均有存在。

维生素D和钙是磷发挥正常功能所必需的。

钙磷比例为2:1时（钙是磷的2倍），是平衡的比例，此时才能正常发挥作用。

几乎参与了体内所有的生化反应。

磷是正常的骨骼和牙齿的组成部分。

没有磷，人体就不能吸收维生素B_3。

对于维持正常心律很重要。

磷是维持正常肾脏功能所必需的。

磷是神经冲动传递所必需的。

RDI/RDA的成人推荐剂量为800~1200mg，孕妇与哺乳期的女性需要更高的剂量。

DRI（参见第226节）的成人推荐剂量为700~1250mg。

磷能为你做些什么

有助于成长和帮助人体修复损伤。

通过帮助脂肪和淀粉代谢来提供能量和活力。

缓解关节炎疼痛。

促进牙齿和牙龈健康。

磷缺乏的表现

佝偻病、牙龈脓肿。

最佳天然来源

鱼、禽类、肉类、全谷物、鸡蛋、坚果、种子。

补充剂

骨粉是很好的磷的天然来源，但请确保加入了维生素D以协助磷的吸收。

毒性与过量警戒

毒性尚未可知。

禁忌

过多的铁、铝和镁会降低磷的效果。

个人建议

如果摄入了太多的磷，会打破体内的矿物质平衡，降低体内的钙。我们的饮食中通常含磷量较高——天然食品中经常有这种情况，因此钙缺乏很普遍。了解这些，就要根据具体情况调整饮食。

酒精会使磷从骨骼上脱落，并消耗体内的磷。

如果年龄超过40岁，就应该减少每周肉类的摄入，多食用一些绿叶蔬菜。这是因为，40岁后，我们的肾脏无法排除过多的磷，而钙又会被消耗过多。因此需要留意食物中的磷，并仔细评估一下磷的摄入。

注意：如果同时使用含磷和含钾的补充剂，会使得血液钾水平升高（高钾血症），进而导致严重的心律失常。

与药物的相互作用

抗酸剂——可以阻止体内对磷的吸收。

抗惊厥药物——该药可能会降低体内磷的水平，并增加促进体内磷排除的酶的水平。

胆汁酸螯合剂——可能会降低人体从饮食和补充剂中对磷的吸收。请在服用此药的前1小时或服用此药4小时后服用磷补充剂。

皮质类固醇——可以增加尿磷的水平。

利尿剂——可以增加体内的磷从尿液中的排除率，导致磷缺乏。

胰岛素——高剂量的胰岛素可以降低血液磷的水平。

67. 钾

基本知识

与钠一起可以调剂体内的水平衡，并维持心脏的正常节律。钾在细胞内工作，钠则在细胞外工作。

如果体内钠钾失衡，神经、肌肉功能会受损。

如果长期斋戒或重度腹泻，会发生低血糖症（血糖水平过低），进而导致体内钾丧失。

尚无推荐的膳食容许量，不过一般看来，健康成年人每天摄入1600~2000mg就足够了。

DRI（参见第226节）的成人剂量为每天4.7g。

身体与精神应激会导致钾缺乏。

钾能为你做些什么

通过将氧气输送入大脑，帮助大脑保持清醒意识。

减少脑卒中和心血管疾病的风险。

参与体内水的分配。

有助于过敏的治疗。

钾缺乏的表现

水肿，低血糖症。（缺乏表现参见第220节。）

最佳天然来源

柑橘类水果、哈密瓜、番茄、西洋菜、所有绿叶蔬菜、薄荷叶、葵花子、香蕉、红薯、眉豆、利马豆、烹饪的比目鱼、普通脱脂酸奶、笋瓜。

补充剂

在多数强效多维生素和多矿物质补充剂中都含有。

无机钾盐指的是硫酸盐（明矾）、氯盐、氧化物、碳酸盐。有机钾指的是葡萄糖酸盐、柠檬酸盐、丁烯二酸盐。

市售的钾盐单剂为柠檬酸钾、葡萄糖酸钾或氯化钾，剂量为600mg（元素钾的含量为99mg）。甘氨酰柠檬酸钾是较好的形式。

毒性与过量警戒

一次性摄入18g会有毒性。

禁忌

酒精、咖啡、糖、利尿剂。（参见第329节。）

个人建议

如果饮用大量的咖啡，你会发现特别容易疲劳，而疲劳的主要原因是体内钾流失较多。

当饮食中的钠摄取较少而钾的摄入量很高的时候，有助于减少心血管病的发病风险。

喜欢吃香蕉的人，如果每天吃10个香蕉，就可以完全达到每日推荐的4.7g剂量。

酗酒的人以及嗜好甜食的人需要注意，体内的钾水平可能较低。

如果血糖较低，那么体内在保存水分的时候可能会丢失钾。如果服用利尿剂，将会丢失更多的钾。要留意饮食，增加绿叶蔬菜的摄入，摄入足量的镁离子以保持体内矿物质平衡。

在低碳水化合物饮食中，体重可能不是唯一丢掉的东西，体内钾也面临着降低的可能。要当心身体虚弱。

通过食用多种高钾食物，即便是不服用钾补充剂，也能摄入足量的钾。（参见以上最佳天然来源。）

与药物的相互作用

非甾体类抗炎药——可以导致体内钾水平上升。

ACE抑制剂——该类药物会导致体内钾升高。如果与非甾体类抗炎药联用，会导致高钾血症和严重的心律失常。

肝素、环孢霉素、bactrim、septra（一种抗生素）和β–阻滞剂——会升高钾的水平。

利尿剂、皮质类固醇、抗酸剂、胰岛素、氟康唑、茶碱和轻泻剂——会降低钾的水平。

地高辛——低钾水平会增加该类药物毒性反应的可能性。

68. 硒

基本知识

维生素E和硒有协同效应，这意味着两种物质的效果可以相互促进。

维生素E和硒都是抗氧化剂，可以阻止或减缓由于氧化作用造成的组织老化及硬化进程。

硒对谷胱甘肽过氧化物酶的制造至关重要，这种人体自身的抗氧化剂在每个细胞中都存在。

男性可能更需要硒。男性体内近一半的硒集中在睾丸，一部分在输精管以及比邻的前列腺中。因此，硒会随精液丢失。

RDI/RDA对该种矿物质的推荐为：女性50μg，男性70μg，孕期65μg，哺乳期75μg。

DRI（参见第226节）成人剂量为55μg。

硒能为你做些什么

有助于预防各种癌症。

有助于降低脑卒中风险。

可能有助于心脏病的预防。

有助于保持年轻时人体组织的弹性。

有助于缓解绝经期潮热和精神紧张。

有助于治疗和预防头皮屑的产生。

增加精子数量，增进男性生殖能力。

硒缺乏的表现

耐力丧失，克山病。

最佳天然来源

海产品、肾脏、肝脏、麦芽、麦麸、金枪鱼、洋葱、番茄、花椰菜、大蒜、糙米。

补充剂

多数为微克剂量：25μg、50μg、100μg和200μg。

也有维生素E和其他抗氧化剂联合剂型。

硒代蛋氨酸是较好的补充剂。

毒性与过量警戒

高剂量会造成毒性反应，包括胃肠道疾病、呼出气体有大蒜味、指甲变脆、口腔有金属味道、皮肤黄染等。建议每天剂量不要超过300μg。（尽管迄今的研究表明，毒性剂量水平为每天2400μg，我认为在安全水平被正式确定前，还是应该慎之又慎。）

禁忌

食品加工技术。（参见第329节。）

个人建议

如果正常的富含硒的食物在缺乏硒的土壤中生长，以此为食的人不能从食物中得到充足的硒。

如果正在尝试怀孕，通过食用富含硒的食品，每天摄入50~100μg硒补充剂，会增加受孕概率。

除了食用富含硒的食物，建议仍需摄入硒补充剂，每天100~200μg是疾病预防剂量。FDA最终批准健康声明中，认为硒是某些癌症的预防物质，可以预防膀胱癌、前列腺癌和甲状腺癌。这是向着预防癌症的正确方向前进的一步，不过推荐的需要剂量却相当低。

尽管硒可以减少化疗药物的不良反应，但在服用前，都请先向肿瘤科医师咨询。

与药物的相互作用

抗凝剂——硒可能会增加药物的出血风险。

巴比妥——硒可以使药物的镇静效应持续更长。

降低胆固醇药物——硒会降低该类药物的疗效。

69. 钠

基本知识

钠和钾是同时被发现的，两种矿物质对生长发育都是必需的。

摄入高剂量的钠（如食盐）会导致体内钾的消耗。

饮食中钠过多通常是高血压的例证。

无正式的推荐量，不过据美国国立研究委员会估计，健康成人每天需要500mg氯化钠。

美国疾病控制预防中心最近宣布，多数成年人应该将钠的摄入量控制在每天1500mg。

钠有助于钙和其他矿物质保持在血液中的可溶性。

钠能为你做些什么

有助于预防中暑虚脱和中暑。

有助于维持神经、肌肉的正常功能。

钠缺乏的表现

碳水化合物消化障碍，可能引发神经痛。

最佳天然来源

食盐、胡萝卜、甜菜、朝鲜蓟、牛肉干、动物脑、肾脏、熏肉。

补充剂

很少需要，不过即便如此，海藻仍是安全而营养丰富的补充剂。

毒性与过量警戒

每天摄入氯化钠超过14g会产生毒性。

个人建议

如果你不想食入太多食盐，请参见本书第354和355节，并重新考虑自己这一决定。

如果患有高血压，请仔细阅读食品标签并减少钠的摄入，需要留意的标签字样为"salt"（译者注：食盐）、"sodium"（译者注：钠），或化学符号Na。

在饮食中添加钠是易如反掌的，但从饮食中减少钠却是困难重重的。要少吃午餐肉、红肠、盐腌渍的肉食，如火腿、熏肉、咸牛肉，还要注意各种调味品，如番茄酱、辣椒酱、酱油、芥末。烹调时不使用发酵粉或碳酸氢钠。

与药物的相互作用

抗高血压药物——钠会改变或破坏该类药物的疗效。

70. 硫

基本知识

硫是毛发、皮肤和指甲健康必需的。

有助于维持氧平衡，这是大脑正常功能必需的。

与B族复合物共同作用调节人体代谢，是组成组氨酸的一部分。

有助于肝内胆汁分泌。

无RDI/RDA推荐剂量，不过蛋白质丰富的饮食一般都能提供充足的硫。

硫能为你做些什么

使皮肤更健康，头发更亮泽。

有助于对抗细菌感染。

硫缺乏的表现

目前尚不知。

最佳天然来源

瘦牛肉、干豆、鱼类、鸡蛋、卷心菜、羽衣甘蓝、大蒜、抱子甘蓝。

补充剂

二甲基砜（MSM）是一种有机硫，作为补充剂，与C族复合物一起存在于片剂中，剂量为1000mg。

MSM是皮肤润滑剂的一种成分。

毒性与过量警戒

有机硫的毒性目前尚未得知，不过大量摄入无机硫可能会发生致病效应。

个人建议

MSM不会有致敏效果，请不要将其与合成的磺胺类药物混淆，磺胺类药物会引发许多人的过敏反应。

与另一种含硫复合物——葡糖胺同服时，MSM会显著减轻关节炎的疼痛和关节僵硬。

对于过敏反应、寄生虫感染、工作后的快速康复，MSM与维生素C复合物合用效果惊人。（比如过敏症，在突然闪光或花粉量增多的时候，我建议服用1000~3000mg，一天2~3次。）

硫质的霜剂和药膏已经成功地解决了各种皮肤问题。使用前检查一下药物成分。在健康食品店可以买到许多不错的天然含硫食品。

DMSO（二甲基亚砜）会与许多药物相互作用，因此使用前请先向医师咨询。

71. 钒

基本知识

抑制血管内胆固醇的形成。

对牙齿和骨骼的形成是必要的。

无膳食容许量推荐。

与胰岛素的作用相仿。

钒能为你做些什么

有助于预防心脏病发作。

有助于胰岛素抵抗和 II 型糖尿病的控制。

促进营养素向细胞内转移并增加能量的产生。

钒缺乏的表现

目前尚不知。

最佳天然来源

鱼类、橄榄、全谷物。

补充剂

钒氨基酸螯合物是较好的补充形式。

市售的产品还有硫化氧钒的形式，它是钒的生物活性形式。

通常，钒的每日剂量为50μg。

糖尿病患者应该询问医师是否需要特殊的剂量。

毒性与过量警戒

合成剂型很容易引发毒性反应。

个人建议

该矿物质不是需要补充的矿物质。一顿美味的鱼就可以满足人体对钒的需求。

钒的生物活性形式是硫化氧钒。它是痕量矿物质，有胰岛素样作用，医师已经用其作为治疗糖尿病的替代药物。

警告：*如果你是糖尿病患者，请不要自我治疗。钒可以快速降低血糖水平，造成麻烦。*

硫化氧钒是市售的补充剂，形体塑形师声称其有助于肌肉塑形，会增加力量和使肌肉轮廓清晰。推荐的塑形剂量是运动前10mg。

与药物的相互作用

抗凝药物——钒会增加药物的疗效和出血风险。

糖尿病药物——可以降低血糖水平引起低血压。

72. 锌

基本知识

锌的作用是沟通指导，监视着身体机能的高效运转，并维持着酶体系和细胞的运转。

锌是蛋白质合成和骨胶原形成所必需的。

支配肌肉收缩。

有助于胰岛素的形成。

参与人体许多重要酶的构成，包括抗氧化物超氧化物歧化酶。

对血流稳定性很重要（保持血液中维生素E浓度适当），对维持人体酸碱平衡也很重要。

维持前列腺的正常功能，对生殖器官的发育很重要。

一些研究表明，锌对脑功能很重要，在精神分裂症的治疗中发挥作用。

强有力的证据表明，它在DNA的合成过程中起必需作用。

美国国立研究委员会在RDI/RDA中的成人推荐剂量为12~15mg（哺乳的母亲需要的剂量稍高一些）。

DRI（参见第226节）成人剂量为8~11mg。

大量出汗时，每天会损失3mg锌。

多数食物中的锌都在加工过程中丢失，或者由于土壤中营养素缺乏，多数食物中锌含量不足。

锌能为你做些什么

可以促进身体外伤口的愈合。

可以祛除指甲上的白色斑点。

帮助味觉的恢复。

帮助治疗不孕不育症。

有助于预防前列腺疾病。

促进生长和保持精神警觉。

有助于降低胆固醇沉积。

有助于治疗精神疾病。

有助于缩短感冒的病程，减轻疾病的严重度。

锌缺乏的表现

可能会引起前列腺增生（前列腺的非癌性增生），引起动脉硬化、性腺功能减退。

最佳天然来源

肉类、肝脏、海产品（特别是牡蛎）、麦芽、布鲁氏杆菌、南瓜子、鸡蛋、脱脂奶粉、芥末面。

补充剂

在所有好一些的多维生素与多矿物质补充剂中都有存在。

市场上的产品主要是硫酸锌、葡萄糖酸锌或吡啶甲酸锌，锌元素的剂量范围为15~50mg。硫酸锌和葡萄糖酸锌的疗效相差不大，不过葡萄糖酸锌更易耐受。

甘氨酰柠檬酸锌是补充锌的最佳形式。

锌有时也会和维生素C、镁、B族维生素片合在一起。

治疗感冒的锌含片，必须在口腔内溶解，否则无效。

毒性与过量警戒

大量摄入会导致胃肠道激惹，削弱免疫功能，并造成体内铜缺乏。剂量在1000mg及以上的时候会出现毒性反应。

禁忌

在谷物和豆荚中发现的六磷酸肌醇会与锌结合，因此不能被吸收。（参见第329节。）

个人建议

如果摄入了大量维生素B_6，需要补充更多的锌。酗酒或糖尿病患者也需要多补充锌。

受前列腺问题困扰的男性应该使体内的锌水平有所升高。

我已经见过多例勃起功能障碍和阳痿患者，在有计划地补充维生素B_6和锌后，疾病痊愈。

关注自身不断衰老的老年人可以从补充锌和锰中获益。

如果因为月经不规律而烦恼，在要求进行激素治疗前，可以尝试锌补充剂使月经恢复规律。

腹泻、食入大量纤维素可能会使体内锌降低。

记住：如果向饮食中添加锌，也需要增加维生素A。（锌与维生素A、钙、磷一起可以发挥最好作用。）

如果同时摄入铁和锌补充剂，请将二者错开服用，因为二者的活性会相互干扰。

注意：尽管锌是一种免疫系统促进剂，但如果每天剂量超过150mg，就会抑制免疫反应。

与药物的相互作用

阿米洛利——会增加血液锌的水平。（除非在内科医师的指导下，否则在服用阿米洛利时，不要补充锌。）

血压调节药物/ACE抑制剂——会降低血液中锌的水平。

抗生素——锌会降低人体对两种抗生素的吸收——喹诺酮和四环素（可以向医师咨询服用的抗生素种类）。不过，锌与四环霉素并无相互作用。

顺铂——该药物是化疗药物，会增加锌从尿液中的排除，在向肿瘤科医师咨询前，请不要服用锌补充剂（也不要服用其他补充剂）。

免疫抑制剂——锌会加强免疫功能，因此不应该与任何抑制免疫系统的药物同服。

非甾体类抗炎药——可以降低该类药物的疗效。

青霉胺——会降低血锌的水平。

噻嗪类利尿剂——会降低血液内锌的水平。

73. 水

基本知识

水是我们最重要的营养素。我们体重的二分之一到五分之四是由水组成的。

人在不进食的情况下可以活数周，但是没有水却只能活几天。

水是所有消化产物的基本溶剂。

水能调节体温。

水是清除体内垃圾所必需的。

由于人体水分流失会随着气候、所处环境、个体差别有很大变化，因此无特殊的膳食容许量。不过，在一般环境下，每天6~8杯水被认为对健康有益。我建议每天8~10杯过滤水。哺乳期女性因为大量泌乳而需要增加水的摄入量。

尿液暗黄色提示需要多饮水。

水能为你做些什么

维持所有的人体功能。

饭前饮水有助于抑制食欲。

有助于预防便秘。

有助于预防肾结石。

水缺乏的表现

脱水。

最佳天然来源

饮用水和果汁，水果和蔬菜。

补充剂

一般情况下饮用液体都可以补充日常对水的需求。

毒性与过量警戒

毒性尚未可知，不过在1小时内摄入16~24杯，对成年人很危险。这一剂量会对婴儿致命。

个人建议

我建议每天饮用8~10杯过滤水，特别是减肥的人，可在饭前半小时饮水。如果感冒发热，请大量饮水以防脱水，并冲刷体内垃圾。

如果观察到尿液颜色比以往深一些，应该增加饮水量。

服药时饮水越多，使胃部不适的阿司匹林、布洛芬、抗生素等药物对胃伤害的概率越小。

咖啡和酒精会促进排水，因此不应被计入摄入的液体量。

牛奶是一种食物，不应被看做水的替代品。

不要喝家里热水龙头流出来的水。热水中溶解的铅比冷水中多。早上，应该经常让水流几分钟，放出水中隔夜积累的铅。

如果生活在水质很硬的地区，体内积累的钙和镁可能会超出你的预想。

最简便的水过滤方法是在水罐上加一个过滤器，你只需将水从过滤罐中倾倒出来即可。显然，去除重金属和致癌物最好采用更复杂的过滤系统，但使用过滤罐过滤饮用水在价格上更可行。

如何决定日常需水量

若想获知身体大概每天需要多少水，请用体重除以2。例如：

男性：185 lb ÷ 2＝92 oz av＝2576ml

女性：145 lb ÷ 2＝72 oz av＝2016ml

（一部分水会从饮食或其他软饮料中获得。单位换算关系参见第235~236页。）

关于水的注意事项

不要将盛水的塑料瓶子进行冷冻，因为这样会使塑料释放戴奥辛，这是一种高毒性的致癌物。

如果居住的是老式房屋，那么水管管道往往含有铅，可以让当地健康管理部门对水质进行分析。饮用水的pH如果不正常，会溶解水管中的铅，要防止儿童铅中毒。（甚至家庭中用铅焊接的铜质水暖管道也可以影响水质。）

注意：如果水中溶有含氯的溶剂或杀虫剂，这些物质可以通过挥发作用被皮肤吸收。在污染水质中浴洗15分钟与直接饮用8杯污染的水毒性相当！

多数家用饮水过滤系统都有缺陷，会对健康造成威胁。例如：

如果不经常进行更换的话，过滤用的活性炭反而会变成有害的污染物。

反向渗透系统——可以移除化学物质但不会去除无机污染物，必须进行周期性的检查，这是因为这种过滤装置如果不减少水流量的话，就会附有细菌。

蒸馏器祛除无机污染物的效果一般好于有机污染物，但必须定期去垢。如果不去垢的话，其过滤的水质可能比没过滤的水质更糟糕。如果使用家用饮用水过滤系统，需要记住必须对装置进行正确维护和周期性检查。请使用品牌声誉较好的或国家认证的品牌。

74. 关于第四章有哪些问题

普通水是否真的和电解质水有所不同？哪一种水对人体更健康？

两者仅有一点不同，那就是看你需要哪种水。根据《野外与环境医学》公布的研究成果，如果你需要快速进行较好的水合作用，那就需要饮用强化电解质水。处在严酷环境条件下的人如果需要维持水合作用，那么他就需要多饮用75%的普通水才能维持与强化电解质水等效。

我是一名40岁的女性，每天饮用3杯牛奶。我是否还需要补充更多的钙？

如果牛奶是你摄入钙的唯一来源，那么你需要继续补充。224ml的纯牛奶只能提供776mg钙，这个量对你来说当然是不够的，而且比起你已经摄入的360mg钠、33mg胆固醇、15g饱和脂肪酸、577cal热量来说，也是相当不值得的。脱脂牛奶、低脂牛奶或者白脱牛奶（译者注：牛奶脱脂后的产物，也有人认为就是酸牛奶或者酪乳）可降低热量和脂肪，但是不能提供充足的钙。（参见第55节"最佳天然来源"。）

氯处理过的饮用水可致癌，这一点是否属实？如果是，为什么水还会用氯进行处理？

用氯处理过的水确实与一组致癌的化学物质（三氯甲烷）有关。但是根据环保局的结果，这一公共致癌风险远比获益要小得多，其主要作用是预防伤寒的爆发与播散，以及其他一些水源性疾病。家用过滤水系统可以在杀菌后去除水龙头中的氯，具体请参见第73节中"关于水的注意事项"。

我很担心河流与溪流污染。我怎么知道我家水管中的水可以安全饮用？

如果你想知道家中的水是否被污染，那最好联系当地水质监测部门，询问水样检测结果与卫生调查结果。也可以参照公共卫生服务标准进行咨询，以便对两者进行比较。你还可以在多数当地医院实验室检测水的污染物。

与此同时，在你确定饮用水安全之前，我建议你遵循以下紧急措施：

在使用前，请让水流3~4分钟，这可以使存留的铅、钙或钴冲出管道。

在用水前将水加热至沸腾（不加盖）20分钟。沸腾可以杀灭微生物并去除水中的部分有机物。

如果担心三氯甲烷（氯消毒水中的一种致癌物），可以将水放入搅拌机中加盖搅拌15分钟。通风去除氯气和含氯有机物。

购买一个水过滤器。

我在超市购物很困惑。矿物质水是否比矿泉水要好？

不一定。一些瓶装矿物质水所含的溶解矿物质其实比城市提供的饮用水还要少。实际上，所谓的"矿物质水"通常指的是除散装水、苏打水外的所有瓶装水。而根据真正的标签法，矿泉水必须来源于泉水。不过泉水中也含有矿物质。你需要注意的是标签上没有"天然"字样的矿物质水。这说明水中的矿物质已经被去除或是被添加，就好比如果你打算购买有营养的鸡尾酒，那就最好自己调配。

我知道我需要钙，但我对乳制品过敏。你能否推荐饮食来源的替代品？

有很多！钙强化橘子汁（168ml）可提供近200mg钙。一个84g的沙丁鱼或鲑鱼（带骨）罐头也可以提供200~300mg。硫酸钙制成的豆腐也能提供钙（每112g豆腐可提供150mg钙），还有杏仁、巴西坚果、榛子（每杯含钙200~300mg）。你还可以尝试一下紫菜和海藻，虽然未必适应这个味道，但含钙量丰富。

有人告知我钙可以帮助减轻体重。如果这是真的，我每天需要吃多少或者摄入多少补充剂呢？

很遗憾的告诉你，这不是真的。钙不可能帮你减轻体重，但却可以在低热量饮食中帮你获得更好的减重或减脂效果。这听起来有些自相矛盾，但研究表明，如果饮食中的钙增加，那么脂肪细胞内的钙就会降低。正因如此，细胞内的低钙水平会影响脂肪代谢，有利于减轻体重。脂肪合成减少与脂肪分解增加会导致脂肪储存减少，进而减轻体重。按照低热量、高钙食谱饮食的肥胖的成年人，减肥效果优于低热量、低钙饮食。而且，有趣的是，低脂乳制品中含有的钙对减肥效果的影响，看起来比钙补充剂更强。（参见第55节"最佳天然来源"。）

你知道吗？

・水软化剂会使每日盐的摄入量不健康地增加。

・牛奶是一种食物，不应被看做水的替代品。

・每天喝水超过4杯的男性可以使结肠癌风险降低32%。

第五章
蛋白质——那些神奇的氨基酸

75. 蛋白质——氨基酸的组合

蛋白质是人与所有动物饮食中必需的营养素。实际上，尽管如此，我们并不是需要蛋白质本身，而是需要氨基酸，他们是组建蛋白质的基础。

氨基酸链接形成了千百种蛋白质，它不仅是形成蛋白质的基本单位，也是蛋白质消化的最终产物。

常见的氨基酸有23种，其中8种为必需氨基酸。与其他必需物质类似，这些必需氨基酸不能由人体自身制造，必须从食物或者补充剂中获得。第9种氨基酸——组氨酸，只对婴儿和儿童而言是必需的。

与其他营养素不同，人体内不能储存氨基酸以备后用，因此必需每天从食物或补充剂中摄取。

为了使人体有效利用和合成蛋白质，所有的必需氨基酸必须以合适的比例进行供给。即使短暂缺乏某一种必需氨基酸，也会对蛋白质合成造成不利影响。实际上，无论何种必需氨基酸含量少或缺失，都会成比例地减少其他氨基酸的效力。

氨基酸

（必需氨基酸用星号标注）

丙氨酸	★亮氨酸
精氨酸	★赖氨酸
天冬酰胺	★蛋氨酸
天冬氨酸	鸟氨酸
半胱氨酸	★苯丙氨酸
胱氨酸	脯氨酸
谷氨酸	丝氨酸
谷氨酰胺	牛磺酸
甘氨酸	★苏氨酸
★组氨酸	★色氨酸
（对婴儿与儿童而言）	酪氨酸
★异亮氨酸	★缬氨酸

76. 你究竟需要多少蛋白质

根据各种因素，如健康状况、年龄和体型等，每个人需要的蛋白质都不一样。实际上，体型越大，年龄越小，就越需要蛋白质。若估算自己每天的容许量，请参见下表。

年龄/岁	1~3	4~6	7~10	11~14	15~18	≥19
磅数指示	0.82	0.68	0.55	0.45	0.40	0.36

· 在所处的年龄组下面找到对应的磅数指示。

· 用这一数字乘以体重。

· 结果即为每天需要的蛋白质的克数（译者注：单位为g）。

例如：体重100lb（1lb=453.6g，100lb=45.36kg），年龄33岁。磅数指示为0.36。

每天蛋白质需要量：0.36×100=36g

每天需要的最小平均蛋白质含量大约是45g，每顿饭大概15g。这并不需要吃很多肉，1份鸡脯肉大概就有30~35g，一杯酸奶的蛋白质含量有12g，早餐一杯牛奶外加2杯碎小麦饼干可提供14g蛋白质。

77. 蛋白质的种类——各种蛋白质有何差异

尽管蛋白质都同样是由23种氨基酸组成的，但各种蛋白质却不尽相同。它们有不同的功能，并在人体的各个不同部位工作。

蛋白质总的来说分为两种：完全蛋白质和不完全蛋白质。

完全蛋白质提供构建组织所需的8种必需氨基酸，主要在动物源性的食物中存在，如肉类、禽类、海产品、鸡蛋、牛奶和奶酪。

不完全蛋白质缺少某种必需氨基酸，单独食用时效果不那么显著。不过，如果它与少量动物源性的蛋白质一同摄入，就会变成营养完整的蛋白质了。这类蛋白质通常在种子、坚果、豌豆、谷物和大豆中存在。

完全蛋白质与不完全蛋白质混合食用，效果要比任意一种单用好。一碗大豆米饭配上一些奶酪，营养丰富，价格低廉，而且含的脂肪要比牛排少很多。

78. 蛋白质神话

许多人可能认为蛋白质不会使人发胖。这一错误观念使得许多有毅力减肥的人感到沮丧，他们放弃了面包，仅仅吃一些牛排中健康的部分，并不断苦恼：怎么体重还在上升呢？事实上却是：

· 1g蛋白质完全分解产生4cal热量（1cal=4.18J）

· 1g碳水化合物完全分解产生4cal热量

· 1g脂肪完全分解产生9cal热量

换而言之，蛋白质和碳水化合物在相同的质量下，产生的热量是相同的。

也有人认为，蛋白质可以促进脂肪分解。这是另外一个错误的假设，使得节食的人对饮食控制的认识如一团乱麻。认为摄入蛋白质越多就越瘦的观点是不正确的。而且，无论你是否相信，一份家庭自制的墨西哥炸玉米卷或一片奶酪比萨比起2个鸡蛋、4片烤肉或一整杯牛奶来，将提供更多的蛋白质。当然，如果墨西哥炸玉米卷或比萨用了各种添加剂，那就最好减少蛋白质的摄入，转而坚持食用鸡蛋。

79. 蛋白质补充剂

对于任何一个饮食不能完全满足蛋白质供应的人来说，蛋白质补充剂有益健康。最好的蛋白质配方来源于大豆、蛋白、乳清和脱脂牛奶，这些都含有所有的必需氨基酸。它们被制成液体或粉末，不含有碳水化合物或脂肪，2茶匙含有26g蛋白质，与一份84g的丁骨牛排含量相当。

补充剂可以被方便地添加入软饮料和食物中。组织化植物蛋白可以被添加入碎牛肉中增加汉堡的营养，因为已经去除了饱和脂肪酸，这种汉堡更经济，对健康更有益。

80. 氨基酸补充剂

因为已经发现很多可以提供特殊的促进健康的蛋白质——从提高免疫功能到减少药物依赖，因此现在有市售平衡配方的自由形式氨基酸和单种氨基酸补充剂。（参见单项列表，第81节~89节。）

摄入氨基酸补充剂时，同时摄入与其代谢相关的主要的维生素，如维生素B_6、维生素B_{12}和烟酸，无疑是明智之举。如果打算服用配方氨基酸，请注意是否营养均衡。对于蛋白质合成，必须要保证必需氨基酸与非必需氨基酸的平衡，必需氨基酸之间要保持平衡比例。（赖氨酸与蛋氨酸的比例应为2:1，与色氨酸的比例为3:1。当有疑虑时，请向药剂师或营养师咨询。）你所需要的是天然蛋白的氨基酸配方，以便可以得到正确的治疗价值。

注意：无论定期服用何种补充剂代替食物或没有医师指导时使用大剂量补充剂，都是很危险的。请将补充剂置于儿童无法接触到的地方。

81. 色氨酸和5-羟色胺（5-HTP）

基本知识

色氨酸是大脑可以利用的必需氨基酸，常常和维生素B_6、维生素B_3、镁一起发挥作用，色氨酸在大脑代谢成为一种神经递质5-羟色胺，它可以传递脑内信息，与人体睡眠的生化机制相关。

色氨酸和5-羟色胺能为你做些什么

有助于诱导天然睡眠。

减轻对疼痛的敏感度。

是一种非药物的抗抑郁剂。

缓解偏头疼。

有助于减轻焦虑和紧张状态。

有助于减轻与酒精相关的人体化学障碍所致的症状，并有助于治疗酒精成瘾。

最佳天然来源

芝士、牛奶、肉类、鱼类、火鸡、香蕉、干枣、花生、富含蛋白质的食物。

补充剂

L-色氨酸现在不再是非处方药了，只能在有处方时才可购买。（自从日本一个批次的药物污染导致了严重的死亡病例后，美国FDA于1988年将此药召回。这一问题不是色氨酸本身的问题，而是药物制造过程中的严重缺陷所致。）

现在让我们谈一谈5-羟色胺，这种补充剂与色氨酸很相似，也被誉为"百忧解"（译者注：一种抗抑郁药物）的天然替代品。它是选择性的羟色胺再摄取抑制剂（SSRI），与百忧解相似，可以增加羟色胺的活性。不过与开具的抗抑郁处方药以及助眠药不同，5-羟色胺并不会产生令人不适的不良反应，如口干、性欲减退等。此外，研究发现5-羟色胺不仅可以减轻抑郁症、有助于睡眠，而且它还可以帮助抑制食欲。对于减肥的人，这一点无疑是令人精神振奋的好消息。

作为一种补充剂，我建议每天1~2粒50mg的胶囊，空腹服用。

个人建议

为了使5-羟色胺或L-色氨酸达到最佳疗效，要确保自己也同时摄入了B族维生素（维生素B_1、维生素B_2、维生素B_6均为50~100mg）配方，服用时间为每日早晚餐时。

82. 效果非凡的苯丙氨酸

基本知识

苯丙氨酸是一种必需氨基酸，也是一种神经递质，在神经细胞之间和脑内传递化学信号。在体内，它被转变为去甲肾上腺素和多巴胺，这两种物质是兴奋性递质，可以促进觉醒、保持活力。（请不要与DL-苯丙氨酸混淆，参见第83节。）苯丙氨酸也是人工甜味剂阿斯巴甜（苯丙氨酸和天冬氨酸）的组成成分，除了乐倍（译者注：美国乐倍/七喜公司生产的一种焦糖碳酸饮料）外，在大多数软饮料中都有使用，许多减肥食品与药物中也都有。

苯丙氨酸能为你做些什么

降低饥饿感。

增加性欲。

改善记忆和精神觉醒状态。

减轻抑郁症。

最佳天然来源

面包馅、黄豆制品、芝士、脱脂奶粉、杏仁、花生、利马豆、南瓜子和芝麻子等所有富含蛋白质的食品。

补充剂

市售片剂为250~500mg。为了控制食欲，应该在进食前用果汁（不含蛋白质）或水送服片剂。

若要维持一般觉醒状态和活力，应该在两餐之间服用片剂，而且也用果汁（不含蛋白质）或水送服。

注意：孕期女性、苯丙酮尿症（PKU）或皮肤癌患者忌服苯丙氨酸。

个人建议

在服用处方药或娱乐性的药物前，我建议给这种天然"药物"一个机会。但要注意，如果缺乏维生素C，该类氨基酸在体内难以代谢。

苯丙氨酸是非成瘾性物质，但是会使血压升高。如果你患有高血压或心脏状况不好，我建议在服用苯丙氨酸前请先让医师进行检查。（在多数病例中，有高血压的人不能在餐后服用苯丙氨酸，具体请先向医师咨询。）

83. DL-苯丙氨酸（DLPA、对羟基苯丙氨酸）

基本知识

这种必需氨基酸——苯丙氨酸的形式是由两种苯丙氨酸等量混合而成：D（合成）苯丙氨酸和L（天然）苯丙氨酸。通过制造和激活吗啡样激素内啡肽，DLPA强化和延长了人体自身对伤害、事故和疾病的天然阵痛反应。

人体的某些酶系统不断破坏内啡肽，但DLPA可有效抑制这些酶，使得有镇痛作用的内啡肽可以发挥作用。

有慢性疼痛的患者血液内和脑脊液内的内啡肽活性水平较低。由于DLPA可以使内啡肽恢复正常水平，因此有助于人体在不服药的情况下自然减轻疼痛。

此外，因为DLPA能选择性地阻止疼痛，所以它能有效缓解慢性长期不适，与此同时，也不妨碍人体短期急性疼痛（烧灼痛或刀割痛）的这一天然防御机制发挥作用。

DLPA的效果通常等于或超出吗啡或其他阿片类衍生物的效果，但DLPA与处方药和非处方药的不同之处在于：

DLPA是非成瘾物质。

缓解疼痛的作用随着时间的延长效果更佳（不会发展为药物耐受）。

有很强的抗抑郁作用。

即使不服用其他药物，也可持续缓解疼痛达1个月之久。

它是无毒的。

它可以与其他药物联合服用增加获益，却不会发生不利的药物间相互作用。

DL-苯丙氨酸能为你做些什么

DL-苯丙氨酸是一些疾病，如鞭打、骨关节炎、风湿性关节炎、后腰部疼痛、偏头疼、腿和肌肉痉挛、术后疼痛以及神经痛的天然止痛剂。

补充剂

DLPA常见的市售片剂剂量为375mg。应根据个人的疼痛病史适当调整剂量。

每天6片（每次进餐前15分钟服用2片）是开始尝试DLPA方案最好的途径。疼痛应在服药后四天就会缓解，尽管如此，但在某些病例中，需要服用3~4周才会缓解。（如果在第一个3周内疼痛没有实质的缓解，在随后的2~3周可以使剂量翻倍。如果这种治疗依然无效，请中断该方案。大约有5%~15%的使用者对DLPA止痛治疗无反应。）

注意：孕妇和苯丙酮尿症患者禁用DLPA。因为DLPA会使血压升高，有心脏病或高血压的人在使用任何含有DLPA成分的药物之前，都应该向医师咨询。尽管如此，通常而言，餐后还是可以服用DLPA的。

个人建议

在含有DLPA的药物中，疼痛通常会在服用的第一周消失，此后可以逐渐减量直到达到最小维持剂量。无论选择何种方案，药物都应该在一天内进行分次服用。

有些人在一个月内仅需要有1周服用DLPA补充剂，还有一些人需要连续服用。（我发现一个有趣的现象，许多人对传统的处方止痛剂如艾姆匹林、安定无反应，但对DLPA有反应。）

84. 赖氨酸

基本知识

这种必需氨基酸对体内关键蛋白质的补充十分重要，是成长、组织修复、抗体、激素和酶产生所必需的。

赖氨酸能为你做些什么

有助于减少和预防单纯疱疹病毒的感染（口唇疱疹）。

有助于集中注意力。

有助于人体在必要的时候利用脂肪产生能量。

有助于钙的吸收。

有助于骨硬化症（译者注：石骨症）的预防和治疗。

有助于减轻某些生育疾病。

最佳天然来源

鱼、牛奶、利马豆、肉类、奶酪、酵母、鸡蛋、豆类制品、所有富含蛋白质的食物。

补充剂

L-赖氨酸市售胶囊或片剂的剂量通常为500mg，一般一天1~2次，餐前半小时服用。

个人建议

如果常有劳累感、注意力无法集中、眼睛布满血丝，或是脱发、贫血，那么有可能是缺乏赖氨酸。

老年人，特别是男性，比年轻人更需要赖氨酸。

某些谷物蛋白，如醇溶蛋白（从小麦中提取）、玉米醇溶蛋白（从玉米中提取）缺乏赖氨酸。以小麦为基础食物人群的补充剂如果联合一些赖氨酸补充剂，其蛋白质质量可以改善。（参见第77节。）

除非有医师的推荐，否则10岁以下儿童不应该使用赖氨酸补充剂。一些不确定的过敏因素会导致儿童产生不良反应。

如果起了疱疹，强力推荐每天使用3~6g赖氨酸补充剂再加上一些富含赖氨酸的食物进行治疗。如果是口唇疱疹，请每天在两餐之间服用500~1000mg络氨酸，这是一个不错的干预方法。

85. 关于精氨酸——"天然伟哥"

基本知识

精氨酸是维持脑垂体正常功能所需的氨基酸，并与鸟氨酸、苯丙氨酸以及其他神经化学物质一起，成为合成或释放脑垂体生长激素所必需的物质（参见第87节）。自然疗法治疗师通常乐意向勃起时间不够的男性推荐精氨酸补充剂，精氨酸可以增加阴茎血流，这也使得勃起硬度更高。遗憾的是，精氨酸并不是对所有人都适用，而且它的疗效也只是暂时的，但是在性活动前45分钟服用补充剂，可以最大程度地改善性生活质量。精氨酸也能增加精子数（精液中80%都是这种氨基酸），并有助于治疗男性不育症。此外，精氨酸能通过刺激与疾病斗争的T细胞储存的器官——胸腺（当受到刺激时产生T淋巴细胞）来改善免疫功能，甚至能触发自然杀伤细胞的产生，后者可以帮助人体抵抗癌症。

精氨酸能为你做些什么

刺激人生长激素的释放。（参见第87节。）

增加精子数，增强男性性功能。

有助于免疫反应和伤口愈合。

有助于人体储存的脂肪的代谢，增进肌肉组织的健康。

有助于躯体和精神觉醒。

有助于降低低密度脂蛋白胆固醇LDL。

最佳天然来源

坚果、爆米花、长豆角、果冻、巧克力、糙米、燕麦粥、葡萄干、葵花子、芝麻子、全麦面包、肉类，以及所有富含蛋白质的食物。

补充剂

市售的L-精氨酸为片剂或粉剂，可以用水或果汁（不含蛋白质）空腹送服。缓释剂是较好的剂型（1500mg，一天2次）。如果作为免疫增强剂改善人体与精神状况，应该在就寝前立即服用2g（2000mg）。如果想使肌肉匀称，请在健身前1小时服用2g（2000mg）。如想要提高性生活质量，请在性活动前45分钟服用3~6g（3000~6000mg）L-精氨酸。

注意：不要让处于生长期的儿童（会导致巨人症）或有精神分裂倾向的人服用精氨酸补充剂。精氨酸补充剂以及富含精氨酸的食物对于有疱疹或服用ACE抑制剂的人来说，会有药物相互反应。精氨酸会使血管暂时扩张，影响抗高血压药物的剂量，并改变硝酸盐类药物，如硝化甘油、单硝酸异山梨酯、二硝酸异山梨酯和硝酸戊酯的疗效与治疗剂量。在使用补充剂前，请先向营养科医师咨询。不推荐剂量增至每天20~30g，这可能会导致关节变大与骨骼变形。

个人建议

精氨酸是成人所需的，这是因为，30岁以后，垂体几乎完全停止分泌精氨酸。

如果发现皮肤变厚或变粗糙，说明已经服用了过量精氨酸。连续数周过量服用精氨酸会引起不良反应，不过这一反应是可逆的，停止摄入即可。

任何人体创伤都会增加对精氨酸的需求。

细胞对精氨酸和赖氨酸的吸收是同一过程。服用过多精氨酸或赖氨酸，都会降低人体另一种氨基酸的水平，迫使人体补充受到影响的营养素。

L-精氨酸与L-鸟氨酸同服可以帮助减轻体重。（请参见第88节。）

86. 牛磺酸

基本知识

牛磺酸在人体内合成，是非必需氨基酸，是所有其他氨基酸的基础材料。牛磺酸在心脏、骨骼肌、中枢神经系统含量非常丰富，对脂肪的消化、脂溶性维生素的吸收以血清胆固醇水平的控制都是必需的。此外，牛磺酸对脑也有保护功能。

牛磺酸能为你做些什么

加强心脏功能。

有助于增强视力，预防黄斑退化。

有助于焦虑症和癫痫的治疗。

最佳天然来源

鸡蛋、鱼类、肉类、牛奶。

补充剂

市售牛磺酸胶囊为500mg，每天餐前半小时用果汁（不含蛋白质）或水送服500mg，一天3次。

个人建议

植物性蛋白质中不含有牛磺酸，但如果摄入了足量的维生素B_6，人体可以有效合成牛磺酸。

过量饮酒会导致人体无法正确利用牛磺酸。

糖尿病患者需要增加牛磺酸的摄入量。

牛磺酸与胱氨酸同时服用，可以降低人体对胰岛素的需求。

87. 生长激素（GH）释放剂

基本知识

生长激素（GH）释放剂是一种刺激人体产生生长素的营养素。人的生长激素在脑垂体储存，在睡觉、活动和限制食物摄入的时候会分泌出来。

生长激素能为你做些什么

有助于燃烧脂肪，并促使脂肪转化为能量和肌肉。

增强人体对疾病的抵抗力。

加速伤口愈合。

帮助组织修复。

加强肌腱和韧带等结缔组织的健康。

增加肌肉蛋白的合成。

降低血液和尿液中的尿酸水平。

重要的GH释放剂为鸟氨酸、精氨酸、色氨酸、谷氨酰胺、甘氨酸和酪氨酸，他们与维生素B_6、烟酰胺、锌、钙、镁、钾及维生素C发挥协同作用（在一起作用效果优于单独作用），刺激夜间释放生长激素。GH在熟睡后90分钟达到分泌高峰。

随着年龄增长，天然生长激素水平逐渐下降。大约在50岁的时候，人体停止产生GH。不过通过饮食补充刺激GH释放的氨基酸和维生素，会使生长激素恢复到青年人的水平。

88. 鸟氨酸和精氨酸

鸟氨酸和精氨酸是两种与人的生长激素释放相关的氨基酸，是两种动态变化的氨基酸，也是当今最受欢迎的氨基酸补充剂。这主要是因为，这两种氨基酸在睡眠时发挥的作用有助于保持身材苗条，并且睡得香（睡眠时分泌生长激素）。当体内的某些激素促进脂肪储存时，生长激素可以促进脂肪代谢，使人看上去更利索、更精神。

鸟氨酸可以刺激胰岛素分泌，有助于胰岛素发挥合成作用（肌肉塑性），因此许多练健美的人都会增加鸟氨酸摄入。摄入过多鸟氨酸，也会使人体精氨酸水平增加。实际上，精氨酸是由鸟氨酸代谢而来的，而在一个连续循环的过程中，鸟氨酸再由精氨酸释放而来。（译者注：这被称为鸟氨酸循环，首先鸟氨酸与氨及二氧化碳结合生成瓜氨酸；然后，瓜氨酸再接受一分子氨而生成精氨酸；最后，精氨酸水解产生尿素，并重新生成鸟氨酸。）

因为鸟氨酸和精氨酸密切相关，因此，两者的特点与注意事项是通用的（参见第85节）。作为一种补充剂，鸟氨酸的最佳补充时机和补充方式与精氨酸相同，用不含蛋白质的果汁或水空腹送服。

89. 其他神奇的氨基酸

谷氨酰胺和谷氨酸

谷氨酸是大脑的基础燃料。它可以携带多余的氨（氨能抑制脑功能的活动），并将氨转化为一种缓冲形式——谷氨酰胺。由于谷氨酰胺可以使谷氨酸升高，因此，如果饮食中缺乏前者，也会造成脑中缺乏后者。

谷氨酰胺也是谷胱甘肽的组成部分，后者是人体的主要抗氧化剂，几乎在所有细胞中都有存在。因此，如果缺乏谷氨酰胺，那就有可能缺乏谷胱甘肽。谷氨酰胺也有助于人类生长激素水平的提高。

除了改善智力外（甚至对智力有缺陷的儿童也有效），谷胱甘肽对酗酒的控制也有帮助。此外，还发现它可以缩短溃疡愈合时间，缓解疲劳、抑郁以及性功能障碍。不仅如此，它还能促进烧伤患者的伤口愈合，可以预防肌肉组织在慢性疾病中的消耗。最近，谷氨酰胺已被成功应用于精神分裂症、衰老的治疗，也用于癌症患者骨髓移植的治疗，缩短患者住院时间，减少他们的感染风险。谷氨酰胺还能增加参加健身运动的健康人群的肌肉量。

市售的L-谷氨酰胺（谷氨酰胺的天然形式）补充剂为500mg的胶囊。我推荐的剂量上限是胶囊或片剂500mg每粒的胶囊每天3粒（或片），在餐前半小时或餐后2小时服用。建议开始补充的前几周剂量为500~1000mg，在1个月内逐渐增加到1500mg。

注意：尽管谷氨酰胺和谷氨酸不是谷氨酸钠（MSG），但对后者敏感的人可能会有过敏反应，建议在使用补充剂前先向医师咨询。

天冬氨酸

天冬氨酸有助于有害的物质——氨从体内排出。（当氨进入循环系统，它会变成有高度毒性的物质。）通过对氨的处理，天冬氨酸可保护中枢神经系统。近来的研究表明，天冬氨酸可能是人体增加抗疲劳能力的重要因子。当给运动员补充天冬氨酸盐时，它们可以提高意志力和耐力。

市售L-天冬氨酸（天冬氨酸的天然形式）补充剂为250mg和500mg的片剂。常用剂量为一天1~3次用果汁（不含蛋白质）或水送服500mg。

胱氨酸和半胱氨酸

胱氨酸是含硫氨基酸——半胱氨酸（一种重要的抗衰老营养素）的稳定形式。人体在需要的时候将两者进行恰当的相互转化，这两种形式可以看成一种氨基酸的不同代谢。当胱氨酸被代谢的时候，可以产生硫酸，在这一过程中与其他物质发生反应帮助人体解毒。

含硫氨基酸，特别是胱氨酸和蛋氨酸，已经被证明是有效预防铜中毒的保护剂。铜在人体内大量蓄积是威尔森氏症（译者注：又称为肝豆状核变性）。胱氨酸/半胱氨酸也能帮助"阻止"和预防其他有毒的金属物质对人体的伤害，同时也能破坏由于吸烟和酗酒产生的自由基。半胱氨酸补充剂（L-半胱氨酸）每日与维生素C同服（一天3次，维生素C与半胱氨酸剂量相同），是推荐给吸烟和酗酒的人的配方。（补充剂不能空腹服用。）近来研究也表明，治疗剂量的半胱氨酸可以保护机体对抗x线和核辐射。

注意：对于任何糖尿病患者，都不推荐大剂量的半胱氨酸/胱氨酸与维生素C和维生素B$_1$同服，只有在医师的指导下才可服用。（这些营养素联合应用，会产生不良反应。）

肉毒碱

肉毒碱一种强效的延长生命的氨基酸，是由赖氨酸（参见第84节）和蛋氨酸生化合成的。肉毒碱的基本功能是向心脏和骨骼细胞提供能量。它有助于心脏病的治疗，减少心绞痛的发作，并有助于控制低血糖，帮助减缓阿尔茨海默病的进程，对糖尿病、肝病或肾病也有益处。

肉毒碱在人体能量的转化过程中扮演重要角色，运动员使用肉毒碱，可以延长高强度锻炼的时间。此外，它对男性不育症的治疗也有帮助，这是因为肉毒碱在精液中的浓度直接关系到精子数量和精子活力，早期研究表明，肉毒碱可以使两者都增加。

孕妇较易发生肉毒碱水平下降（在孕12周发生），这多数是由于孕妇体内铁不足，可能需要低剂量补充剂预防妊娠期糖尿病。（在服用任何补充剂前，一定要先向医师咨询。）

肉类、鱼类、禽类和乳制品是L-肉毒碱的主要天然来源。尽管目前尚没有关于此类氨基酸的推荐膳食容许量，但美国人的平均剂量为100~300mg。作为补充剂，我建议每天服用2粒500mg胶囊。在一些少见的病例中，人们每天会服用超过1g的肉毒碱，这会使身上有一种鱼腥味（这种味道是由肠道细菌分解肉毒碱产生的），当消减剂量后，症状通常会消失。

注意：有两种肉毒碱，L-肉毒碱和D-肉毒碱。要坚持服用仅含有L-肉毒碱的补充剂，因为一些研究表明D-肉毒碱可能有毒。如果心脏不健康，在未向医师咨询前，不要服用肉毒碱或任何一种补充剂。长期服用抗生素预防感染的人可能会缺乏肉毒碱。

蛋氨酸

蛋氨酸是一种必需氨基酸，可以帮助分解脂肪，也是一种强效的抗氧化剂。与胱氨酸类似，蛋氨酸也是一种含硫氨基酸，有助于保护人体免受毒性物质的侵害，也可以破坏自由基。在一些病例中，蛋氨酸有助于降低精神分裂症患者血液的组氨水平，而组胺会促使大脑传递错误信息。当与胆碱、叶酸合用时，蛋氨酸可以预防某些肿瘤。蛋氨酸对于服用口服避孕药的女性也是有益的，因为它可以促进雌激素的分泌。

蛋氨酸缺乏会降低人体处理尿液的能力，这会引起水肿（液体在组织内潴留导致肿胀），而且容易感染。在实验室中，蛋氨酸缺乏会导致实验动物的胆固醇沉积、冠状动脉粥样硬化、毛发脱落。

因为不会在体内合成，因此蛋氨酸必须从食物或补充剂中获得。蛋氨酸的食物来源是豆类、鱼类、蛋类、大蒜、肉类、洋葱和酸奶。

甘氨酸

甘氨酸有时候被称为"最简单的氨基酸"，它有几样显著优点。研究已经发现，甘氨酸有助于治疗脑垂体功能低下，而且由于它能向人体提供大量的肌酸（对肌肉功能是必需的），因此对进行性肌肉萎缩症的治疗有效。有趣的是，体内甘氨酸过多，会导致疲劳，但适当的甘氨酸则会产生能量。

甘氨酸对中枢神经系统的功能是必需的，已经用于治疗躁郁症与多动症，它还有助于预防癫痫发作。

现在许多营养科医师都在低血糖的治疗中使用甘氨酸。（甘氨酸刺激胰高血糖素的释放，随后会使葡萄糖释放入血。）

此外，甘氨酸也可以有效治疗胃酸过多（许多抗酸药中都含有甘氨酸），同时还被用来治疗某些类型的酸中毒（血液中pH降低），特别是由于亮氨酸血症（血液亮氨酸失衡）所致的体味和口臭（这一疾病过去只能通过限制饮食中的亮氨酸摄入进行治疗）。

酪氨酸

尽管酪氨酸是一种非必需氨基酸，但它是一种高级神经递质，在刺激和调整脑功能方面非常重要。比如，为了使苯丙氨酸能够有效发挥"情绪提升剂"的作用，或治疗抑郁性暴饮暴食（参见第82节），苯丙氨酸必须先被转化为酪氨酸。如果身体缺乏某些酶或人体的其他部位大量消耗苯丙氨酸，使得转化不能顺利进行，大脑就不能产生足够的去甲肾上腺素，会出现抑郁症。

酪氨酸对肾上腺、脑垂体和胸腺发挥健康功能有促进作用，它还刺激生长激素的释放，制造去甲肾上腺素，后者可以抑制食欲。

临床研究表明，酪氨酸补充剂有助于控制对药物有抵抗的抑郁症、焦虑症的治疗，使患者在大约几周的时间内可以将苯丙胺（作为情绪提升剂或减肥药物）的用量减到最低。

酪氨酸还有助于戒除可卡因依赖，它可以帮助避免出现抑郁、疲劳及极端易怒的症状。酪氨酸制剂可以溶解在果汁内，与维生素C、酪氨酸脱氢酶（人体可通过该酶利用酪氨酸）、维生素B_1、维生素B_2、烟酸同服效果较好。

L-酪氨酸补充剂应与高碳水化合物饮食共同摄入，或者在入睡时服用，以免出现其他氨基酸与其竞争吸收的现象。较好的天然来源包括乳制品、香蕉、鳄梨、利马豆、杏仁、南瓜子或芝麻子。

你知道吗？

· 人体不能储存氨基酸，每天必须从饮食或者补充剂中获取。
· 每天食入半个洋葱，可以降低胃癌的发病风险。
· 精氨酸补充剂有助于勃起、增加精子数量。
· 肉毒碱可以帮助减缓阿尔茨海默病的进程。

---

90. 关于第五章有哪些问题

我真的喜欢吃素食，但我担心不能从饮食中获取足够有益的元素。是否素食中有些蛋白质要比纯肉类蛋白质更好？

有的，这里，我指的是藜麦。这种"超级食物"外形、烹饪方法、口感都很像谷物，但它实际上是一种水果晒干后的产物，数世纪以来，曾是南美土著人的主食（印加人高度重视藜麦，他们把它称为"母亲的粮食"）。这种食物有一种真正少见情况，而且相当令人惊奇，那就是它富含所有8种必需氨基酸，含有完全蛋白质，而这种情况通常只在红肉类、蛋类和乳制品中才有。它比其他食物更好的一点在于，它是低热量、低脂肪食物，富含膳食纤维。一杯藜麦仅有129kcal的热量、2g脂肪和4.6g纤维素。它也是钾和铁的极好来源，也是锌和B族维生素不错的来源。它口味温和，烹饪大概需要10~15分钟。

将藜麦与某些香草、蒸蔬菜用橄榄油拌一下，就是招待客人的一道不错的菜肴。如果想使它的味道更可口，可以再加入一些芝麻子、葵花子或日式酱油。也可以先将蔬菜和芝麻油翻炒一下，再将藜麦拌入。用藜麦可以创造出多种菜肴，因为味道可口，更有益健康！

我有时候会有癫痫发作，一年前，医师让我服用地伦丁（苯妥英钠）。近来，一个朋友告诉我关于牛磺酸的一些事，她说牛磺酸是一种非必需氨基酸，是天然物质，而且同样可以对我的疾病有帮助。我想知道的是，如果是非必需氨基酸，为什么我还需要它？而且它为什么会有作用？

让我先帮你理清一个错误的概念：就氨基酸而言，非必需氨基酸并不意味着人体不需要；事实不过是，一些氨基酸被看做"必需"，那是因为体内不能合成充足的量来促进蛋白质有效合成。如果不能从饮食中获得充足的必需氨基酸，所有氨基酸都会根据不足量或缺失的氨基酸的量而以相同的比例减少。关于牛磺酸是否能作为抗癫痫药物的替代品，只能由你的医师来做这个决定。但现在已经证明，牛磺酸和谷氨酸、天门冬氨酸一起使用时，可以成功地作为抗癫痫药物使用，但是我不推荐在没有咨询健康方面的专家的情况下就贸然使用。

我已经读到了运动可以刺激生长激素（GH）的释放。我每天至少会练习舞蹈20分钟，这是否意味着我可能不需要GH补充剂了？

恰恰相反，你可能需要。仅有某一类型的运动，如举重，大家都知道，这一项运动是肌肉"瞬间爆发"力量，甚至持续时间很短，可以明显刺激生长激素的释放。其他一些运动，比如说持续很长时间的运动，所产生的生长激素的量可以说是微不足道——除非进行这些运动时有肌肉爆发活动。实际上，氨基酸会在出汗的时候通过皮肤流失，运动就会增加对可以刺激生长激素分泌的氨基酸的需求。

是否有抗衰老的氨基酸？

作为一个事实，L-谷胱甘肽（GSH）已经被称为抗衰老"三面手"，它是一种三肽，由三种氨基酸合成——L-半胱氨酸、L-谷氨酸以及甘氨酸，现已证明谷胱甘肽是一种抗氧化剂，可以消灭加速人体衰老的自由基。它也是一种抗肿瘤制剂，是大脑呼吸的促进剂，常用来帮助治疗过敏症、白内障、糖尿病、低血糖以及关节炎，也可以帮助预防化疗或者x线检查时高剂量辐射造成的不良反应。此外，它还有助于预防吸烟以及酗酒造成的不利影响。

水果和蔬菜中含有谷胱甘肽，不过烹饪会减少它的含量。我推荐每天服用一次或两次50mg的胶囊。每天服用补充剂有助于避免体内谷胱甘肽的水平忽上忽下，这样可以使你面对氧化损伤的时候不那么脆弱。

是否有什么东西可以显著改善免疫系统，帮助预防疾病如癌症或AIDS？

这样的东西有很多！（请参见第378节。）不过，如果这类东西来源于氨基酸，生长激素释放剂是最好的抵抗武器。

随着我们逐渐变老，我们的免疫系统——随时准备战斗的白细胞，通常被称为T细胞，这是因为他们接受胸腺的命令（译者注：胸腺在英文中的首字母为T），会被告知什么时间、在人体的什么部位战斗；需要"联合作战"的细胞，通常被称为B细胞，因为它们来源于骨髓（译者注：骨髓在英文中的首字母为B）产生何种抗体——由于胸腺的能力逐渐下降、人体逐渐萎缩，免疫开始走下坡路。这些原因不仅不足以抵抗各种侵害，而且如果T细胞误把朋友当做敌人，对自身进行攻击，那就会非常危险，经常会导致自身免疫系统疾病。（这提醒我们，一些疾病，如多发硬化病、重症肌无力、关节炎，常常是由该原因引起的。）

虽然如此，目前已经发现，这可能是由于生长激素减少引起的，脑垂体产生的生长激素对胸腺的功能很重要，因此对免疫系统也很重要。不过，一些抗氧化及补充剂，如维生素C、α-胡萝卜素和β-胡萝卜素、叶黄素、番茄红素、硒、葡萄子提取物、绿茶提取物、α脂肪酸、大豆异黄酮（金雀异黄素和大豆黄酮）、锌，还有一些酶类（如木瓜蛋白酶），已经被发现具有逆转这些退化综合征的神奇功效。

我是一个职业健身者，我想知道是否有合法的天然补充剂来替代类固醇类物质？

确实有。支链氨基酸（BCAA）是一类天然促进肌肉合成的补充剂，包括亮氨酸、缬氨酸和异亮氨酸。这些补充剂可以调节人体对蛋白质的利用，而且在肌肉蛋白的合成中发挥独特的作用。其他所有氨基酸都在肝脏中被破坏，而BCAA却在周边肌肉中被氧化。

BCAA是一种有效的肌肉供能物质。大量体力训练会使氮快速排除，这使得肌肉蛋白合成减少。而BCAA可以限制这些减少。

在剧烈的运动中，如举重训练，肌肉上的应力会使肌肉分解（代谢）。BCAA不仅可以预防这一状况的发生，而且实际上也逆转了这一进程。因为它们可以构建肌肉，因此，它们是合成剂。

BCAA的以下作用会帮助你的运动：

·BCAA在维护人体基本的蛋白质储存时，还可以降低食欲。

·肌肉约占人体体重的一半，而肌肉中15%~20%蛋白质是由支链氨基酸组成的。

·在1小时内，摄入的BCAA的50%可由肌肉获取；在2小时内，将完全被肌肉获取。

·BCAA可以制造糖原，后者可以平衡胰岛素的分泌水平。

·BCAA直接影响肌肉和体重改变，改善肌肉（瘦肉）的分布。

补充剂仅应在运动前半小时服用。

我对N-乙酰半胱氨酸（NAC）有一些困惑：它们到底是什么？它们到底是否值得补充？

值得！NAC是一种氨基酸，也是谷胱甘肽的一种前期物质，人体最丰富的抗氧化物。研究表明，NAC可以帮助对抗呼吸系统疾病，如支气管炎、支气管哮喘、肺气肿、慢性鼻窦炎等，甚至可以帮助对抗由烟草中的致癌类化学物质引起的肺损伤。NAC也被成功用于内耳严重感染的治疗。而且健身者发现，NAC可以帮助他从疲劳中加快康复。作为一种补充剂，每天应在进餐时服用1~3粒胶囊或500mg片剂。

注意：如果有消化道溃疡或者正在服用会导致胃损伤的药物时，请不要服用NAC。

第六章
脂肪和脂肪运动器

91. 什么是亲脂物质

蛋氨酸、胆碱、肌醇和甜菜碱都是亲脂物质，这说明，它们的基本功能都是防止肝内脂肪过量堆积。

亲脂物质也会促进肝脏产生卵磷脂（使得胆固醇更易溶解），使肝脏可以保持解毒作用，并通过帮助胸腺发挥功能而增加对疾病的抵抗。

92. 谁需要它们，为什么需要

我们所有人都需要亲脂物质，其中一部分人比其他人更加需要。任何采用高蛋白饮食的人，都成了更加需要人群。

蛋氨酸和胆碱对蛋白质代谢过程中产生的胺类物质进行解毒。

因为我们几乎所有的人都摄入了过多的脂肪（现在美国推荐，摄入的脂肪酸所产生的能量占摄入总能量的36%~42%），而且其中大部分是饱和脂肪酸，亲脂物质便必不可少了。通过帮助肝脏制造卵磷脂，亲脂物质可以预防胆固醇在血管壁的危险沉积，也可以降低心脏病、动脉硬化和胆结石的发病风险。

我们同样也需要亲脂物质来保卫人体健康，这是因为它可以刺激胸腺，帮助其产生抗体；促进吞噬细胞（包围并吞噬外来入侵的病毒和微生物）生长和发挥作用，并破坏外来或异常的组织。

93. 关于胆固醇的那些事

和所有东西一样，脂肪对人的影响也有好坏。通常的误解是，它们对健康不利，这种看法可能非常普遍，但显然不准确，而其中最有分歧的就是胆固醇。

几乎所有人都知道，胆固醇可能会引起动脉硬化、心脏病发作以及各种疾病，但是很少有人知道，胆固醇是维系健康必需的物质。

体内的胆固醇大约有三分之二是经肝脏或肠道产生的，而且在脑内、肾上腺及神经纤维鞘中也有发现。其实胆固醇也有其优点：

·当接触到太阳的紫外线时，皮肤中的胆固醇可以转化为人体必需的维生素D。

·胆固醇可以帮助碳水化合物代谢。（摄取的碳水化合物越多，产生的胆固醇就越多。）

·胆固醇是生命必需的激素——肾上腺皮质激素的基本合成原料。

·胆固醇是人体每个薄膜（译者注：如细胞膜等）结构的组成成分，同时也是产生雄激素与雌激素所需要的。

胆固醇的不同作用主要跟与它连接的蛋白质有关。载脂蛋白是我们体内转运胆固醇的运输器。

低密度脂蛋白（LDL）携带65%的血液胆固醇，他们是"坏胆固醇"，会沉积在动脉壁，再黏附上其他物质，就变成了阻塞动脉血流的斑块。（每天食入28g的开心果，可以帮助人体显著降低体内的LDL。）

极低密度脂蛋白（VLDL）仅携带15%的血液胆固醇，但这一部分胆固醇却是肝脏需要的，并被用来合成LDL。VLDL越多，肝脏输出的LDL就越多，得心脏病的概率就越大。

高密度脂蛋白（HDL）大概携带20%的血液胆固醇，它基本是由卵磷脂组成的，它们是"好胆固醇"，通过发挥"去污作用"，可以清除斑块并转运胆固醇，使胆固醇不在动脉内聚集。（一项近期的研究表明，肥臀细腰的人HDL胆固醇水平比腹部肥大的人高一些，这或许可以解释为何女性比男性的平均寿命多8年。）

总而言之，HDL越高，得心脏病的风险也就越低。

另外值得一提的是，尽管现在美国人鸡蛋的摄入量只有1945年的一半，但心脏病的发病率却没有相应下降。而且，尽管美国心脏病学会认为鸡蛋是危险食品，但如果不吃鸡蛋，那也是非常危险的。鸡蛋不仅拥有比其他食物更完美的蛋白质成分，它还含有卵磷脂，这有利于脂肪的吸收。而且最重要的是，鸡蛋可以增加HDL的浓度。

94. "铲平"胆固醇水平

当人们谈及自己的胆固醇水平时，他们通常说的是血液内的胆固醇总量（血清胆固醇含量）。胆固醇的计量单位是mg/dl，对于任何人来说，胆固醇可接受的水平不能超过200mg/dl。

HDL与LDL的比例与HDL占体内总胆固醇的比例同样重要。HDL越多，保护动脉、避免阻塞的作用就越大。

进行血液胆固醇检查时，通常也会测量体内的甘油三酯水平。脂肪与胆固醇不同，但两者之间却有关联：尽管一个人可能仅仅是甘油三酯水平高而胆固醇并不高（也可能是相反的情况），降低甘油三酯浓度似乎确实有助于降低胆固醇浓度。

如果想要使体内升高的胆固醇水平回落到正常状态，那么每天饮食中所摄取的脂肪量不应超过总热能的20%，而且饱和脂肪酸的摄入量不应超过10%。

95. 饱和脂肪酸 VS 不饱和脂肪酸

饱和脂肪酸来源于动物脂肪（也有少数例外，如椰子油和棕榈油，还有氢化或部分氢化的植物油），所有的动物脂肪都含有胆固醇。饱和脂肪酸在室温下是固态的。

不饱和脂肪酸（单不饱和脂肪酸或多不饱和脂肪酸）来源于植物，而且蔬菜或水果中都不含有胆固醇。不饱和脂肪酸在室温环境下是液态的。

注意：即使食物中不含有胆固醇，也不意味着不含有脂肪。例如，鳄梨就不含有胆固醇，但是如果在制作鳄梨酱的时候只用一个鳄梨，也将多出30g的脂肪！

警告标签：贴有"低脂肪"标签的产品意味着每份食物含有的脂肪不超过3g。尽管如此，如果脂肪从食物中移除了，就需要用一些其他东西来弥补代替它的味道，这些东西通常是糖类或精制淀粉。控制饮食的人要注意了：不能因为一种食物是低脂肪食物，就认为它所含的热能也低。

96. 真正的"坏家伙"：反式脂肪酸

当烹饪者认识到，顾客越来越明白饱和脂肪酸对健康有害的时候，他们开始用反式脂肪酸——一种加氢的不饱和油脂，代替饱和脂肪酸，并把他们做得又浓又厚，用于烘烤食品和人造奶油。反式脂肪酸所包裹的食品保质期更长，对所有的食物都是安全的。但是，在食品标签上，它并不一定被列为脂肪。所有的消费者能看的食品成分通常是氢化油——这听起来可不像是坏东西。

很快，人们就了解即便是少量的反式脂肪酸，也会增加LDL浓度，降低HDL浓度，而且会明显增加患糖尿病的风险。但是因为旧的标签法，很多含有反式脂肪酸的曲奇、饼干、点心和快速食品中，都合法地标上了"不含脂肪"——对于所有消费者来说，食用这些东西都是不明智的，也是不健康的。

反式脂肪酸造成了肥胖的普遍发生，但美国食品药物管理局最终的法律认定，反式脂肪酸必须列入营养成分表中饱和脂肪酸一栏。

有些时候，反式脂肪酸可能是你最不想见到的东西，因此阅读标签便不可或缺。每天，饱和脂肪酸与反式脂肪酸的总摄入量不应超过20g，如果自身有患心脏病的风险，那就应该保持在15g以下。

注意：为了回应人们对健康的关注，许多公司现在已经开发了各种不含反式脂肪的人造奶油。请查阅营养成分列表，选取每勺0g反式脂肪及饱和脂肪酸不超过2g的食品，而且液态植物油应该是首选成分，如贝内科尔（译者注：芬兰发明的一种人造植物油，可以安全、有效降低血清胆固醇水平）、月见草油（译者注：从月见草种子中提取的植物油，含有不饱和脂肪酸）、Smart Balance light（译者注：美国Smart Balance公司推出的一种不含反式脂肪的人造黄油）。

警告标签：如果标签上写有"反式脂肪0g"，这款产品仍有可能包含反式脂肪，但是每份的量不会超过1g。

97. 共轭亚油酸（CLA）：一种好食品

基本知识

CLA是一种强效抗氧化剂与抗癌剂，在草原上散养的动物身上获得的牛奶、黄油、牛肉及羔羊肉等含有CLA。散养动物的CLA水平比饲料喂养的动物高出3~5倍。仅将饲料喂养改为牧草喂养，就可以极大增加CLA的摄入，下面列出了"为什么要摄入CLA"的一些原因。

共轭亚油酸能为你做些什么

·可以潜在抑制所有癌症的三期（初始期、进展期、转移期）发展过程。

- 可以减缓多种肿瘤的生长。
- 可以降低心血管疾病风险。
- 有助于抗炎。
- 有助于降低胆固醇与甘油三酯水平。
- 有助于降低食欲。
- 有助于减少身体脂肪，特别是腹部脂肪。
- 有助于改善肌肉张力。

牧草喂养的奶牛所产的牛奶比饲料喂养的更健康，因为这种牛奶中含有更多重要的营养素，如Ω-3脂肪酸、β-胡萝卜素、维生素E（α-生育酚）及CLA。

注意：烹饪或加热可以增加、而不是减少食物中的CLA量。

警告：超重的人食用合成CLA补充剂会有导致或加剧胰岛素抵抗的倾向，这可能会增加糖尿病发生或加重的风险。

98. 可以自然降低胆固醇的食物、营养素和补充剂

在使用任何降低胆固醇的补充剂以前，请先向医师咨询。个人擅自将处方药改为补充剂，或向药方中加入补充剂的行为，都有潜在的危险。而且，要牢记，没有任何一种食物、营养素或补充剂可以当做灵丹妙药来用；低脂饮食以及规律的运动仍旧是降低高胆固醇所必需的。

以下列出了一些天然食品、营养素和降低胆固醇的补充剂。

大麦。

维生素C（每日总用量不得超过1000mg，一天3次。如果有腹泻，请中断服用，直到腹泻康复）。

辣椒（每天服用补充剂，或者在食物中随意添加）。

吡啶羧酸铬（是铬多数可吸收的形式，当与无潮红烟酸一同服用时，效果尤佳。一天3片200μg片剂。）

cholestatin（含有植物甾醇，从大米、黄豆中提取的化合物，主要是谷甾醇。建议的剂量为每天服用6~8粒胶囊，餐前服用）。

- 玉米皮。
- 十字花科蔬菜（如花椰菜）。
- 茄子。

·月见草油，含有 γ-亚麻酸（GLA）。我建议每天服用250mg，分1~3次服用。

·Evolve（含有生育三烯酚，需要从米糠中提取）。推荐剂量为每天1~2粒胶囊，每粒胶囊25mg。

·葫芦巴（译者注：又称苦豆、香草）子。

警告： 怀孕期间请勿使用葫芦巴子。

·纤维（每天25~30g）。

·鱼油。EPA和DHA（Ω-3脂肪酸，每天服用的上限为6粒胶囊，每粒胶囊含量1000mg）。

警告： 该补充剂会干扰正常的凝血功能。除非有内科医师的建议，在服用血液稀释剂时，如香豆素钠或肝素，请不要服用该种补充剂。

·大蒜（作为补充剂，剂量为1粒，一天3次）。

·姜（作为补充剂，剂量为1粒，一天3次）。

·绿茶（作为补充剂，剂量为1粒，一天3次）。

·瓜尔豆胶（瓜尔豆子的提取物。片剂必须充分咀嚼或逐渐含化）。

警告： 对于有吞咽困难或进行过胃肠道手术的人，不应该服用这种补充剂。

·穆库尔没药。（从穆库尔没药树中提取，印度原产，多个世纪以来阿育吠陀医学中一直使用。一天3次进餐时服用1粒胶囊，每粒胶囊25mg）。

警告： 感染人群易患上皮疹或麻疹。

·香茅油。

·扁豆（斑豆、利马豆、芸豆、四季豆）。

·LipoGuard（含有鱼油和大蒜。推荐剂量为每天4~10粒胶囊）。

警告： 除非有内科医师的建议，在服用血液稀释剂（如香豆素钠或肝素）时，请不要服用该种补充剂。

·单不饱和油脂（橄榄、花生、油菜子）。

·N-乙酰半胱氨酸（500mg，一天3次）。

·烟酸，使用无潮红补充剂并与肌醇烟酸酯（INH）同服，一天3次，每次500mg。

警告： 可能会引起痛风患者疾病发作，高剂量也会促使肝功能异常。

·燕麦麸。

· 洋葱。

· 果胶（苹果和葡萄柚）。

· PhytoQuest（含有植物甾醇，主要是谷甾醇，它可以阻止小肠对胆固醇的吸收。推荐剂量为每天6~8粒胶囊，餐前服用）。

· 植物甾醇：β-谷甾醇、豆甾醇、菜油甾醇（存在于天然植物性食物中，如大米和大豆）。

· 多不饱和油脂（葵花子、玉米、红花）。

· 西梅干。

· 洋车前子壳（大约3匙即可提供10g可溶性纤维素，后者可以降低胆固醇）。

· 生胡萝卜。

· 红辣椒。

· 米糠。

· 大豆和豆制品（参见第143节）。

· 维生素C。

· 维生素E。

· 全谷物。

· 酸奶。

注意：如果胆固醇降得很低（低于150mg/dl），会增加卒中风险。

99. 你知道什么东西会增加胆固醇水平吗

你可能不清楚，有许多事情会增加体内的胆固醇水平，而胆固醇的较低值的控制也会因为这些行为受到破坏。下面列出的一些内容需要好好考虑一下：吸烟、咖啡因、应激、避孕药、精制砂糖、食品添加剂、环境污染物。

如果很关注胆固醇水平，你可能已经知道，火鸡是不错的晚餐选择，只是需要记住，84g的火鸡肉（白肉）仅含有67mg胆固醇，相同分量的红肉含有75mg胆固醇，而1杯碎火鸡肝脏，则含有830mg胆固醇。

100. Ω-3脂肪酸：它们是什么，在哪儿可以找到它们，它们可以为你做些什么

不是所有的Ω-3脂肪酸都是相同的。EPA（二十碳五烯酸）和DHA

（二十二碳六烯酸）是鱼和鱼油中的独特成分。ALA（α-亚麻酸）则在植物来源的食物中才有，如核桃、亚麻子、豆油、油菜子以及深绿叶蔬菜，ALA在人体起作用的时间较慢，这是因为人体在利用它的时候，需要先将其转化为EPA和DHA。

磷虾油是一种相对较新的、值得期待的Ω-3补充剂。磷虾油源自以浮游植物（藻类）为食的虾类等甲壳类动物，不仅富含EPA和DHA，还富含强效抗氧化剂虾青素，而虾青素可以穿越血脑屏障，使脑和中枢神经系统免受自由基的伤害。此外，与鱼油相比，磷虾油可以更快、更有效地被人体吸收，服用后不会打有腥臭气味的嗝，且可以获得近似于由鱼油提供的益处。（对海产品过敏的人不应该服用磷虾油。）

所有的Ω-3都有显著的预防和治疗功效，它对健康的益处主要是通过减轻炎症反应来实现（炎症反应是许多严重疾病的病因），而且已经表明，Ω-3可以显著减少冠心病的风险，有观点认为，它对其他一些从阿尔茨海默病到癫痫、类风湿关节炎等严重疾病都有较强的疗效。例如，它们有以下作用：

· 帮助降低有害的胆固醇和甘油三酯水平，降低心脏病发作或脑卒中的风险。

· 使细胞稳定，有助于预防致命的心律失常。

· 降低血液C反应蛋白（CRP）水平。CRP是一种炎症标记物，也是心血管疾病的风险因子。

· 与他汀类药物相比，可以使有心力衰竭症状的患者获得更多的益处。

· 有助于减少与阿尔茨海默病相关的脑内淀粉样蛋白质的水平。

· 哺乳期的母亲补充DHA补充剂，可以预防早产儿精神发育迟滞。

· 降低血液血小板的黏度，减少血液纤维蛋白量，降低血栓形成的风险。

· 帮助降低乳腺癌的风险，也可能对该病的治疗有所帮助。

· 缓解银屑病的瘙痒症状和鳞屑形成。

· 削弱人体对移植组织的排异反应。

· 可以减少偏头痛的发病频率，减轻头痛程度。

· 对抗前列腺素的有害作用（降低免疫功能，促进肿瘤生长），有助于乳腺癌的预防。

· 预防动脉硬化。

· 保持皮肤、毛发、指甲的健康。

· 有助于缓解类风湿关节炎。

· 瑞典研究者发现，每周吃鱼多于1次的男孩，智力会提高11%。

如果不喜欢吃鱼，或者不能规律进食，鱼油补充剂可以作为替代。10粒浓缩海产品油脂一般可提供1.8gEPA（一份112g的三文鱼可提供1g的EPA）。尽管α-亚麻酸（ALA）在体内起效较慢，但更容易利用，其在亚麻酸、核桃、南瓜子中含量甚丰，在体内被转化为EPA和DHA。

注意：除非商品说明书中说明含有何种脂肪酸，否则补充剂中的脂肪酸大多来源于ALA，这说明可能需要的ALA比DHA或EPA更多。

Ω-3制剂Lovaza每份含有DHA或EPA高达4g以上，尽管FDA已经授权其为处方药，但若想使Ω-3的摄入量最大，最简单有效的方法是每天服用含有500~1100mgEPA或DHA的补充剂。

注意：对一部分人来说，大量摄入Ω-3补充剂会使本人在微小创伤后出现大面积的青紫斑和出血。建议任何有青紫斑或出血倾向的人都应该完全避免使用这种补充剂。当该补充剂和大剂量维生素E同服时，会导致内出血。如果正在使用血液稀释剂，如阿司匹林、双香豆素、肝素，或者正在服用非甾体类抗炎药（NSAID），如布洛芬、Aleve、Alvil等，除非有医师建议，否则不要服用Ω-3补充剂。我建议，在开始服用Ω-3制剂或其他任何补充剂之前，请先向医师咨询。

101. 一匙 Ω-6

基本知识

Ω-6油脂（存在于橄榄油、葵花子油及其他种子中）在体内可以与Ω-3竞争，如果想获得Ω-3的最大益处，就需要减少Ω-6的摄入。

对于这些油脂的摄取，推荐的饮食比例为4:1（四份Ω-3与一份Ω-6），不幸的是，在典型的美国食谱中，这一比例高达10:1，这也破坏了Ω-3的功效。

个人建议

当购买补充剂时，你只需要购买Ω-3。含Ω-6的补充剂不但昂贵，而且Ω-6脂肪酸会升高甘油三酯的水平，会加重腹泻和引起维生素E缺乏。

注意：Ω-6补充剂会与血液稀释药物相互作用，增加出血风险，它也会与吩噻嗪类药物（治疗精神分裂症或者其他精神及情感障碍）相互作用，增加疾病发作的风险。

102. 对鱼油来源的Ω-3的警报与推荐

不能因为某些鱼类含有较高的Ω-3，就一味地猛吃这些食物。一些大鱼以其他鱼类为食，体内蓄积了大量的汞和有毒的PCB（多氯联苯）。汞中毒可导致记忆力丧失、抑郁、神经损伤、出生缺陷、心脏病以及其他疾病。正因如此，尽管FDA对水产品体内汞含量的"安全水平"尚未达成一致，但已经建立了一份列表，下面列出了儿童与孕妇应该避免食用的鱼类清单。在我看来，任何关注健康的人，都应该避免食用。

避免食用的水产品

鲨鱼、剑鱼、大西洋马鲛、瓦鱼（日本方头鱼，有时候作为鲷鱼来卖）、金枪鱼（新鲜）、黑鲈（巴西刺鲈）、大马林鱼、大比目鱼、大眼鱼、鲑鲈（大口黑鲈）、琥珀鱼（环带鰤）、石斑鱼。

可以大快朵颐的水产品

沙丁鱼、鲑鱼、虾、罗非鱼、鲶鱼、蛤肉和牡蛎。贝类含有的汞通常较低。扇贝也是不错的选择，但是Mobile（Alabama）Register的记者本·雷恩斯——曾经因为调查水产品体内的汞问题而获得嘉奖，他警告大家，一些渔民用含汞的鲨鱼肉制成各式各样、看上去很仿真的食物，比如制成扇贝肉，购买时需要注意，真正的扇贝肉在末端有一个很小的肉柱。另外，人工饲养的水产品汞含量低于野生的水产品。

需要谨慎摄入的水产品

比目鱼、鲯鳅鱼、红鲷鱼、鳟鱼对于男性以及有过生育史的女性来说是安全的，可以偶尔食用。（鲯鳅鱼和红鲷鱼汞含量中等，儿童及在生育期的女性应该限制食用。）

你知道吗？

· 适量饮用红酒有利于Ω-3发挥对心脏的有利作用。

· 尽管食品标签上标明"反式脂肪酸0g"，仍有可能含有反式脂肪酸。

· Ω-3脂肪酸会使人感到心情愉悦。

· 如果胆固醇水平过低，会增加脑卒中的风险。

103. 关于第六章有哪些问题

我想知道高脂血症和高胆固醇血症有区别吗？

两者有些区别，但很不幸的是，对于心血管疾病风险来说，两者差别不大。高脂血症的人，通常是血液内的总脂肪量升高，而高胆固醇血症的人仅是胆固醇水平的升高。对于健康而言，仅从字面区分两者，实际意义不大。

什么是$\Omega-9$脂肪酸？我如何知道我已经摄取足够量？

我可以相当肯定地告诉你，你一定摄取了足够的$\Omega-9$脂肪，因为它们是自然界含量最丰富的脂肪酸（动物和植物体内均含有），饮食中含量充足。因为人体可以利用不饱和脂肪酸合成$\Omega-9$，因此它不是必需脂肪酸。如果人体极度缺乏$\Omega-3$或$\Omega-6$，在必要的时候，也会利用$\Omega-9$脂肪酸代替这些必需脂肪酸，但$\Omega-9$并不是最好的替代品，最终，人将会为这种替代付出健康的代价。

我很困惑：一些产品自称低脂，另一些产品自称低胆固醇。这两个有什么区别？

大有不同！事实上，标有"不含胆固醇"的食品可以含有脂肪。你必须理解胆固醇和脂肪不是同义词。与脂肪不同，胆固醇并不产生能量，它的基本功能是将脂肪转入到全身细胞。

对于降低胆固醇而言，多不饱和油脂与单不饱和油脂有什么区别？

多不饱和油脂（葵花油、玉米油、大豆油）可以同时降低体内的"坏胆固醇"（LDL）和"好胆固醇"（HDL）。单不饱和油脂（橄榄油、花生油、菜子油）则不仅可以降低"坏胆固醇"，还可以增加"好胆固醇"的水平。

是否有亲脂物质的补充剂？如果有，推荐剂量是多少？摄入的时候有需要特别注意的事项吗？

亲脂物质的补充剂通常为片剂（通常3片含有1000mg，或者为每1片中含有1g）。最常推荐的剂量为一天3次，每次1~2片，进餐时服用。

通过饮红酒就可以增加血液$\Omega-3$的水平，这是否是真的？

研究表明，年龄在26~65岁的女性，每天饮用一杯红酒，确实可以增加血液中的Ω-3水平。但是需要警惕的是，如果家族有乳腺癌病史，每天一杯红酒会增加罹患乳腺癌的风险。

是否有RDA推荐的必需脂肪酸摄入量？

围绕"好脂肪"的摄入剂量，有很多困惑，特别是补充剂的形式。2008年在华盛顿特区召开了一个会议，讨论了EPA和DHA的膳食参考摄入量（DRI），会议形成结论认为，一天200~500mg对于保护心血管健康而言，也是足够的。但必须说明一点，剂量越高，保护作用就越强，推荐每周食用5~7份鱼类，或者一天摄入650~900mg EPA+DHA补充剂。为了使健康获益，我建议可以比常规的多吃一点。

你是否认为亲脂物质补充剂对一部分人比对另一部分人更重要？

一定是，特别是对于吃肉的人而言。亲脂物质是一类可以液化或者是脂肪匀质化的物质。我觉得这类补充剂对于任何高蛋白质饮食的人来说特别重要，这是因为亲脂物质可以消除蛋白质代谢副产物——胺的毒性。而且任何担心胆结石形成的人，摄入这类补充剂都是明智的。

我的儿媳妇服用汉麻油补充剂，对此我一无所知。我知道大麻来源于一种麻类植物，请问这种补充剂是否也有相似的致幻作用？

根本没有！汉麻确实是大麻的一种，但是来源于汉麻的补充剂却没有致幻作用。

汉麻油中，两种必需脂肪酸——Ω-3和Ω-6的含量都很丰富，特别是Ω-3。实际上，它是所有植物来源的食物中必需脂肪酸含量最高的，它还是鲜有的γ-亚麻酸（GLA）以及其他多种关键营养素的来源。汉麻油中Ω-3和Ω-6的比例最佳，必需脂肪酸比其他植物油更接近鱼油。它可以配制沙拉酱、烹调食品，但不要在加热的烹饪方法中使用，这是因为加热会破坏其中的Ω-3。你的儿媳妇服用的汉麻油胶囊正是一种获取某些必需脂肪酸的最简单的途径，通过它，可以收获一些健康益处。

我是素食主义者，我不吃鱼。是否有一些植物来源的Ω-3脂肪酸？

将少量核桃或亚麻子与酸奶、沙拉或谷物混合，或者与菠菜（用油嫩炒一下，加入到意大利面中）、笋瓜一起，会增加体内Ω-3的水平。大豆油、油菜子油、亚麻子油和汉麻油等植物油是另外一些含有Ω-3的食物，但其中的EPA向DHA的转化很慢。你也可以服用一些海藻来源的补充剂，这些海藻通常都是鱼类Ω-3的来源。

Ω-3和Ω-6脂肪酸有何区别？特别是在降胆固醇方面有何区别？

总的来说，两者的区别在于Ω-3脂肪酸可以减轻炎症反应，而Ω-6会促进炎症反应；Ω-3可以预防血液凝集，而Ω-6会促进血液凝集。对于降胆固醇的制剂而言，只有Ω-3脂肪酸既可以降低甘油三酯，又可以降低胆固醇水平。

如果金枪鱼含有较高的水银，那么罐装金枪鱼的食用安全性如何？

按照FDA的现行标准，每周2次常规金枪鱼罐头（336g）对育龄期女性以及儿童来说是安全的，不过环境保护局推荐的摄入量比FDA的少一些。事实上，环保局建议儿童每周的食入量不应超过一份罐头的三分之一。

我服用鱼油胶囊帽补充剂，它们很容易吞服，但我打嗝的时候却真真实实闻到一股鱼腥味。有什么东西可以让我对抗这种气味吗？

你可以将凝胶胶囊进行冷冻，并在夜间吞服，这样就可以避免有鱼腥味。或者，你也可以尝试换成磷虾油胶囊，这种胶囊可以更快地被人体吸收，同时还含有强效抗氧化剂——虾青素。

能否解释一下前列腺素，以及它们与脂肪、油脂、阿司匹林、心脏病发作的关系。有人说阻断前列腺素的作用，可以帮助预防心脏病发作，但是阅读一些文章使我了解，前列腺素对每个细胞来说都是必需的。这一点让我很困惑。

你的困惑是可以理解的，不过我想我可以帮你理清困惑。前列腺素是一类激素样物质，它可以通过多种、复杂的相互作用，调节人体的每一个细胞。但是前列腺素有"好"有"坏"。当一些前列腺素在体内过多的时候，会增加心脏病、炎症和疼痛的发生，此刻就会体现与阿司匹林的关系。阿司匹林可以阻断前列腺素的产生。不幸的是，阿司匹林对"好"前列腺素和"坏"前列腺素的产生都可以进行阻断，通过对"好"前列腺素进行抑制，也就同时抑制了免疫系统。

而"坏"前列腺素会使血液更容易凝结，这会增加脑卒中或心脏病的风险，"好"前列腺素则可以降低血压，抑制血液聚集和胆固醇的产生，减轻炎症反应。换而言之，"好"前列腺素——多数来源于Ω-3脂肪酸，可以提供与阿司匹林相似的作用，同时胃肠道反应以及其他不良反应相应较轻。

什么是瘦身假脂肪？

仍然是营养素相当少。人造脂肪也被称为奥里斯特拉油（也被称为奥利安或者蔗糖聚酯），由蔗糖和脂肪酸构成，化学结构上的设计使得人造脂肪不会被人体酶类破坏，这也意味着它们不会被人体吸收。这个理论听上去很完美，但这些通常用于制作薯片和奶酪泡芙等小食品的人造脂肪有一些不太好的副作用。除了广为人知的"褐斑效应"（许多人都报告有腹泻的经历），它还剥夺了人体对脂溶性的维生素A、维生素D、维生素E、维生素K，以及类胡萝卜素的吸收。奥里斯特拉油现在已经加入强化维生素，但这仅仅是按照美国政府的要求，加入最少的量以预防某些维生素缺乏症，而不是使健康最大化（对奥里斯特拉油的早期研究表明，6根薯条就能使人体的β-胡萝卜素水平降低50%）。应当承认，奥里斯特拉油的确减少了脂肪的摄入总量，但是如果用这种方法使食用一份薯片后热能的摄取减少一半，那将付出危险的营养代价。

alli为唯一有FDA授权的非处方减肥药。它通过减少胃肠道对脂肪的吸收、减少人体吸收热量来促进减肥（它也抑制了脂溶性维生素的吸收，因此也是危险的"交易"）。alli应与含脂肪的食物同服，至多一天3次。不过在此需要特别注意，每餐脂肪摄入量最好不要超过15g，否则会出现与服用奥里斯特拉油相似的副作用，也就是急性胃肠道反应、腹泻，以及排气时带有油斑。如果这些警告也不足以使你中断服用alli，那就看一看FDA的调查报告——alli的肝毒性。

警惕：网上有一些假冒的alli胶囊在售，里面含有一种管控药物——西布曲明，它可能会与其他正在服用的出现致死性的药物间相互反应。FDA建议，认为自己购买了假冒alli的消费者，请尽快联系FDA刑事调查办公室。

Z-trim是另一类尝试加入人造脂肪家族的物质。该物质由美国农业部主导研发，从燕麦片中提取，可以减少热能摄入，增加纤维摄入——可以在烹饪中使用！在本书出版之际，还未有不良反应的报告，但是长期安全性仍未明确，我建议减少脂肪摄入的方法仍然是老套路——少吃含脂肪的食品。

其他的人工脂肪，如simpless，它是一种代替牛奶和鸡蛋等白色脂肪的替代物，主要用于低热能冷冻甜点的制作，加热后不稳定，至少在本书成书之时，尚未用于烹饪食品。考虑到我们摄入的多数脂肪都来源于烹饪食品，通过simpless这种人工脂肪所能节省的热能摄入实在有限。更糟的是，这种人工脂肪还会给你带来错觉，你会觉得你吃的是安全的低脂食品，进而放纵自己去吃一些平常并不会吃的食品——可事实上，它们根本不会改变你的基本饮食模式！

贴有"无胆固醇"标签和"低胆固醇"标签的食品有何差异？

常规食品每份含有18~20mg胆固醇，无胆固醇食品含2mg或低于2mg，而且饱和脂肪酸少于2g。（饱和脂肪酸在体内会刺激胆固醇的产生。）低胆固醇是指每份食品含有胆固醇不超过20mg。要记住，在盯着自己的胆固醇指标的同时，检查每份食品上的胆固醇含量同样重要！

第七章
应用抗氧化剂的目的

104. 我是否需要摄入抗氧化剂

我可以勉强回答：是的！由于每一次呼吸都会产生新的自由基，这些失控的氧化剂会破坏细胞。年纪越大，体内产生的天然抗氧化剂越少，对这种破坏性分子产生的效应的预防作用越小。当氧化剂逐渐积累，健康逐渐恶化，老化逐步加剧，你会对从长皱纹到严重的退行性疾病等一系列事情变得更加敏感。

尽管我们会从食物中获取抗氧化剂，许多人对抗氧化剂的需求还是在不断增加——仅从食物中摄取，已经不能满足需要了。例如，吸烟者需要的维生素C是不吸烟者的2~3倍，这样才能和不吸烟者有相似的血液抗氧化剂水平。其他一些增加体内自由基的因素包括：空气污染、慢性疾病、吸二手烟、食用致癌物（高温煎炸的食物、木炭熏烤食物、亚硝酸盐）、继承了对某种疾病的遗传易感体质、感染、过量运动、绝经、精神压力、光照以及X线。要知道，吃了什么并不重要，重要的是如何烹饪。例如，将胡萝卜进行烹饪后，β-胡萝卜素的生物利用度比生食要高。对抗自由基最好的方法是要了解你所需要的抗氧化剂，并懂得如何借助于饮食与补充剂使抗氧化剂发挥最大功效。

警惕：任何正在接受化疗或放疗的人都不应该服用抗氧化补充剂。这些治疗通过增加体内的自由基来杀死癌细胞，抗氧化补充剂会对抗这些治疗。

105. 抗氧化剂能为你做些什么

可以推迟衰老的进程。

有助于降低胆固醇水平。

有助于降低动脉硬化风险。

有助于预防心脏病和脑卒中。

减少某些类型癌症的发病风险，有助于抑制肿瘤的生长。

有助于推迟阿尔茨海默病的进程。

有助于防止黄斑退行性病变（一种可以导致失明的疾病）。

有助于人体抵抗吸烟的伤害。

有助于预防慢性阻塞性肺疾病（COPD）。

有助于提高人对环境污染的抵御能力。

106. 植物化学物质

植物化学物质是一类在植物体内发现的天然化合物，可以促进人体健康，它们赋予水果、蔬菜、谷物和豆类特殊的颜色、味道，并保护植物免受疾病的侵扰。它们来源于植物，是强效抗氧化剂，可以有效预防多种疾病，如心脏病、糖尿病、高血压、骨质疏松、肺部疾病等。

107. 类胡萝卜素

作为抗氧化剂，类胡萝卜素是一种强效的植物化学物质，有很强的抗肿瘤效果。它们是脂溶性的有色物质，在橙色、黄色、红色、绿色水果与蔬菜中都有发现，可以使人体免受持续暴露于紫外线下造成的损伤，免受其他环境致癌物的伤害，防止自由基的形成。目前已知600多种类胡萝卜素，其中约有50种存在于可以食用的水果与蔬菜中。以下6种21世纪的抗氧化剂明星分别是：α-胡萝卜素、β-胡萝卜素、番茄红素、叶黄素、玉米黄质和隐黄质。

α-胡萝卜素：当人体需要的时候，会将其转化为维生素A，研究表明，α-胡萝卜素可以显著减少动物肿瘤的发生，在对抗自由基对皮肤、眼睛、肝脏和肺组织损伤方面，效果比β-胡萝卜素强很多。

食品与补充剂建议：最佳食物来源是烹饪过的胡萝卜和南瓜。如果是补充剂，有单独销售的α-胡萝卜素，但一些混合的类胡萝卜素和抗氧化剂配方中也含有该种胡萝卜素。我的推荐是，每天3~6mg混合类胡萝卜素。

β-胡萝卜素：仅在人体必需的时候会转化为维生素A，剩余的可以作为抗氧化剂。研究表明，β-胡萝卜素具有显著的预防肿瘤生成的作用，可以抑制自由基的形成。此外，研究还发现，它可以帮助强化免疫系统，减少动脉硬化、心脏病发作、脑卒中的发生，预防白内障形成。

*食品与补充剂建议：*请寻找色彩明亮的水果与蔬菜，如杏、红薯、西蓝花（蒸熟的更好）、哈密瓜、南瓜、胡萝卜、芒果、桃、菠菜等。补充剂为单独销售的，但β-胡萝卜素经常也含在混合类胡萝卜素配方和多种维生素、抗氧化剂配方中。β-胡萝卜素有两种形式：全反式与9-顺式-β-胡萝卜素。9-顺式-β-胡萝卜素可能更利于人体吸收。

警惕：如果患有甲状腺功能减退症，人体可能无法将α或β胡萝卜素转化为维生素A，这时最好避免使用这些补充剂。

隐黄质：当人体需要的时候，它可以转化为维生素A。有研究将有宫颈癌的女性血液中的隐黄质水平与无宫颈癌的女性进行比较，结果表明，无宫颈癌的女性，血液中的隐黄质水平显著升高，这提示隐黄质可能能够预防这类癌症。隐黄质可以因为吸烟而被消耗。科学家比较了男性咀嚼烟草或吸烟者与戒烟者血液的维生素E与类胡萝卜素的水平，他们发现，使用烟草的人体内隐黄质水平显著降低。

*食品与补充剂建议：*为了健康，每天要让自己食用一些含隐黄质的食物，如一些水果：桃、木瓜、橘子、柑橘。隐黄质包含在了混合类胡萝卜素配方中，推荐剂量为每天3~6mg。

番茄红素：这种类胡萝卜素没有任何一种维生素A前体的活性，这表明即使人体有需要，它也不可能转化为维生素A。番茄红素的抗氧化能力明显强于β-胡萝卜素。番茄红素是番茄、西瓜、红柚以及其他蔬菜和水果显现红色的原因。研究表明，番茄红素可以抑制多种癌细胞的生长。研究表明，经常食用比萨饼可以降低男性前列腺癌的风险，这是因为用做比萨饼的番茄酱含有丰富的番茄红素。研究还发现，番茄红素还可以预防烟草中的致癌物的伤害，可以让人免受紫外线损伤。

*食品与补充剂建议：*血液中的番茄红素水平随年龄增长而下降。而且，番茄红素是脂溶性色素，除非加热或者与少量脂肪（如橄榄油等）合用，否则人体不能很好地将之吸收。因此，烹饪过的番茄酱可以提供比普通番茄更多的番茄红素。所以，如果年龄超过50岁，每天并不以食

用番茄作为基本饮食，那么建议进餐时服用胶囊补充剂，每天6~10mg。

叶黄素：这是另一种不会在人体内转化为维生素A的类胡萝卜素，但它的抗氧化作用很强。叶黄素对眼睛的健康尤其有效，研究发现，叶黄素可以清除紫外线照射产生的自由基，延缓黄斑退化，后者是年龄在65周岁以上的老年人最常见的失明原因。

食品与补充剂建议： 叶黄素在菠菜和羽衣甘蓝中含量丰富，因此，如果每天这些蔬菜吃得足够，可能就不需要额外的补充剂。不过，如果不喜欢这些特殊的蔬菜，可以找一找叶黄素片剂以及其他复合产品（其中应至少含有6mg叶黄素）。如果是分开服用，我建议每天的某次进餐时，服用片剂6~20mg。如果正在服用药物或者降低脂肪吸收的补充剂（如奥里斯特拉油或壳聚糖），会削弱人体利用叶黄素的能力。如果正在孕期，在补充叶黄素前，请先向医师咨询。另外，如果对金盏花过敏，就需要避免使用叶黄素。

玉米黄质：这种类胡萝卜素与叶黄素相似，也可以预防自由基造成的眼底黄斑退化。（黄斑是视网膜上的一个很小的凹痕，是形成视觉的最佳部位，黄斑损伤会引起视物模糊，最终导致中心性失明。尽管手术可以减缓这一疾病的进程，却不能治愈黄斑退化，这也说明了为什么预防很重要。）玉米黄质也可以通过清除自由基，降低肿瘤细胞的生长速度，来预防各种不同类型的癌症。

食品与补充剂建议： 玉米黄质在莴苣、菊苣叶、甜菜叶、菠菜和黄秋葵中含量丰富。如果饮食中不常含有这些蔬菜，可以考虑使用混合类胡萝卜素，其中应含有玉米黄质30~130mg，每天进餐时服用。

108. 类黄酮

这一类植物化学物质抗氧化剂的来源本身所含的色素可以溶于水的（在生物学上，有活性的类黄酮抗氧化剂是生物类黄酮）。类黄酮有很多种，不同的植物含有的类黄酮也不一样。研究表明，一些类黄酮的抗氧化活力比维生素C和维生素E高50倍，而红葡萄中的类黄酮对人LDL的抑制作用，更是比维生素E高1000倍！以下列出的类黄酮是大家应该了解的，因为它们对健康很有益处！

儿茶素：隶属于多酚类黄酮家族，研究表明，它们可以抑制对抗生素耐药的金黄色葡萄球菌的生长，后者是一种危及生命的感染；儿茶素还可以帮助高胆固醇饮食的人保持正常的胆固醇水平，并有助于预防龋齿和牙周疾病。此外，还有很强的证据表明，儿茶素可能可以减少胃癌和肺癌的发生率，预防DNA损伤，推迟动脉硬化的发生。

*食品与补充剂建议：*儿茶素在绿茶中的含量很高。在葡萄、葡萄汁以及由葡萄酒制成的食品中也含有。儿茶素摄入过量会引起中毒，不过，我发现，每天1~2杯绿茶既安全又有益。

警惕：任何孕期或哺乳期的女性，或者有心律失常的人都应该限制儿茶素的摄入，每天饮用绿茶不应超过2杯。（可以使用不含咖啡因的绿茶提取物补充剂。）

白藜芦醇：另外一种重要的多酚类黄酮家族成员。研究表明，它们可以通过抑制血栓和LDL的形成来减少心脏病和脑卒中的风险。研究还发现，他们能够帮助预防癌细胞的形成，使恶性细胞转变为正常细胞，减少糖尿病神经病变（经常发生在小腿和足部的神经痛）的发生，改善记忆，激活人体的去乙酰化酶（sirtuins，一种可以延缓细胞衰老的酶），并刺激有益健康的气体——一氧化氮的产生（参见第365节）。

*食品与补充剂建议：*白藜芦醇是在葡萄子与葡萄皮中发现的化合物。它和儿茶素、花青素（一种抗氧化剂，使得红葡萄的颜色呈现深紫色）一起，驳斥了法国悖论——尽管法国人的饮食含有极其大量的脂肪、高胆固醇，但法国人心脏病的发病率却是世界上最低的。研究人员认为，这是因为法国人每餐都喝红葡萄酒。（白藜芦醇暴露于空气中时非常不稳定，打开软木塞一天后，就会失效。）如果你不饮酒，也不想染上过度饮酒带来的负面影响，但仍想获取红葡萄酒对健康有利的作用，以下是一些可选的替代品：

石榴汁是白藜芦醇的绝好来源（每天84~140ml）；可可含量不少于70%的黑色无糖或者半糖巧克力（每天1小块）；蓝莓（每天1杯，新鲜或冷冻）；绿茶也含有其他多酚类化合物（每天3杯140ml绿茶）；无糖紫葡萄汁（每天112~448ml）。

也可以选择市售的白藜芦醇补充剂。因为白藜芦醇和其他天然多酚化合物一同摄入时，吸收率可被提高，因此混合多酚补充剂是优先的选择。我建议，可以每天服用1000 µg白藜芦醇胶囊或者2粒（30 µg）的多酚胶囊。

原花色素与花青素：也被称为原花青素，这些类黄酮（技术上称为黄烷醇）是强效的血管保护剂，以连接并强化人体多种胶原蛋白著称，特别是软组织、肌腱、韧带和骨骼。正因如此，它们可以促进所有腺体和器官进行良好的血液循环，这对于预防和战胜疾病至关重要；在毛细血管脆性升高的情况下，如青紫、静脉曲张和痔疮，也有治疗的作用；它还对骨质疏松有显著的预防作用。此外，它们还对运动员以及热衷塑身的人有益，这是因为PCO或OPC是水溶性的，因此可以中和组织液中由大量运动产生的自由基。

*食品与补充剂建议：*PCO或OPC（就像番茄和西红柿，是同一种东西的不同称谓）主要来源于葡萄子和松树皮提取物。碧萝芷是少数几种可以穿越血脑屏障的抗氧化剂之一，可以预防脑和神经组织的氧化，它们和松树皮的益处相当，而实际上碧萝芷正是类黄酮以及松树皮提取物在获取专利后的商品名称，其原花色素的含量占50%~60%。这些类黄酮在其他水果和蔬菜中也有发现，不过由于树皮、树干、叶子以及表皮通常并不是必须食用的食物，它们反而常常被丢弃。幸运的是，可以选用补充剂。我建议，每天服用PCO片剂的上限为3片30~100mg，两餐之间服用，葡萄子和葡萄皮提取物的片剂。（除非年龄超过65岁，或者免疫功能不佳者，否则应该服用较低的剂量。）

109. 植物性雌激素

这类从植物中发现的重要的化合物可以在体内产生雌激素样的作用，使人体获益，如预防乳腺癌和前列腺癌，预防心血管疾病、骨质疏松和脑功能障碍，以及其他一些疾病。

多数植物中的植物雌性激素是以下三类化合物之一：异黄酮、木脂素、配糖。

异黄酮：参见下述第110节。

木脂素：一种具有抗癌、抗病毒和抗菌作用的抗氧化剂，这种植物性雌激素在亚麻子中的含量最高，另外一些好的天然来源包括芝麻子、葵花子，高纤维燕麦麸和豆类；燕麦和黑麦粉制品；全谷物大米、豆腐、番茄酱和巧克力。木脂素在草莓、桃、梨、葡萄干、猕猴桃、柚子、李子、橘子、杏（含量最高）等一些水果中，含量也较高。所有十字花科蔬菜（参见第120节）都是极佳来源，其中甘蓝含量最丰富。

配糖：尽管配糖产生的雌激素效应不如异黄酮，但许多科学家仍相信，配糖与异黄酮联合使用产生的协同效应，比每一种单用都要强。配糖在各种豆类，如干黄豌豆、墨西哥豆、利马豆中都有发现，在苜蓿和苜蓿菜芽中含量最高。（配糖在种子的发芽期产生，这也说明了为什么各种芽类配糖含量名列榜首。）

110. 异黄酮

异黄酮发现于豌豆以及其他豆类中，这类植物性营养素与类黄酮相关。在体内，它们可以转化为植物雌激素——一种有激素样作用的复合物，可以帮助抑制激素依赖性的肿瘤的生长或其他疾病的发生。它们可能对降低血液总胆固醇水平有所帮助，有助于降低血液中的高甘油三酯水平，预防心脏病的发生。（它们甚至可以预防女性更年期的潮热症状。）最著名的大豆异黄酮是三羟异黄酮和大豆黄酮。

三羟异黄酮： 通过预防营养肿瘤细胞的新血管生长，帮助阻止恶性肿瘤的扩散。可以减少乳腺癌和前列腺癌的风险。

食品与补充剂建议： 豆类制品中含有大量的三羟异黄酮，如豆奶、豆腐、味噌、豆豉。如果不喜欢吃豆腐，觉得"豆子就是豆子"，那可以购买大豆黄酮或异黄酮的丸药或粉剂补充剂。我推荐引用一杯大豆蛋白奶昔或服用2片浓缩补充片剂（含有10mg三羟异黄酮和大豆黄酮）。

大豆黄酮： 与三羟异黄酮共同作用，可以阻止促进肿瘤细胞生长的酶的作用，对于雌激素刺激乳腺癌细胞生长的女性，大豆黄酮对该类癌细胞的控制尤其有益。有助于降低血液酒精含量，缓解宿醉症状。（参见第253节。）

食品与补充剂建议： 与三羟异黄酮相似，大豆黄酮也来源于豆制品。作为抗氧化剂与抗癌补充剂使用，推荐每天饮用1杯大豆蛋白奶昔，或者每天服用2片大豆浓缩片剂（包含了三羟异黄酮和大豆异黄酮）。大豆黄酮也是东方草药葛根（野葛）中异黄酮的一种，研究表明，大豆黄酮可以预防酗酒引起的宿醉，市售葛根补充剂为胶囊。如果想戒酒，或者克服饮酒后酒精的不适感，我建议每天在饮酒前后服用3粒500mg的胶囊。

111. 维生素

维生素A、维生素C、维生素E是主要的抗氧化剂维生素。

维生素A：维生素A是强效且重要的自由基清除剂，特别是它的前体 α–胡萝卜素和 β–胡萝卜素，可以破坏致癌物质，研究发现它可以预防多种类型的癌症。

食品与补充剂建议： 参见第30节。

维生素C：这种神奇的水溶性维生素可以被称为"抗氧化剂中的抗氧化剂"，因为它可以保护体内的其他抗氧化剂。维生素C抑制了致癌亚硝酸盐的产生，降低了多种癌症风险，增加重要免疫细胞的活性，防止LDL危险的氧化作用，减少心脏病的发病风险。

食品与补充剂建议： 参见第46节。

维生素E：一种对抗自由基的脂溶性维生素，可以防止细胞膜和其他含有脂质的组织氧化。现已发现，维生素E有助于预防白内障，可以加强人体的免疫反应，预防多种类型癌症，并且显著减少致死性心脏病发作的风险。

食品与补充剂建议： 参见第48节。

112. 矿物质

所有矿物质都是抗氧化剂，但是与维生素不同的是，人体不能产生任何一种矿物质，所有矿物质必须从食物中获得。无论怎么强调体内矿物质的量都不过分，这是因为没有了矿物质的帮助，维生素就没用功能，也不能被吸收。硒和锌是主要的矿物质自由基清除剂。

硒：硒与维生素E有协同作用，这意味着两种物质可以互相增加对方的作用与效果。研究表明，硒是一种重要的抗癌剂，特别有助于预防辐射和化学致癌物导致的肿瘤发生。它还可以增强由于感染刺激所致的抗体反应；有助于预防血液凝集（会导致脑卒中）；可以缓解关节炎疼痛与关节僵直。此外，还有研究认为硒可以增加男性的性功能。

食品与补充剂建议： 参见第68节。

锌：一种强效的抗普通感冒剂，它可以提高人体的免疫力，增加T细胞抗感染的能力，对老年人尤其有益。它还有助于延缓由于黄斑退化造成的失明，也有助于预防前列腺增生，甚至前列腺癌。

食品与补充剂建议： 参见第72节。

113. 葱属蔬菜

葱属植物约有500种，但抗氧化剂非大蒜、洋葱、大葱和韭菜莫属（参见第136节）。这些蔬菜含有类黄酮、维生素C、硒和含硫化合物，有很强的抗癌作用，特别是有助于细胞处理致癌物质。他们通过降低胆固醇和血压，防止血液凝集，也有助于预防心脏病和脑卒中发作。此外，葱属蔬菜有助于激活解毒的酶系，从而对肝脏有益，也很有可能预防过敏与哮喘发作。

*食品与补充剂建议：*无需生吃洋葱或大蒜也能从这类蔬菜中获益，经过烹饪，它们仍有抗氧化的能力。甚至不用经历烧心或者口臭的感觉，市售的大蒜胶囊是无臭的。西芹是天然的口齿清新剂，不过由西芹子油制成的体内呼吸清新胶囊可能更便于携带。

114. 巴西莓

巴西莓通常被看做超级食物，是产自南美洲阿萨伊棕榈树的暗紫红色浆果，是目前已知的世界上知名度最高的抗氧化活性物质。巴西莓很容易被人体吸收，有抗炎、抗菌的作用，是免疫系统促进剂，它含糖量低，是不错的纤维素来源。巴西莓同时也是多种营养素的极好来源，如不饱和脂肪酸、维生素E、植物甾醇，可以提供几乎所有必需氨基酸的、完美的复合物。这种能量神奇的水果，所含的花青素是红酒的10~30倍，可以辅助结肠癌、心血管疾病的治疗，并使人体维持健康的胆固醇水平，还能增强机体的活力、耐受力，也能使肌肉更强健有力。最后一点，但远不是唯一剩下的优点：已经发现巴西莓是安全有效的食欲抑制剂与减肥补充剂。

*食品与补充剂建议：*市售巴西莓有果汁、果浆、冷冻干粉和胶囊。在购买的时候，要确保所购买的产品是100%纯正、由美国农业部（USDA）许可的有机产品，不含糖类添加剂（含有其他成分的产品可能会引起副作用）。要明白的是，巴西莓是在巴西雨林经人工收割的农产品，其收割是一种劳动密集型工种，因此巴西莓的价格并不昂贵。巴西莓粉可以与果汁或酸奶混合，口感像沙冰一样爽口。尽管如此，还是建议每天补充剂的摄入量不要超过4000mg，或者每天饮用的原浆不宜超过4oz（1oz=29.57ml）。

115. 覆盆子

覆盆子也被称为欧洲蓝莓，是一种强效抗氧化剂。它含有花青素，目前已经发现它可以使毛细血管坚固，预防白内障、夜盲症以及其他一些视力问题，还可以改善人体循环。它也可以抑制细菌生长，有抗炎作用，还有抗肿瘤细胞生成的作用。

食品与补充剂建议：作为一种补充剂，覆盆子市售产品形式有胶囊和液态提取物，补充剂量为胶囊的一天3次，每次500mg（1粒），或者将15~40滴液态提取物混入水或果汁中，一天饮用3次。覆盆子如结合维生素C服用，效果更佳（维生素C剂量上限为每天500mg）。

警惕：服用补充剂请勿超过推荐剂量！尽管市售补充剂比较安全，但是长期摄入覆盆子叶会产生毒性。

116. 卡姆果

摘取熟透了的卡姆果，将之冷冻，并加工成为功能强大的粉末——这种来自亚马逊雨林的灌木丛的果实含有强效的营养物质，其维生素C含量远高于地球上任何一种已知植物。作为一种杀菌剂和免疫系统促进剂，它们可以改善人体循环，降低血压，有效对抗感冒，同时也是一种天然抗氧化剂，可以与多数抗抑郁剂以及其他药物一起安全地联合应用。

食品与补充剂建议：市售卡姆果补充剂为胶囊内装粉末提取物。推荐剂量为一天1~3粒100mg胶囊。

警惕：怀孕期间不应摄入卡姆果。

117. Cha de Bugre

这也是一种富含营养的南美洲植物。Cha de Bugre有着红色的果实，可以进行烹饪，也可以酿制成茶来替代咖啡。Cha de Bugre中含有咖啡因、尿囊酸，作为精神兴奋剂与利尿剂，在巴西久负盛名。使用少量Cha de Bugre，即可以产生"饱腹"感，由此，它还是一种很好的食欲抑制剂。Cha de Bugre在传统上被用于外伤的治疗，研究发现，它可以调节与支持肝、肾、结肠和心功能；也可以帮助甩掉臀部脂肪，杀死病毒，并减轻发热。

食品与补充剂建议：市售形式为叶子的粉状提取物茶末或者胶囊。推荐剂量为每天1~3粒400mg的胶囊，饭前半小时服用。

118. 山楸梅

山楸梅也被称为黑果腺肋花楸莓，它富含花青素，是目前已知拥有最高ORAC值（此值是测量抗氧化能力的指标）的物质之一，可以强力控制氧化应激反应。长期以来，美洲当地人将山楸梅用于各式各样的传统健康疗法，使它们可以在改善血液循环、强化血管、抑制病毒等方面发挥作用，也可以降低结（直）肠癌、心血管疾病、消化性溃疡、眼部炎症以及肝衰竭等疾病的风险。

*食品与补充剂建议：*市售补充剂为水果提取物胶囊。推荐剂量为每餐或饮水时服用1粒。

119. 辅酶Q10（Co-Q10、泛醌）

该种抗氧化剂营养素在各种活的细胞中都有发现，是维持人体能量正常有效运转所必需的。如果没有了辅酶Q10，细胞连一项简单的任务都无法完成。随着年龄的逐渐增长，人体辅酶Q10水平不断降低，这可能会直接引发各种相关疾病，也会引起由于衰老所致的疾病（参见第363节）。不健康的饮食习惯、应激反应以及感染也会影响人体充足供应辅酶Q10的能力。与多种维生素E抗氧化剂的属性相似，辅酶Q10可以增加活力，改善心脏功能，并逆转牙周疾病，增加免疫功能。此外，美国国立神经疾病与脑卒中研究院（NINDS）资助的一项研究表明，辅酶Q10可以减缓帕金森病的恶化速度。尽管这一研究需要进一步论证，但这一成果已经足以令人振奋了，这是因为左旋多巴和其他药物可以缓解帕金森病的症状，但现在却没有任何一种治疗措施可以减缓疾病的进程。研究者相信，辅酶Q10可以改善线粒体的功能，后者是细胞的能量工厂，在一些早期研究结果中，帕金森患者线粒体内的辅酶Q10水平低于正常水平。

有研究报道，许多心脏功能减退的老年人服用辅酶Q10几乎可以迅速增加体内能量水平。心绞痛患者认为，辅酶Q10在减少或消除心绞痛发作方面，比传统的治疗方法更有效。上百万高胆固醇血症患者（他们同时也是心脏病的高发人群）服用他汀类药物控制胆固醇，该类药物会降低体内辅酶Q10的存量。换而言之，尽管服用药物看上去可以减少心脏病发病风险，但实际上，这上百万人的发病率可能已经增加了。如果必须服用他汀类药物（如舒降之、普伐他汀、立普妥、罗舒伐他汀钙），那么补充辅酶Q10是明智之举。

*食品与补充剂建议：*辅酶Q10在肉类、谷物类、蔬菜、蛋类以及乳制品中都有发现，但随着食物贮藏时间延长、食品加工以及烹饪方法，都会使其含量明显降低。作为一种补充剂，我建议的剂量上限是一天服用3次30mg胶囊。大豆油中含有的凝胶型态的辅酶Q10，是可以被人体吸收的最佳形式，而且也最容易吞咽。因为辅酶Q10是一种脂溶性营养素，因此以油脂为基础的补充剂生物利用率更高，效力也更强。

120. 十字花科蔬菜

该类蔬菜富含抗氧化剂，包括了西蓝花、抱子甘蓝、卷心菜、羽衣甘蓝等，它们不仅含有丰富的维生素C以及其他类黄酮，还含有被称为吲哚与萝卜硫素的植物性化学物质。吲哚可以灭活能促进肿瘤生长的雌激素，特别是对乳腺癌有效。研究发现，萝卜硫素可以刺激细胞产生抗癌的酶类。这些功能强大的抗氧化剂都存在于十字花科蔬菜中，可以帮助预防多种类型的癌症。

*食品与补充剂建议：*尽管人们可以从十字花科蔬菜，如西蓝花、羽衣甘蓝、花椰菜、抱子甘蓝、小白菜等中获得营养，但他们不是多数人喜爱的食物。幸运的是，这些食物中有益健康的元素现在已经有了补充剂形式。吞下一片小药丸不会增加新鲜蔬菜中的纤维及摄入的营养素，但总比一点不吃来得好。我发现，在两餐之间服用含有西蓝花分离物或提取物的多种蔬菜与水果混合补充剂，真的让人很兴奋——这是一个极好的全营养覆盖方法！

121. 银杏

这种强效抗氧化剂以改善循环著称。它通过增加心脏、脑以及其他器官的氧气供应，帮助提高脑力与注意力，缓解腿部搐搦以及肌肉疼痛，减轻男性性功能障碍。事实上，有些男性曾表示，他们认为银杏是天然"伟哥"。它还可以减轻头晕与耳鸣的症状，可以改善阿尔茨海默病受害者的辨别能力与社会功能。因为银杏可以帮助保护细胞免受自由基的损伤，因此它也可以减缓衰老进程，预防癌症。

新的研究表明，银杏可以帮助预防与治疗黄斑退化，对常规抗抑郁治疗无效的患者有明显的价值。

*食品与补充剂建议：*标准的银杏补充剂为40mg，强化为60mg。可以一天服用3次60mg的胶囊或片剂。

警惕：该类食品对任何有出血性疾病的人都是禁忌。银杏会干扰体内的凝血功能，任何服用非甾体类抗炎药（NSAID）的人（如服用阿司匹林或布洛芬的人）或服用血液稀释剂（如华法林）的人，都不应该服用银杏。它还可以影响胰岛素，降低血糖水平。

122. 谷胱甘肽

这种具有三重能力的抗氧化剂是在肝脏中由三种氨基酸——半胱氨酸、谷氨酸和甘氨酸合成的。它可以保护全身细胞、器官与组织，有助于癌症的预防，特别是肝癌。谷胱甘肽是免疫系统促进剂，对重金属与药物有解毒作用，也可以保护人体免受放射性物质的伤害，并阻断香烟与酒精滥用对人体的伤害。它还可以用做抗炎药物来治疗关节炎与过敏。

*食品与补充剂建议：*水果与蔬菜中含有谷胱甘肽，吸烟会减少其效力。作为一种补充剂，我推荐的剂量为一天1~2次，每次50mg的胶囊。蛋氨酸可以妨碍谷胱甘肽的消耗，食用富含蛋氨酸的天然来源食物，如大豆、蛋类、鱼类、大蒜、扁豆和酸奶，都是不错的主意。含有L–半胱氨酸与L–蛋氨酸的氨基酸补充剂，可以保护体内的谷胱甘肽。

123. 枸杞

这是千百年来中医及印度医学家一直使用的草药，它可以保护肝脏、改善性功能、增强精子活力、提高视力、增强免疫功能，并且能够改善循环。这些富含抗氧化剂的果实含有丰富的类胡萝卜素、植物甾醇、氨基酸、矿物质、维生素以及必需脂肪酸，也可以降低与年龄相关的黄斑等退行性病变的发病风险。

*食品与补充剂建议：*枸杞可以生吃、泡茶或做成果汁饮用，可以从健康食品店购买。

警惕：枸杞会与抗凝药物发生药物间的相互反应，增加体内出血风险。

124. 硫辛酸

硫辛酸是一种独特的抗自由基物质，通常被称为广泛抗氧化剂。它是一种体内产生的维生素样物质。与其他体内产生的有特殊作用的抗氧化剂不同，硫辛酸既不是严格的脂溶性，也不是水溶性，这使得它可以促进体内其他抗氧化剂的活性，也是抗氧化剂不足时广泛存在的替代品。例如，如果体内储存的维生素C、维生素E含量很低时，硫辛酸可以进行暂时的补充。因为硫辛酸可以通过血脑屏障，它可以帮助逆转脑卒中引起的不良反应。硫辛酸也帮助维持血糖的正常水平，预防糖尿病严重并发症。

*食品与补充剂建议：*随着年龄的增长，人体将不能制造充足的硫辛酸来维持健康。如果已经年过四旬，那就不要错过补充硫辛酸的机会。市售硫辛酸为片剂，或为含有硫辛酸的抗氧化剂配方产品。建议每天服用1~2片50mg的硫辛酸。

125. 褪黑素

这种抗氧化剂是一种人在睡眠时，由大脑松果体产生的激素，可以帮助人体维持自然生物节律。因为它对人体生物钟（睡眠—觉醒规律）的控制，我发现它也可以治疗时差反应和失眠症。

随着年龄的增加，人体的褪黑素也会下降。补充剂或许可以延迟老龄化进程，尤其可以帮助预防由于各种疾病（包括阿尔茨海默病）对脑细胞造成的氧化损伤。

研究还发现，褪黑素可以降低丛集性头痛（译者注：一种血管性头疼，与偏头痛有所差别）的发生频率，可以通过激活抗癌细胞来增强免疫系统的功能，帮助并阻止癌细胞的扩散。

*食品与补充剂建议：*在番茄中也发现有褪黑素存在，正因如此，即使褪黑素是一种激素，也可以制成补充剂，而不是药品来进行销售。为了预防时差反应，建议在到达目的地后，睡前半小时舌下含服1~3mg（舌下含片）。如果是服用片剂或胶囊，它们不会那么快起效，建议临睡前一个半小时服用1~3mg。对于失眠的患者，应在就寝前服用1~5mg（起初服用1mg，如有必要，再增加剂量。不要超过5mg）。作为常见的抗老化补充剂使用时，我推荐在就寝前服用0.5~1mg（舌下含片）。

小贴士：如果有夜间吃点小零食的习惯，一根香蕉将大有益处，因为它能够促进褪黑素的产生。

一些药物，包括OTC的NSAID（非甾体类抗炎药）等，会干扰脑内褪黑素的产生。事实上，一剂常规阿司匹林，就会使褪黑素的产生降低75%。如果正在服用这些药物，请在晚餐后服用最后一剂。其他可以干扰脑内褪黑素产生的药物包括苯二氮䓬类药物，如安定、阿普唑仑、咖啡因、酒精、感冒药、利尿剂、β-受体阻滞剂、钙通道阻滞剂、减肥药以及皮质醇类药物（如强的松）。

由于在阳光下暴露很短的时间就能抑制脑内褪黑素的产生，建议睡觉时应该在尽可能黑的卧室内就寝，仅保持卧室的夜灯，尽量减少夜间暴露于明亮的台灯照明下。

警惕：褪黑素会使人非常困倦，应该在睡觉时服用。请不要在服用褪黑素后进行驾驶或者操作重型机械。如果正在服用其他药物、有严重疾病、在孕期或者试图怀孕、患糖尿病、其他疾病引起的激素失衡、绝经期或正在进行激素替代疗法（HRT），那么在没有医师建议的时候，请不要服用褪黑素。因为褪黑素会过度刺激免疫功能，任何有自身免疫病或正在服用免疫抑制剂的人都不要服用褪黑素！

126. 山竹

山竹是一种热带水果，主要生长在东南亚地区。现在已经发现，山竹有抗炎、抗细菌、抗真菌、防腐的功效，是自然界奉献给我们的有效的抗氧化剂之一。这种超级水果的果皮含有效力强大的山酮素、儿茶素和单宁酸，被制成医用"茶类"，用以治疗腹泻、肠易激综合征、皮肤病，以及其他一些疾患。

*食品与补充剂建议：*如果要购买山竹制品（胶囊或果汁），请购买标有"整个植物（the whole plant）"字样的补充剂。服用一粒500mg的胶囊时，请根据每种产品说明书上的剂量要求进行服用。

警惕：山竹杂氧蒽酮可以和血液稀释剂相互作用，产生不良反应，会增加出血风险。当与其他草药或药物一起使用的时候，可能会导致过度镇静。

127. 石榴

石榴的外形类似于苹果，它已经成为食品和补充剂领域广受欢迎的、富含抗氧化剂的超级水果之一。石榴里面含有大量的维生素C、B族维生素、钾和多酚类物质，如儿茶素、花青素，它对健康的潜在益处包括减少心脏病风险、降低LDL水平、消除皮肤皱纹，还可抑制多种肿瘤的生长。

食品与补充剂建议： 很多商店都有石榴和石榴汁销售。石榴的皮和子，通常是生吃的。补充剂通常会做成浓缩提取物的形式，它的优点在于去除了水果中一些没用的成分（主要是糖类）。

128. 槲皮素

槲皮素是一种植物来源的黄烷醇，是一种强效的抗氧化剂，在苹果、洋葱、红茶、红酒中经常发现。槲皮素是天然的抗组胺和抗炎药物，可以帮助人体免受心脏病和脑卒中的发作的威胁，也可以减轻前列腺炎症状，帮助治疗痛风、湿疹、过敏、麻疹和哮喘。人们还发现槲皮素有助于增强线粒体——细胞"动力工厂"的功能，可以缓解疲劳，增加耐受力。

食品与补充剂建议： 槲皮素常见于暗色水果中，在西蓝花、各种绿叶蔬菜、柑橘类水果中也有存在，但含量少于暗色水果。类黄酮类物质橙皮苷和芸香苷经常会与槲皮素一同制成联合补充剂，这几类成分有协同效应。市售槲皮素的主要形式是丸药和片剂，推荐的剂量通常是200~400mg，一天3次。

129. 超氧化物歧化酶（SOD）

超氧化物歧化酶（SOD）是一种强效抗氧化物，特别是在皮肤组织中，它可以使细胞恢复健康，减少细胞的破坏。已有研究表明，SOD注射有助于硬皮病的治疗。SOD有助于人体对重要元素锌、铜和镁的利用，但是如果没有这些矿物质，SOD也就没有了活性。随着年龄增长，我们体内制造的SOD越来越少，因此适时地补充SOD可以减少皱纹的产生，推迟人体整体的衰老进程。

食品与补充剂建议： SOD的最佳天然来源仅仅是一些青草、西蓝花、抱子甘蓝、卷心菜和冰草。SOD在胃内被破坏，因此补充剂必须有一层肠衣包被，这样补充剂才能完整无损地通过胃，到达小肠，并在小肠内被吸收。作为抗老化制剂的一部分（参见第363节），每天的服用剂

量是125μg。

130. 关于第七章有哪些问题

可以用什么方法知道我是否缺乏抗氧化剂？

这种方法叫做氧化应激检查，一般是用尿液和血液样本来检查人体内的自由基含量和谷胱甘肽的储备量。如果你健康状况良好，没有应激症状，或者也没有提心吊胆的事情，我认为你没有必要接受这种价格昂贵的检查。不过，如果你真的特别担心此事，最好还是咨询一下营养师。

我吃哪些东西可以使体内的抗氧化剂水平自然而然地升高？

有两种抗氧化剂。水飞蓟素是从奶蓟类植物中提取的，含有三种生物类黄酮：水飞蓟宾、水飞蓟宁和水飞蓟亭。水飞蓟素是一种天然抗氧化剂，可以增强肝脏功能（几个世纪以来，奶蓟被用来治疗肝脏疾病），也可以用来增加人体自身最重要的两种抗氧化剂——谷胱甘肽和超氧化物歧化酶（SOD）的水平。水飞蓟素的剂量为一天3次，每次1粒500mg的胶囊。

还有一种中国古代用来振奋精神的草药，叫做冬虫夏草，传统被用于抗疲劳和增加机体活力，它也可以增加人体自身抗氧化剂的水平。建议冬虫夏草补充剂的剂量为525mg的胶囊，每天随餐服用，一天2次。

烹饪蔬菜时，如何才能最大限度地保存里面的抗氧化剂呢？

已经发现，微波炉烹饪和烤盘烹饪（在一个平的金属盘上烹饪，不放油）是保存多数蔬菜抗氧化剂的最佳烹饪方法。水煮、油炸、高压锅、烘烤会消耗抗氧化剂。

狗和猫是否需要抗氧化剂补充剂？

可能甚至比我们需求更多！想象一下：它们比人类更多暴露于化学物质环境中，这是因为，它们从地板和草坪上呼吸了浓度更高的化学气体！它们自我梳理皮毛的生活习性也增加了暴露于有毒物质中的风险，更不必说用化学剂杀灭项圈上的细菌和它们在门外或家门周边寻找一些不健康的食物了。

尽管狗和猫确实可以自身制造维生素C，但制造的量并不能大量满足动物疾病预防的需要，也不能满足明显健康获益的需要。给宠物补充强效抗氧化维生素，可以减少宠物罹患癌症的风险，有助于增强它们的免疫系统，促进伤口愈合，减少白内障的发病风险，缓解过敏症状，并有助于膀胱炎的预防和治疗。维生素C也是健康骨骼形成所需的重要物质。

补充剂量

成年狗：每天500~1000mg；

成年猫：每天50~300mg；

为了避免胃部不适，推荐使用抗坏血酸钠或维生素C缓冲剂。

在宠物商店可以购买到专门为狗和猫制造的特殊配方补充剂，在兽医处也可以购买。

注意：大便稀溏、腹泻是维生素C摄入过多的常见症状，如果出现这类症状，则需要减量。

猫、狗和人有很大的不同，它们不能将β-胡萝卜素转化为维生素A，因此猫必须从视黄醇（动物来源）直接获得维生素A。除非怀疑猫体内维生素A严重缺乏，否则一小块肝脏（分量不超过猫日常每餐的25%），每周喂食3~4次，就完全足够了。狗体内对维生素A有不同的处理方法，因此可以比人类更能耐受维生素A，但毒性水平则是相似的（参见第30节），而且过量的话也会引起严重问题。在给狗补充前，应该先向兽医咨询。

维生素E为宠物们提供保护，使得他们免受环境污染和应激的伤害，也可以使猫患脂肪组织炎（一种由全鱼饮食引起的维生素E缺乏性疾病）的风险降低。

补充剂量

成年狗：每天100~400IU（有赖于补充剂的含量）。

成年猫：每天10~15IU（如果其年龄较大或者怀孕，或者正在哺乳期，需要将剂量增加到每天15~30IU，并分成两次，在进餐时服用）。

硒和维生素E一同服用，可以增强宠物的免疫力，但多数狗和猫已经从日常食物的鱼类、红肉类、柑橘类、蛋类和鸡肉中获得了充足的硒元素。

锌元素有助于伤口愈合，并有助于毒素从体内排出，也可以增强免疫力。狗和猫可以从羊肉、猪肉、牛肉、肝脏和布鲁氏酵母菌中获取足够的锌。（参见第72节。）

我听到一个令人倍感甜蜜的消息：巧克力是一种抗氧化剂促进食品。这是真的么？

如果你喜欢吃的是黑巧克力，那么确实是这样。根据发表在《营养学》杂志的一项研究，研究者发现吃黑巧克力——而不是牛奶巧克力——能增加体内抗氧化剂的水平。每天吃6.7g黑巧克力，可以显著降低人体血液中C反应蛋白的水平，因此这一剂量也被看做具有抗炎保护效应、预防老年心脏病的理想剂量。因此，为了满足心脏的健康需求，可以适度享用黑巧克力。

黑茶是否含有和绿茶相同的抗氧化剂？白茶和红茶的情况如何呢？

黑茶比红茶需要更多的加工处理过程，因此黑茶含有的抗氧化剂略少，但它的确有改善冠状血管的功能，可以降低LDL水平，降低血压，即便黑茶比绿茶的咖啡因含量高。白茶具有最强的抗氧化效力，其咖啡因含量低于绿茶或黑茶。红茶含有一些对健康有益的独特成分，这些成分就是超氧化物歧化酶（SOD）（参见第129节）。红茶还含有锌、镁和α-羟基酸，可以有效改善过敏、哮喘和湿疹。

有趣的是，尽管人们以各式各样的方法饮用茶叶，茶叶的化学构成也是多种多样的。研究仍然表明，将茶叶浸泡五分钟，会使茶叶中多于80%的儿茶素（茶叶中发现的抗氧化剂）释放出来。另一方面，速冻冰茶含有的儿茶素几乎为零。因此，为了在茶歇时光享受最有营养的饮品，请泡上一壶热茶。

当选择红酒的时候，是否有些红酒中含有的白藜芦醇更高些？

如果想从红酒中获得更多的白藜芦醇，可以选择黑比诺。在寒冷、潮湿的环境中制造的红酒——如黑比诺，含有更多的白藜芦醇，因为白藜芦醇可以保护葡萄在湿冷的环境中免受霉菌的侵蚀。

是否所有含酒精的饮料都含有白藜芦醇？

若果真如此，这些瘾君子要比我们都更健康，体内的抗氧化剂也比我们更多。烈性酒是蒸馏酒，因此它们不含有白藜芦醇，也不含有其他多酚类物质。另一方面，啤酒是由大麦和啤酒花制成的饮品，确实含有令人吃惊的、多种多样的多酚类物质。但对我们而言，并不需要从酒精中获益，喝红酒也能提供这些物质。

我需要削减一部分购买补充剂的开支。我想问一下，超市销售的哪些水果和蔬菜会给我提供最多的抗氧化剂，帮我节省更多的钱？

根据美国农业部的建议，最好的蔬菜和水果主要是蓝莓、黑莓、蔓越莓、草莓、菠菜、覆盆子、抱子甘蓝、李子、西蓝花、甜菜、鳄梨、橘子、红提、红柿椒、樱桃和猕猴桃等。

我服用辅酶Q10。让我的老狗也服用一些是否合适？它已经10岁了！

不但合适，而且我建议它应该服用！辅酶Q10对于生命来说，是一种重要的营养素，它安全、无毒。如果没有辅酶Q10，你的狗的体细胞将不能正常工作。随着狗龄渐长，狗狗体内制造的辅酶Q10越来越少，因此现在就开始补充，时机正好。辅酶Q10可以增强狗狗的心脏功能、强化免疫系统，并使狗狗可以从容应对压力。目前，市售的补充剂有粉末胶囊（译者注：胶囊为普通胶囊，其内容物为粉剂）和明胶胶囊（译者注：胶囊为明胶胶囊），但明胶胶囊的效力更强一些。我建议小型和中型犬类每天服用10mg。如果你的狗狗是大型犬或者巨型犬品种，你可以让它每天服用30mg，将补充剂拌入食物中服下。

你知道吗？

·如果把蓝莓、黑莓和红环甘蓝进行烹饪，对健康更有益。

·洋葱、大蒜、胡萝卜和韭菜含有一种天然抗菌素，这种物质可以破坏致病的病菌，但对健康细菌却没有影响。

·每周食用多于2份的番茄酱，可以降低男性罹患前列腺癌的风险。

第八章
其他神奇的宝贝

131. 乳酸杆菌：益生菌

益生菌是一类寄居在人体肠道内、有益于健康的微生物。它们是有益的菌群，可以帮助人们抵抗疾病。乳酸杆菌，或者说"嗜酸菌"，是"友好"的肠道菌群之一。1粒胶囊或者1小粒药丸补充剂，也比酸奶更有效，补充剂通常是将乳酸菌在以大豆、牛奶或者酵母菌为基础的培养基（译者注：含有微生物生长所需元素和环境的人工制成养料，可以形象地看做"微生物饲料"）中培养而来。

许多医师在开处方的时候，会将口服抗生素和乳酸杆菌一同开具给患者，这是因为抗生素会破坏肠道内的有益菌群，通常会使服药者排泻的白色念珠菌（一种真菌）过度繁殖。白色念珠菌可以在肠道、阴道、肺、口腔（会引起鹅口疮）、指甲和趾甲内生长，这些真菌通常会在大量服用乳酸杆菌几天后消失。

经常摄入乳酸杆菌，可以保持肠道的清洁。它可以消除由于肠道发生腐败作用而引起的口臭（呼出的气体有异味，这种气味无法用漱口水或者口腔清新剂消除）、便秘、出现异味的胃肠胀气，并帮助治疗痤疮和其他皮肤疾病。它还可以增强随着年龄增长而逐渐减弱的免疫系统的功能，对绝经期的女性抵抗阴道真菌感染有益，这是因为绝经期的女性体内雌激素水平下降，阴道比较干燥，因此也对阴道真菌更加敏感。

请记住，乳酸、碳水化合物、果胶和维生素C再加上一些纤维素（参见第137节纤维素和糠麸），对肠道菌群的生长有额外的促进作用，这一点很重要，这是因为除非给它们持续提供生长所需的乳酸或乳糖，否则这些有益的细菌会在5天内死亡。

益生菌能为你做些什么

益生菌可以和抗生素一起作用，预防腹泻，不过这样也会削弱抗生素的疗效，但可以保护有益的细菌免受有害细菌的伤害。

制造抗感染的物质。

益生菌增加了对人体有益细菌的量和功效，使有害细菌——那些可以引起疾病和感染的细菌消亡。

有助于维护肠道内的健康。

有助于纠正肠道问题——包括便秘、腹胀。

有助于结肠炎、肠易激综合征、克罗恩病的治疗。

有助于预防结肠癌。

可以产生消化牛奶和其他乳制品所需的酶，有助于钙对骨骼的强化作用。

有助于乳糖不耐受的管理。

可以帮助战胜导致痤疮和湿疹等过敏症。

可以使肠道内的一些毒素灭活。

如果需要购买酸奶，请购买含有菊粉的酸奶。菊粉是一种益生素，它已经被科学证实是一种可以增加体内有益细菌（如双歧杆菌）活性的物质，也可以帮助抑制消化道（参见第132节）内有害菌的生长。菊粉在一些常见的蔬菜和水果中都有发现，如朝鲜蓟（译者注：又称为洋蓟、菊蓟、菜蓟、法国百合、荷花百合，原产于地中海沿岸，在法国栽培最多，在我国主要分布在南方，主要向海外市场销售）、芦笋、洋葱、葡萄干和香蕉等。菊粉是一种天然可溶性膳食纤维的好来源，因为它不会升高血液中的葡萄糖水平，也不会增加胰岛素，因此对糖尿病患者有好处；它还有助于钙的吸收，预防一些由于细菌（如大肠杆菌、沙门氏菌、葡萄球菌和李斯特菌）引起的食源性疾病。

通常的补充方法：餐前半小时或餐后半小时服用2粒乳酸杆菌胶囊或2汤匙乳酸杆菌液体，或者将1包乳酸杆菌颗粒溶解到果汁中饮用，一天1~2次。由于进食后胃酸升高，因此需要在两餐之间摄入更多的益生菌来保护有益的细菌。

注意：商品说明书中标注了细菌的菌株类型的，通常比未标注菌株类型的更有效。

132. 益生素

益生素并不是可以消化的食物成分，但是有助于好细菌（益生菌）的生长和繁殖，可以使消化道的益生菌恢复并保持平衡（可以把益生素看做益生菌的维生素）。益生素主要来源于被称为低聚糖（又称寡糖）的纤维素类碳水化合物，因为它们不能被消化，因此它们可以停留在消化道内使有益菌群保持健康。低聚糖的较好来源主要是水果、豆类和全谷物。

益生素和益生菌都有市售的补充剂。将低聚糖类益生素加入益生菌中，将开启益生菌作用的阀门，可以使益生菌在体内健康生存，并使益生菌的有益效果发挥到最大。

133. 菠萝蛋白酶

菠萝不仅是水果，它的好处很多。菠萝蛋白酶是一类来源于菠萝的酶，是有助于消化分解蛋白质的酶类混合物，同时有助于食物和补充剂中的营养成分的吸收。它也有助于减少因关节炎或外伤引起的疼痛和肿胀，作用类似于非甾体类抗炎药，却没有非甾体类抗炎药对胃肠道的不良作用（非甾体类抗炎药包括阿司匹林、布洛芬和萘普生等，它们可以抑制前列腺素的产生和作用，而前列腺素虽然是炎症反应的复合物，但对胃黏膜也有保护作用）。菠萝蛋白酶还可以防止血液中纤维蛋白原非正常升高，而后者升高会使血液自发凝集，进而引发心脏病或脑卒中。

如果作为一种助消化的物质，我推荐餐后服用1~2粒500mg的片剂；如果作为一种抗炎的物质来使用，那就每天服用1~3粒500mg的片剂；如果是想保护心血管的健康，就每天服用1粒500mg的片剂。

注意：菠萝蛋白酶可以和调节心律的药物相互作用，当和血液稀释剂一同服用的时候，也会增加出血的风险。

134. 姜黄素

如果喜食印度美食，那么可能无意识地从多个方面获得了健康。姜黄素来源于姜黄，这种香料使得咖喱粉呈现特有的黄色，姜黄素（与同属咖喱粉材料的小茴香有所不同）是一种强效抗氧化剂，特别有助于减少香烟中致癌物质引发的自由基对吸烟者的损伤。它也可以减轻类风湿关节炎的炎症反应。事实上，对于一些关节炎患者而言，姜黄素产生的改善效果甚至可以和保泰松（一种治疗类风湿关节炎的抗炎药物，是一种非甾体类抗炎处方药）相提并论，却没有非甾体类抗炎药令人生畏的不良反应。此外，它还表现某些可以抑制乳腺肿瘤生长的蛋白质的活性，也可以降低血液中LDL的水平。

就姜黄这种香料本身而言，很长时间都被印度的治疗师运用在医学实践中，用作加强肝功能的药物。而且，现代许多补充医学治疗师也会向丙型肝炎患者开具姜黄素。姜黄素还有助于预防血栓形成，从而预防心脏病发作。当服用姜黄素补充剂时，建议每天服用1~3粒500mg胶囊，随餐服用。许多市售补充剂都将姜黄素和另一种抗炎物质菠萝蛋白酶一同制成补充剂。这两种物质在一起可以发挥最佳作用，而且菠萝蛋白酶可以促进姜黄素的吸收。

135. 人参

一个被广泛接受的观念是，人参可以同时振奋精神和保持体力。中国人使用人参的历史已经将近5000年。人参有轻微的通便作用，帮助人体更迅速地排除毒物；它还可以帮助减少LDL，并改善循环。人参是一种富含植物性雌激素的植物，它通过提高雌激素水平，缓解女性绝经期的不适症状；人参也可以抑制肿瘤细胞的生长，维持正常血压，治愈感冒。许多世纪以来，人参都被当成刺激性欲的食物，许多女性都认为它能提高自己的性欲。因为它的这一促进作用，男性也发现，人参改善了他们的性功能。（根据《泌尿学》杂志发表的一篇研究，让勃起功能障碍的男性连续8周服用高丽红参，一天3次，每次900mg，然后中间停用2周，接着再服用相同剂量的高丽红参连续8周，实验结束时，服用人参的男性勃起功能指数评分比服用安慰剂患者明显高。）

人参另有的一种显著的营养功能是，它通过刺激人体内分泌腺的功能，可以促进维生素和矿物质的吸收。如果想让人参发挥最大功效，最好的方法是空腹服用，而且最好是早餐前服用。如果无法做到这一点，至少也应该在餐前或餐后1小时服用。维生素C会干扰人参的吸收，所以如果同时服用维生素C补充剂，应该在服用人参前或后的2小时错时服用。（缓释维生素C补充剂可能相互作用的程度小些。）

市售的各种种类的人参包括亚洲人参（也被称为东方人参、中国人参或高丽人参）、美国人参（西洋参）、西伯利亚人参（刺五加）。西伯利亚人参并不是真正意义上的人参，但是它却和人参有许多相似的功效，特别是在增强耐力和降低胆固醇方面。

市售的人参胶囊为500~650mg，我建议人参胶囊的服用量每天不要超过6粒（500mg）胶囊。也可以购买人参茶、人参粉或人参浓缩液。现在认为人参是A级适应原（一种无毒性的物质，可以增强人体对各种应激因素的适应力，无论这种应激是物理因素、化学因素，还是自然界的生物学因素）。如果服用亚洲人参或西洋参，请选用人参皂苷（生物活性成分）含量在4%~7%的产品；如果是西伯利亚人参（刺五加），请选用刺五加苷含量在1%的产品。

注意： 在极少见的情况下，人参会导致绝经期女性阴道出血。尽管这一情况并不危急，但还是可能会和泌尿系统肿瘤混淆。为了以防万一，如果确实出现了流血症状，请告知医师，而且不要忘了告诉他你正在服用人参。此外，一些人服用了亚洲人参后，可能会出现头疼或血压升高，因此，在服用含有人参成分的制剂前，请先向医师咨询。

136. 紫花苜蓿、大蒜、叶绿素和丝兰

紫花苜蓿被著名的生物学家和作家弗兰克·波尔称为"伟大的治疗师"，波尔发现，这种豆类植物的绿叶中含有8种重要的酶。而且，每100g紫花苜蓿中，就含有8000IU维生素A和20000~40000IU的维生素K，可以预防出血，有助于血液凝集。此外，它还是维生素B_6和维生素E的很好来源，富含钙、镁、钾和β-胡萝卜素；而且含有充足的维生素D、氧化钙和磷，这样就可以保证儿童骨骼和牙齿的健康成长。

紫花苜蓿有较好的通便作用和天然利尿作用，常被用来治疗尿路感染；而且以缓解类风湿关节炎、改善食欲著称，还可以用于治疗胃部疾病和胃气痛。主要的市售补充剂形式为胶囊或片剂，推荐剂量为一天3~6片（粒）。

注意： 紫花苜蓿会加重狼疮（译者注：一种自身免疫病）病情，任何人如果有此类疾病或其他自身免疫病的，都应该避免食用紫花苜蓿。

大蒜含有钾、磷和大量的B族维生素、维生素C，还含有钙、蛋白质，以及令人惊讶的促进健康的复合物，而很多传统医学治疗师都已经认识到了这些复合物卓越的药用价值。大蒜是天然抗生素，曾经为苏联

部队依赖，以致被称为"俄罗斯青霉素"。研究还发现，大蒜可以降低胆固醇，特别是LDL水平，还可以作为天然血液稀释剂，有助于预防血栓形成，预防心脏病和脑卒中发作。

近来的研究表明，大蒜油中含有一种成分——二烯丙基硫醚，这种成分有很强的作用，可以使致癌物失效，并抑制恶性肿瘤的生长。大蒜还能降低血压，清除血液中过多的葡萄糖（血糖和胆固醇水平升高，会引起动脉硬化和心脏病），并减轻支气管堵塞、咽喉疼痛和感冒症状。

大蒜的最佳补充方法是摄入无气味的生的陈蒜胶囊。这些补充形式使得人们不会在使用后呼出难闻的气体。为了确保呼出的气体清新可人，可以选择服用由欧芹子油制成的口气清新剂。

叶绿素有抗菌作用，也有促进伤口愈合的作用，同时，它还可以刺激新组织生长，减少被细菌污染的风险。

叶绿素是天然的除臭剂，常被用作商业空气清新剂，它也是典型的身体清新剂、口味清除剂（口齿清新剂）。常见的市售形式是片剂和液体。

丝兰提取物来自百合科的树木或灌木。约书亚树就是丝兰。对印度人来说，丝兰有多种用途，他们尊奉丝兰为健康和生命的保护者。约翰·W. 耶尔博士是一名植物生化学家，他从丝兰中提取了甾体皂苷，并用这一提取物的片剂治疗关节炎。研究证实，这种治疗方法安全、有效，平均剂量为一天4片，服用者没有胃肠道不适的症状。丝兰提取物片剂和液体都是无毒的，可在多数健康食品和维生素商店购买到。它可以帮助减轻关节炎或风湿病发作造成的炎症反应和关节疼痛，我建议一天至多可以服用3次，每次1片片剂或1粒胶囊，或者10~30滴液体补充剂。

注意：长期使用丝兰提取物会减少脂溶性维生素如维生素A、维生素D、维生素E和维生素K的吸收。如果正在服用丝兰提取物，而且已长期服用，请向医师咨询一下，是否需要补充这些脂溶性维生素。

137. 纤维素

发表在《美国医学会》杂志上的一篇研究表明，如果人们食用粗粮，就会将更多不可消化的纤维素送入消化道，我们会变得更健康，并且更长寿。尽管多数人当时并不清楚，直到现在也不清楚，并非所有的纤维素都是相同的，它们有不同的类型，因此也有不同的功能。

例如，可溶性纤维素可以在水中溶解。在肠道外，会和胆汁结合，并帮助人体将胆固醇移出体内。可溶性纤维素还降低了胃排空率，使得胃有更多的时间从食物中吸收营养素，并延长饱腹感。

不可溶纤维素不会在水中溶解，但它们也像可溶性纤维素一样，吸收水分，并促进食物进行消化作用，从而使大便更加松软、膨胀，有助于减轻便秘。

注意：增加纤维素的摄入应该是渐进性的，以避免出现不舒服的症状，而且还要记住，增加纤维素的同时，也该加大饮水量。

应该了解的纤维素种类和纤维素来源

纤维质：这种物质存在于全麦面粉、糠麸、卷心菜、嫩豌豆、青豆、扁豆、西蓝花、抱子甘蓝、黄瓜皮、辣椒、苹果和胡萝卜中。（提供不可溶纤维素。）

半纤维质：这种物质存在于糠麸、谷类、全谷物、抱子甘蓝、芥菜和甜菜中。（提供不可溶和可溶性纤维素。）

纤维素和半纤维素可以吸收水分，可以使大肠功能顺畅。重要的是，它们可以使待排泄的废物膨胀，并使之快速通过结肠。这一作用不仅可以预防便秘，还可以预防肠道憩室形成（译者注：憩室是指因为肠内压力过高，肠黏膜和黏膜下层向肠道的肌肉中突出，而形成一个袋状结构。）、结肠痉挛、痔疮、结肠癌和静脉曲张。

注意：患有某些肠道疾病时，严禁增加纤维素的摄入。在开始高纤维素饮食前，应该先向医师咨询。

树胶：胶质通常存在于燕麦片、燕麦产品中，干蚕豆中也有。（可以提供可溶性纤维素。）

果胶：果胶通常存在于苹果、柑橘类水果、胡萝卜、花椰菜、卷心菜、干豌豆、青豆、土豆、南瓜和草莓中。（可以提供可溶性纤维素。）

树胶和果胶主要影响食物在胃和小肠中的吸收。它们通过与胆汁酸结合，减少脂肪的吸收，并降低胆固醇水平。它们通过覆盖胃的内表面，可以使胃排空延迟，因此也减少了餐后人体对糖的吸收，这些对糖尿病患者有益，因为它降低了人体在任何一段时间对胰岛素的需求。

注意：树胶和果胶会干扰某些含有灰黄霉素的抗真菌药物的疗效，如灰黄霉素V和灰黄霉素。

木质素：这一类型纤维素存在于早餐的谷类食品中，含在糠麸、生

长过期的蔬菜（蔬菜采摘晚了以后，蔬菜里面的木质素会增加，会变得不易消化）、茄子、绿豆、草莓、梨和胡萝卜中。（提供不可溶纤维素。）

木质素减少了人体对其他纤维素的消化能力。它们也会和胆汁酸结合，降低胆固醇，并帮助加速食物通过胃。

警惕：多数人并没有从日常饮食中摄入足够的纤维素，但摄入过多的纤维素会引起排气、腹部胀气、恶心、呕吐、腹泻，而且，虽然通过转变成高纤维素饮食就可以很容易预防这些症状，但高纤维素饮食还是会可能干扰人体对某些矿物质的吸收，如对锌、钙、铁、镁及维生素B_{12}的吸收。

纤维素可以为你做些什么

可以改善血液胆固醇水平。（可溶性纤维素可以降低LDL。）

有助于预防痔疮。

有助于获得并维持健康的体重。

可以减少胃肠憩室类疾病的发病风险。

帮助管理血糖水平，可以减少糖尿病的发病风险。

可以显著降低高血压。

可以减少小肠癌的发病风险。

降低消化性疾病，如肠易激综合征（IBS）的发病风险。

警惕：对于已经患有IBS的人而言，纤维素反而会加重胀气和肠痉挛。

摄入多少是足够的

纤维素的成人推荐剂量为每天20~38g。（对于年龄大于50岁的男性，摄入的目标剂量是30g，年龄小于50岁的，摄入剂量为38g；对于年龄超过50岁的女性摄入剂量为21g，年龄小于50岁的剂量为25g。）当增加纤维素的摄入量时，记得每天至少饮用8杯水。下表将对你确定纤维素的含量有所帮助，表中所列的食物为常见的、纤维素含量高的食物。

食物	分量	含纤维素的量（g）
全麸皮谷物	1杯	23
麸皮芽谷物	3/4杯	18
鳄梨	1个，中等大小	12
南瓜	1杯	9

食物	分量	含纤维素的量（g）
黑豆	1/2杯	8
覆盆子	1杯	8
黑莓	1杯	7.2
利马豆	1/2杯	7
芸豆	1/2杯	6.9
苹果	1个，较大个头	6
无子葡萄干	1杯	6
欧防风（俗称芹菜萝卜），经过烹饪	3/4杯	5.9
全麦意面	5杯，烹饪过的	5.4
桃片	5份，干片	5.3
低脂肪爆米花	1又1/2杯，膨化	5
无花果	3个，中等个头	5
梨	1个，较大个头	5
带皮土豆	1个中等个头	5
山药	1杯	5
玉米粒	2/3杯	4.2
豌豆	1/2杯	4
全麦松饼（玛芬蛋糕）	1个，普通大小	4
胡萝卜，生的	1根，中等大小	3.7

138. 海带

这种神奇的海藻含有多种维生素（特别是B族维生素）和各种有价值的矿物质（比其他食物含量都要高）。因为海带是天然的碘的来源，因此可以维持甲状腺的正常功能。换而言之，比较瘦的人如果有甲状腺方面的问题，可以通过适当食用海带增加体重，而肥胖的人在适当食用海带后，可以减轻体重。事实上，多年来，广为流传的时尚食谱之一就是海带、卵磷脂、醋和维生素B_6饮食（参见第340节）。海带还被顺式治疗法的医师用于治疗肥胖症、消化不良、胃肠胀气、顽固性便秘，并对辐射损伤有保护作用。有报道称，海带对脑组织极其有益，特别是对包绕脑组织、感觉神经和脊髓的软膜有益。

海带可以直接烹饪，也可以被晒干，并磨成粉末，这种粉末可以用来调味，或者当做食盐的替代品。同时，市售的海带补充剂还有片剂和溶剂。

139. 蘑菇

数世纪以来，蘑菇都是中国人和日本人喜好的食品，有独特的药用价值。现在蘑菇终于走进西方世界，成为健康焦点。经研究发现，蘑菇可以强化免疫系统、抑制肿瘤生长、降低胆固醇水平、降低血压、有助于预防心脏病发作，可以与化疗药物联合，有效治疗肿瘤，还有其他很多作用。

蘑菇里面含水多，脂肪、碳水化合物都很少，是一种低热量食物（0.45kg新鲜的蘑菇仅有125cal的热量）。但如果除掉蘑菇中的水分，那么蘑菇里面含有的蛋白质几乎可以和小牛肉媲美，而且从分量上来看是1:1。烹饪也能去除蘑菇中的水分，使蘑菇里面的蛋白质浓缩。任何一种蘑菇都不能大量生食。

舞茸蘑菇（灰树花菇）： 这种蘑菇的体积大小如篮球，它的名字从字面上看是"跳舞的蘑菇"，这是因为传说中，发现舞茸蘑菇会欢快地跳舞。舞茸蘑菇是一种应激原，这意味着它会帮助人体适应各种应激刺激，使人体的功能保持正常。研究已经证实，舞茸蘑菇可以缩小肿瘤体积，增强化疗的疗效，减少化疗的不良反应，如恶心和疲劳。降低血压和血糖，并预防病毒对T细胞所造成的破坏，却几乎没有不良反应。请不要空腹食用大量的舞茸蘑菇。维生素C和舞茸蘑菇补充剂一同服用时，可以促进舞茸蘑菇的吸收，并增加补充剂的效力。补充剂的剂量根据个人健康状况可以有多种选择。作为预防性服用时，推荐每天服用1片100mg片剂。

赤灵芝： 灵芝被视为"长生不老的仙药"，作为最名贵的药材的历史长达2000多年。数百年来亚洲医师常常会向有心绞痛或胸痛的患者开具灵芝的处方。作为一种应激原，灵芝增加了人体对应激刺激的抵抗力，使人体保持良好状态，灵芝已被用做有效的止痛剂、天然的抗炎试剂、卓有成效的治疗失眠的药物，以及抗肿瘤药物。灵芝中的成分激活了体内的巨噬细胞和T细胞，这些细胞是人体的"卫士"，可以帮助人体祛除外来侵入物，也包括肿瘤细胞。灵芝还用于治疗高胆固醇血症、肝脏疾病、慢性疲劳综合征和高原反应。目前市售的灵芝补充剂有胶囊、

药丸及提取物形式。灵芝还可以在烹饪中使用。（使用前，将干的灵芝在温水或肉汤中浸泡半小时。）根据人体需要，增加灵芝的补充量。尽管目前对灵芝的毒性并不知晓，但对于病情严重的患者，服用前仍应向营养科医师咨询。如果是为了缓解关节疼痛、减轻严重或者作为普通的免疫系统促进剂，我建议每天服用灵芝提取物补充剂100mg。

*香菇：*香菇是另外一种神奇的真菌，它含有一种被称为香菇多糖的多糖列物质，通过增加T细胞的功能，可以提高免疫系统的抵抗力。根据日本国立肿瘤中心科学家的研究报告，香菇可以抑制肿瘤生长。香菇还可以降低胆固醇、预防心脏病、有抗病毒的功能，效力与处方药金刚烷胺相同，却没有严重不良反应。与灵芝相似，香菇既可以新鲜使用也可以使用干货，同时作为补充剂，有胶囊、药丸和提取物等多种形式。

140. 鲨鱼软骨

纯化的鲨鱼软骨，来源于鲨鱼骨骼中坚硬有弹性的部分，其中含有的复合物可以抑制肿瘤的血管的再生（肿瘤中的新生血管使肿瘤生长），基本上会让肿瘤处于"饥饿"状态。研究已经表明，软骨补充剂在治疗卡波氏肉瘤和各种癌症方面，与处方药血管抑素和内皮抑素有相似的作用机制。研究已经发现，鲨鱼软骨可以增强免疫系统的功能，帮助减轻关节疼痛，缓解关节炎，也可以有助于银屑病、硬皮病、湿疹以及其他主要的皮肤疾病的治疗。目前市售的补充剂形式有胶囊和粉剂的形式，但请仔细阅读产品标签，不是所有的产品都含有100%的纯鲨鱼软骨。

警惕：鲨鱼软骨对人体新生血管的功能有阻断作用，因此，儿童、健身运动员、孕期女性、准备怀孕的女性或者任何近期有心脏病发作或有手术治疗史的患者都不宜服用。

141. 蜂胶

蜂胶是小蜜蜂制造的神奇产品，富含生物类黄酮，有助于保护人体免受病毒的侵害，特别是对于老年人和其他免疫功能较弱的人尤其适用。蜂胶是蜂蜜的副产品，数千年来，蜂胶在治愈伤口方面有很大的医疗价值。蜂胶含有天然的抗菌、抗病毒和抗炎成分。近期的研究还表明，蜂胶可以抑制结肠癌细胞的生长。

蜂胶既可以外用，也可以内用。现已证实，蜂胶对咽喉疼痛和牙龈疾病有极佳的治疗作用。此外，它还可以有效对抗疱疹病毒，如果把蜂胶涂抹在疱疹患处，它可以缓解疼痛。如果口服胶囊补充剂，则可以刺激免疫功能。作为一种补充剂，市售的蜂胶既有软膏（作为外用），也有含片（有利于咽喉疼痛），还有胶囊形式。我对蜂胶的推荐剂量是一天1粒200mg胶囊。（当作为抗衰老制剂的组成部分时，可以服用500mg胶囊，一天3次。）

142. 酵母

酵母是一种神奇的天然食物，它的多重功效使它对得起自己的名声。酵母是极佳的天然蛋白质来源，是天然B族维生素的超级来源。它是有机铁最丰富的来源之一，是富含矿物质、微量矿物质和氨基酸的黄金宝藏。它还以降低胆固醇水平（当与卵磷脂合用时），有益于痛风的逆转，可以缓解头疼和神经痛。

以下是各种酵母的来源。

*布拉氏酵母：*来源于啤酒的副产物酒花，有时候会被称为营养酵母。

*圆酵母：*生长于造纸的木浆，或来源于赤糖糊（译者注：又称为黑蜜糖）。

*乳清：*是牛奶或奶酪的副产品（口感最佳，而且是最强效的非酵母产品）。

*液体酵母：*来源于瑞士和德国，从草药、蜂蜜、麦芽、橘子或柚子中来。

要避免活的面包酵母。活的酵母细胞会消耗肠道内的B族维生素，并剥夺体内所有维生素。在营养酵母中，这些活的细胞会被加热杀死，因此可以预防对其他营养素的消耗。

酵母含有所有主要的B族维生素（除维生素B_{12}外），这些B族维生素甚至可以在酵母内增多。它富含16种氨基酸，14种或更多的矿物质，17种维生素（维生素A、维生素E和维生素C除外）。

因为酵母像其他蛋白质食品一样富含磷，所以在食用酵母的同时在食谱中额外增加一些钙会更合理。因为磷会与钙发生反应，加重钙的流失，从而导致缺钙。补救的方法非常简单：增加钙的摄入量（人体可以很好地吸收乳酸钙）。在食用酵母时，如果同时摄入复合B族维生素会更有效，它们在一起会产生协同作用，发挥更大的力量。

我们可以将酵母搅拌入饮料、果汁和水中，在两餐之间服用。感觉疲倦的人在服用一汤匙或者更多液体形式的酵母后，会在几分钟内恢复精力，而且效果可以持续好几个小时。酵母也可以作为减肥食品使用。在进餐之前，饮用含有酵母的饮料，可以极大地降低食欲，从而减少热量的摄入。

警惕：事实上，我们应该意识到，所有商业化生产的酵母都是通过某种形式的基因改良，然后生产出来的。

143. 大豆现象

对于这种神奇的食品来说，最大的怪异现象就是为什么我们中的很多人（译者注：特指美国人）没有食用它！几个世纪以来，中国人和日本人食用了大量的大豆类食品，相对于美国人的饮食习惯，这不仅大幅降低了癌症和心脏病的死亡率，而且显著地延长了寿命。事实上，如果你每天在平衡饮食中只增加56g的豆制品，你就已经获得了对抗疾病的有力的防护武器。

大豆富含纤维和植物性雌激素，尤其是两种重要的异黄酮，即金雀异黄酮和大豆黄酮（参见第110节）。它也是少数的能提供完全蛋白的植物性食品之一，它含有相对平衡的8种必需氨基酸。美国官方认为，它在补充蛋白质方面与肉类相当，而且根据《美国临床营养》杂志的报道，除了早产婴儿，大豆蛋白可以充当人类身体的唯一的蛋白质来源。

大豆蛋白与动物蛋白相比的优势

低脂肪。

无胆固醇。

高植物性化学物质。

优质的纤维素来源。

优质的矿物质（如钙、铁、镁和磷）来源和B族维生素来源。

注意：除印尼豆豉（一种发酵的完全的大豆制品）外，大豆中维生素B_{12}的含量很低，而蔬菜中含有丰富的维生素B_{12}。

大豆潜在的优点

大豆类食品含有的抗氧化剂不仅可以对抗多种形式的癌症，而且可以延缓衰老。

对于肾功能不全的人，大豆可能会减缓或预防肾脏损伤。

有助于降低胆固醇水平。

有助于维持骨密度，防止骨质疏松的发生。

可降低结肠癌和直肠癌的发病风险。

有助于提高免疫力。

有助于降低更年期女性的血压。

有助于对抗感冒。

可能会减轻更年期女性的热潮红感。

豆类食品和豆制品：如何选择和选择的来源

大豆坚果： 这些都是深度油炸或干烤大豆，经常是用盐制或用调料调味制成的食品。这种食品是优质的蛋白、纤维素和异黄酮的来源。最近，弗朗西恩·威尔提博士在一项研究中发现，61名绝经的女性（其中12名患有高血压，49名血压正常）在8周里每天吃半杯干烤低钠大豆，其中高血压女性的收缩压降低了百分之十而舒张压降低了百分之七；对于那些血压水平正常的女性，血压降低的数值，是高血压女性的一半。注意，相对于其他坚果，大豆坚果的脂肪和热量都比较高。

黄豆芽： 完整的大豆6天就可以发芽。它是非常好的蛋白质和纤维素来源，而且在烹饪菜肴的时候，可以很方便地添加。

新鲜毛豆： 新鲜毛豆既包含了豆荚，也包含了其中的豆子。毛豆不像干黄豆，它们在豆子比较新鲜的时候食用，可以像新鲜蔬菜一样蒸煮，也是很好的蛋白质、纤维素和异黄酮来源。一种流行的日本零食枝豆（译者注：中国读者可以理解为毛豆），它的豆荚也是美国天然食品餐馆采用的烹饪原材料。

豆浆： 豆浆不含乳糖，是完整的黄豆在水中浸泡和研磨制成的。它的另外一种调制方法是，把水加入全脂豆粉中制成。它是非常好的异黄酮、蛋白质、B族维生素和矿物质来源。（然而只有强化豆浆含有的钙、维生素D或者维生素B_{12}水平才会和牛奶相似。）

豆腐： 一种白色的用豆浆制成的奶酪样的块状物。在许多种烹饪方法中，将一些调料加入豆腐中，调料的味道可以很容易被吸收，很入味。实际上，豆腐除了可以作为肉的替代品，还像奶酪一样，有多种用途。老豆腐（也叫木棉豆腐）比其他种类的豆腐含有更多的蛋白质、

脂肪和钙。当你想保持它的外形和软硬度的时候最好立即煮熟。水豆腐（嫩豆腐）是奶油状的而且易于做成汤或者搅拌。烧豆腐是经过轻微焙烤处理的老豆腐（译者注：豆腐干）。冻豆腐是冻干的豆腐，所以在烹饪之前要先解冻。市售的豆腐制品还有粉末状的即食豆腐混合物。

纳豆：发酵的黄豆制品，是历经千年的传统日本食品（尤其是作为早餐食品而言），目前已经发现，纳豆有助于预防心脏病发作、癌症、骨质疏松和病原体引起的肠道病变等诸多疾病。它易于制作，而价格又很低廉，但是食用者需要适应它的味道。纳豆的口感黏黏的，而且闻起来不是很好吃的样子，但是它对健康具有众多显著的益处。

日本豆酱：一种发酵的豆瓣酱，它的用途广泛，既可以作为调味品，也可以做成汤或者作为沙拉的辅料和调味料。它低脂但是高盐，可以在冰箱里储存一年以上。

警惕：如果你是高血压或者盐敏感的患者，应该避免食用日本豆酱。

大豆酱油：它是世界上最流行的调味品。这种含盐的酱油是由大豆、小麦和曲霉孢子的发酵混合物制成的，不含异黄酮，但是有研究显示，它含有其他的抗癌化合物。虽然有低钠（每汤匙605mg）酱油，但是它并不是无钠酱油，所以如果你是高血压患者或盐敏感体质者，我建议你不要食用。

分离大豆蛋白（或者离析大豆蛋白）：该产品的市售形式有无味的或者加入调味料的粉末形式，它含有的蛋白质不低于90%。它经常出现在肉类替代品、婴儿配方奶粉和健身训练食用的蛋白质粉中，是一种强效的低胆固醇制品，它可以作为烘焙减肥餐的添加剂，撒在谷类食品上，或者与水果或果汁（蔬菜汁）混合制成一种非乳制的奶昔混合饮品。

注意：贴着大豆蛋白的产品可能仅仅指的是大豆粉，而大豆粉中的蛋白含量要比分离大豆蛋白更高。所以请仔细阅读标签。

大豆粉：一种极好的异黄酮来源，大豆粉含有的蛋白质不少于50%。大豆粉是由烤过的大豆制成的，全脂豆粉含有大量的脂肪，所以要寻找脱脂或低脂大豆粉，这实际上是更为浓缩的蛋白质来源。用微波烘焙比较好，因为这样可以保持水分，注意大豆粉是不含谷物蛋白的，这意味着它不能作为小麦粉或黑麦粉的替代品在酵母发酵的面包中使用。（在非酵母发酵的食品中你可以把面粉总量的20%换成大豆粉。）

大豆组织蛋白：大豆组织蛋白是由大豆粉制成的，它低脂低卡路

里，却含有大量的蛋白质、异黄酮、钙、铁和锌。它可以用于替代用碎牛肉制作的菜肴中部分或全部的肉，例如牛肉条、辣汁牛肉或者牛肉汉堡，但是在向食物中添加之前，必须先水发。

大豆油： 大豆油并不像其他植物油那样含有异黄酮，但是却富含Ω−3和Ω−6脂肪酸，这近似于海洋鱼油（参见第110节）。它还含有在生命中非常重要而人体自身又不能产生的亚油酸。但是像其他所有油一样，摄入量也不宜过大。

大豆补充物： 这是富含异黄酮、金雀异黄酮和大豆黄酮的片剂。推荐的用量是男性每天2片10mg的片剂，而女性是4片。

你知道吗？

· 不喝黑咖啡可能有助于预防食道癌。

· 在商店买的含有合成维生素D的牛奶会造成身体里镁的流失。

· 在喝完苏打饮料1小时内刷牙会导致牙釉质的破坏。

144.关于第八章有哪些问题

什么是生态失调？

生态失调是肠道内细菌失衡的一种结果，它通常是由抗生素、不良饮食或者应激引起，它会导致有害细菌或者真菌生长。与它有关联的疾病有真菌感染、应激综合征和风湿性关节炎。在你的饮食中加入益生素和益生菌通常可以恢复正常菌群的数量，而且这是避免生态失调发生的最好的办法。

红参和白参有什么区别？

通常认为红参的品质更好。人参根的自然颜色是白色，当它经过简单地清洗和干燥处理时，会保持原来的颜色。然而，红色人参是由人参与一种草药溶液一起蒸制成的。掺杂杂质和稀释的人参产品并不罕见，所以你一定要买知名品牌，并且寻找标准化的、有质量保证的产品。

我买的酸奶标签上说它含有纤维素。生产商加工处理时，能去除掉它吗？

它们没有去除任何东西。现在，在产品中标注的这种纤维素是你最不想要的。因为科学家创造出了一类新的纤维素——功能纤维，这种分子可以添加到很多加工食品中。你不必把这种纤维素看成或者感觉成纤维素，也不必指望它能提供营养素。

我是38岁的女性。我服用维生素并且进行锻炼，想增加我的肌力。我听说过肌酸，但是我不确定它是什么，有什么作用。它对我有作用吗？

可能有效，它已经受到健美爱好者和运动员的钟爱。一水肌氨酸是天然存在的一种氨基酸，该种氨基酸主要存在于人体骨骼肌中。它对于三磷酸腺苷（ATP）的产生有重要作用，而ATP是肌肉收缩等运动的燃料。当ATP减少时，你就会变得疲惫。通过提高你的肌酸水平，可以为更长时间的剧烈运动提供更多的ATP燃料，这就导致了肌肉中脂肪燃烧量的增加。因为肌酸带动水进入你的细胞（这增加了蛋白质合成），你可能会迅速增重。但是，需要注意的是，肌肉的增重远多于脂肪的增加，而且如果你利用肌酸带来的能量加强训练，就可以降低身体的脂肪含量和血脂水平，并帮助对抗心脏病。

肌酸存在于肉类和鱼中，但是很多运动员会很快消耗掉饮食中提供的肌酸。可是如果你涉及耐力运动比如长跑或者游泳时，肌酸可能会适得其反，因为额外的肌肉可能会降低耐力。市售的肌酸通常是粉状或者做成可咀嚼的威化食品。一勺粉末（5000mg）与果汁或者水混合就能给你的肌肉有力的支持。要购买那些承诺肌酸含量达到99%的补充剂，而较便宜的产品可能只含有60%。研究显示，一些人试用肌酸后发现并不能将额外的肌酸吸收入肌肉，所以会感觉到肌酸对肌肉组织和体育运动并没有起到促进作用。不过，与β-丙氨酸补充剂一起服用可以改善这种状况，但是如果你在2~3周内没有感到提升作用，那么肌酸和β-丙氨酸可能并不适合你。

警惕：当你为应对剧烈运动而服用大剂量的肌酸时，可能会导致肾功能障碍。一旦这种情况发生，就要迅速地补充液体，稀释和除去肌酸。除非有医师的建议，否则儿童不要使用肌酸。

我正试着用提高大豆食品摄入量的方法降低胆固醇。我每天应该摄入多少异黄酮才能达到标准呢？从豆腐中我是否已经获得了足够的量或者过多了呢？

大多数研究者认为，每天摄入30~50mg的异黄酮就足以让健康获益。给你的建议是，一杯豆腐或者印尼豆豉（大约含有70mg）、一杯豆浆（30mg）、半杯烤黄豆（大约120mg）。史蒂芬·巴恩斯医师是大豆研究领域的领先者，他是阿拉巴马大学药理毒理学教授。根据他的研究，在亚洲国家的许多素食主义者把大豆制品作为主食，这样他们每天异黄酮的摄入量就在100mg左右。因为目前还没有长期摄入更高水平异黄酮的研究，所以摄入量在这个范围以内是可行的。

新闻中的螺旋藻指的是什么？它是什么神奇的药物吗？

它根本不是药物。螺旋藻是天然的、易吸收的完全蛋白质。它被称为螺旋藻浮游生物或蓝藻，是天然的高叶绿素来源，富含螯合的矿物质，如铁、钙、锌、钾和镁，它还是一种好的维生素A和复合B族维生素来源，它还含有苯丙氨酸。苯丙氨酸作用于大脑的食欲中枢，可以降低饥饿感，同时也能使你的血糖维持在适当的水平。

如果你想变瘦，它对于降低体重会有神奇的帮助。饭前一个半小时服用3片500mg的螺旋藻。一旦这个剂量开始起作用，就减成饭前1~2片。

我听说过一种藻类，它被认为对健康有益，而且有治愈疾病的神奇功效，但不是螺旋藻。你听说过这种东西吗？能告诉我它是什么吗？

这是小球藻。小球藻（翠绿色的藻类）已经被作为完美的天然健康食品进行销售。它的成分除了含有完全蛋白质外，还含有所有的B族维生素、维生素C、维生素E和主要的矿物质（足够补充人体所需的锌和铁）。研究还发现，它能够增强免疫力，促进消化、排毒、加速伤口愈合、抗辐射，帮助预防退行性病变，帮助治疗白色念球菌感染，减轻关节疼痛。而且因为它的营养丰富，所以有助于减肥。

小球藻被制成片剂、粉末和水溶胶（这种形式含有小球藻生长因子的浓度最高）的形式销售。要知道，虽然小球藻产品很多，但它们所用的特定的小球藻品种却不相同。

平均剂量是每次5~8片，一天3次。我建议开始先每次1片，一天3次，以确定你会不会有过敏反应。可能发生的不良反应包括产气、胀气、胃肠功能紊乱、恶心、绿便和轻微的皮疹或湿疹。这些反应除非特别严重，一般在几天之内就会消失。如果没有消失，那么就要停止服用并向营养医师咨询。

戴维·史汀伯克博士是《小球藻：天然药用藻类》的作者，他发现了小球藻的排毒作用。小球藻最好空腹服用，然而由于它是食物，除了像用药那样服用以外，也可以与其他食物一起食用。

我知道糠麸对我有好处。我就是不知道哪种糠麸最好？

这取决于你所需要的营养素。以下列出的糠麸名称会对你有所帮助：

大麦麸富含可溶性纤维素，有助于降低胆固醇。

谷糠富含不可溶性纤维素，有助于降低结肠癌的发病风险。

燕麦麸富含可溶性纤维素，有助于降低胆固醇水平。事实上，研究结果表明，每天只要56g燕麦麸就能够使胆固醇水平降低7%~10%。

米糠富含可溶性纤维素，有助于降低胆固醇水平。（它与燕麦麸的营养价值相似，但是更少量的米糠就能达到相同的效果。两勺米糠提供的可溶性纤维素就相当半杯燕麦麸。）

小麦麸富含不可溶性纤维素，有助于降低结肠癌发病风险。（这类纤维素的天然来源和注意事项参见第137节。）

你能给我介绍一下蜂王浆吗？它与蜂胶有什么区别？

蜂胶是蜂蜜的一种副产品。而蜂王浆是蜜蜂的"乳汁"，它是工蜂分泌的产物，是一种白色、富含营养素的物质。所有蜜蜂幼虫在生命的头三天都吃这种高浓度的超级食品，但是之后只给指定的蜂王食用，这是她唯一的食物，她的个头会长到比她的姐妹蜜蜂大50%，寿命长40倍，并且保持高生育率。蜂王浆中含有所有的重要氨基酸，维生素A、维生素C、维生素D、维生素E、9种复合B族维生素（包括维生素B_{12}、氰钴胺）和矿物质钙、铜、铁、磷、钾、硅酮类和硫。它是完全蛋白质，还是一种微弱的天然抗生素，并对肾上腺有刺激作用，而肾上腺能够影响新陈代谢、情绪、食欲和性欲。蜂王浆可以帮助你增加能量，而且自然疗法医师经常推荐用于治疗绝经产生的症状，也用来提高男性的性功能。另外，许多女性认为它能够明显减少皱纹和细纹。作为能量促进剂，我建议一天服用1或2粒500mg的胶囊。

有没有减少大豆中植酸盐的方法？我听说它们能降低营养素的吸收。

大豆中高含量的植酸盐确实引起过一些争论，这是因为，在消化道中，植酸盐能够结合重要的矿物质，如钙、铁和锌，从而阻止人体对这些元素的吸收。浸泡和发酵可以显著降低植酸盐的含量，就像日本豆酱、纳豆、日本酱油、酱油和印尼豆豉（但不包括豆腐、豆浆、组织大豆蛋白或者离析大豆蛋白）在制作中使用的方法。但是高含量的植酸盐未必是件坏事。一些动物实验的结果显示，植酸盐通过与矿物质结合能够阻止恶性肿瘤的生长，因为恶性肿瘤更需要这些矿物质。

记住，大豆的加工程序越多，你所能获得的异黄酮就越少，也就是说酱油和大豆油的异黄酮含量不高。

第九章
草药、偏方、精油和顺势疗法

145. 关于自然疗法你应该知道的

草药虽然是天然的，但这并不意味着它能够随意使用。在尝试任何草药疗法之前，应该先确定它们是什么，怎样制备和使用，以及各种注意事项，至少你应该知道它的不良反应。

通常采用草药疗法引发的医疗问题很少见，但是过敏和毒性反应的可能性却始终存在。

注意：如果你现在正在使用药物，或者你有其他医疗问题，那么应去咨询营养专业医师，了解草药相互作用和可能发生危险的不良反应。

146. 芦荟

芦荟这种植物含有一种促进伤口愈合的物质——芦荟凝胶，它是一种抗生素、止血剂和促凝剂的混合物。

内服时它的作用就像轻微的通便剂。如果定时服用一汤匙（最好是空腹）且每天的总量达到500ml，就有助于治疗胃溃疡。

芦荟凝胶外用的用途有很多：

它是一种快速有效的创伤愈合剂，有助于治疗由于烧伤、昆虫叮咬和接触到毒葛所致的皮损。使用时，撕下一片茎叶，并把浆汁直接涂抹到受伤部位，或者把芦荟胶浸到纱布里包扎伤口即可。

芦荟胶软膏、乳膏和洗液能够防止阳光晒伤所引起的水疱和脱皮。

它有助于软化脚上的老茧和鸡眼。

应用到面部和咽喉，它能软化皮肤，并使脸颊上由于年龄引起的皱纹紧缩。

它能缓解痔疮的疼痛和瘙痒，并且减少痔疮出血。

它能够作为一种有效的护发素使用。

警惕： 对于敏感人群它可能会导致荨麻疹、皮疹、瘙痒和其他过敏反应，孕妇内服可能是极其危险的。

147. 余甘子（印度醋栗）

如果你一直在寻找一种有效的增加维生素C的方法，那么推荐你使用余甘子。由于它富含多酚类和异黄酮，现已发现，余甘子有助于治疗呼吸道和肠道疾病，如哮喘、痛风、便秘和结肠炎等。在实验中已经发现，它可以降低男性的胆固醇水平，并且有效地预防与年龄有关的疾病，比如骨质疏松、心悸和视力减退。

作为一种补充剂，余甘子粉（有一点辣）可加入多种菜肴中，从汤和沙拉到肉汤和生面团的烹饪中，都可以使用。推荐的剂量是一天2汤匙。

148. 大茴香（种子）

这是一种天然的利尿剂和胃激动剂，经常用于缓解胀气。在民间医疗中，常用它来治疗干咳、促进哺乳期女性产奶。

作为补充剂使用时，把种子研磨成粉，每次在一杯开水中加1勺，一天喝3次。

149. 山金车

这种有着雏菊样头状花序的夏季开花植物，已经在顺势疗法中使用了成百上千年，它被用来缓解炎症和疼痛。山金车刺激活化白细胞，促使受伤部位瘀滞的体液进行循环和回流。当它被用作外用软膏擦在瘀伤、扭伤、烧伤、湿疹、肌肉劳损和粉刺等诸多受累部位时，可以起到促进愈合和缓解疼痛的作用。它具有抗生素和抗炎效果，能够消肿，并促进伤口愈合，但是它不能在皮肤破损和出血的情况下直接在创面上使用。

市售的山金车补充剂通常是舌下含服片，根据顺势疗法，会推荐在术前和术后使用山金车，这样可以使创伤最小化。通常的剂量是在手术的前一晚上（如果手术时间为第二天清晨的话）、手术当天的早上和术后一天的早上各在舌下含服4片。

警惕： *山金车能促进血液循环，同时也会升高血压。*

150. 洋蓟

这种流行蔬菜的菜心，也是这种植物的花朵，在烘焙、蒸、卤汁腌渍中或者与其他蔬菜混合在一起时味道很不错。但是洋蓟的作用比仅仅作为美味的菜肴进行烹饪要多得多。它是久负盛名的壮阳药（尽管尚未被证实），现已发现，食用洋蓟具有降低胆固醇水平的作用。事实上，一种抗胆固醇药——cynara，就是从这种草药中提取的。另外，现在已经证明，洋蓟可以促进肝脏分泌胆汁，并且有利尿的作用。

151. 印度人参

印度人参是在北美和印度发现的一种灌木的根，伟大的印度医学已经发现，它具有抗炎、抗肿瘤、抗压和抗氧化作用，并在数个世纪以来，一直使用该草药。近来实验室研究也已经证实了它作为抗抑郁药和记忆加强剂的药效。

作为补充剂使用时，印度人参提取物每次1粒450mg胶囊，一天2~3次，这个剂量就足以对缓解压力和促进骨折愈合产生好的效果。

警惕： *除非有医师的特殊要求，并不建议儿童、孕妇或者哺乳期女性或者任何使用其他药物的人服用该种草药。*

152. 黄芪

现已发现，这种草药能够缓解疲劳，减少感冒的次数，可以为饱受流行性感冒攻击的呼吸系统提供支持。它是一种全身范围的免疫系统增强剂，可以提高人体对病毒或细菌感染的抵抗力，并且促进在感染的伤口愈合。它也可能阻止恶性肿瘤细胞向正常组织扩散。它最好和锌以及维生素A、维生素C一起使用。

用做补充剂，一天吃1~3粒400mg的胶囊。

警惕： *如果你正在接受化疗或者在使用其他药物，不要使用黄芪，或者先向医师咨询。*

153. 罗勒

紫花罗勒是一种能够做成湿敷药物、把毒素从皮肤排出的植物。它经常被用来缓解蜜蜂蜇刺，还能把皮下暗疮的头拔出来。

154. 越橘

很多年以来，越橘都在偏方中被用于治疗弱视和夜盲症。它可以加速视黄醇到视紫红质（这是维持视力正常所必需的一种物质）的转换。研究还发现，它有助于预防眼睛损伤，并且在一些案例中，还能降低近视的严重程度。另外，越橘还被用于静脉曲张、痔疮和下肢静脉功能不全，其作用和所有的血管支持药物的作用比较相似。

市售的补充剂是装在胶囊中的提取物。推荐剂量是每次1粒胶囊，一天1~3次，或者将15~40滴提取物混到水或者果汁中饮用，一天3次。

警惕：这种草药的叶子如果长期使用，是有毒的。虽然制备的提取物比较安全，但也不要服用超过推荐的剂量。

155. 黑升麻

它是一种天然的、可以作为激素替代疗法（HRT）选择的草药，也是用于减轻更年期热潮红和其他更年期症状的最热门的草药。黑升麻也被用于诱发月经、减轻痛经症状、缩短产程和减轻分娩疼痛。持续性的咳嗽和由风湿病引起的肿胀和疼痛患者如果使用黑升麻，也能从中获益。与黄芩、药用水苏、西番莲和缬草一起使用，它就是天然的镇定剂。

市售的补充剂是装在胶囊中的提取物。推荐剂量是每次1粒胶囊，一天1~3次。如果使用提取物，请遵循包装上的说明。

警惕：黑升麻对患有乳腺癌或疑似有乳腺癌的女性可能是不安全的，也不推荐正在化疗的女性使用。已经发现，它能够增强化疗药物多柔比星（阿霉素）和多西紫杉醇（泰素帝）的毒性，并使这些药物的药力增强，因此，当这两种情况同时存在时，我建议不要用它。除非有医师的建议，否则在孕期直至分娩都不要使用黑升麻。大剂量能导致中毒。

156. 黑穗状醋栗

一种有效的抗炎草药，并且富含抗氧化剂和维生素。黑穗状醋栗是含油丰富的种子，它含有大量的必需脂肪酸（EFA），其中包括γ-亚麻酸（GLA）。这种油脂能够帮助促进血液循环，减缓风湿性关节炎患者的肌肉强直，减轻月经前的痛性痉挛和乳房胀痛。它还有助于干燥性皮肤病的治疗。

市售的黑穗状醋栗种子油补充剂形式是胶囊。推荐剂量是服用含500mg的胶囊，一天1~3粒。

157. 洋飞廉

经常被用来刺激食欲和治疗消化方面的问题，它还能减轻发热，并减轻充血。

市售的补充剂是提取物或胶囊形式。推荐剂量是一天1~3粒胶囊，或者将10~20滴提取物与水或者果汁混合饮用，一天1次。

警惕： 高剂量时，它可能会导致嘴和食道的烧灼伤，并且发生腹泻。它也可能降低抗酸药的效果，所以不推荐给胃溃疡、反酸或者食管裂孔疝的患者使用。

158. 乳香

现在已经发现了它具有抗炎和抗关节炎的作用。乳香是阿育吠陀草药，来源于印度乳香的树脂，它能治疗疼痛，作用就像非甾体类抗炎药（NSAID）。但是不像非甾体类抗炎药（比如阿司匹林和布洛芬）那样会引起胃部不适，乳香提取物可以在严重期使用。

作为补充剂，推荐剂量是300mg装的胶囊，每次1粒，一天3次，和食物一起服用。

159. 花竹柏

常用于促进血液循环和降低腿和脚的浮肿，它尤其适合于那些整天站着并且晚上有肿胀感的人群。这种草药也含有甾体类型的化合物，可以收缩静脉和消除炎症，还有助于减轻关节炎和风湿病的疼痛和肿胀。很多人发现花竹柏还可以口服或者做成软膏使用，显著降低痔疮引起的不适感。

市售的补充剂是胶囊或者提取物的形式。推荐剂量是一天1~3粒胶囊，或者将10~20滴提取物混入水或果汁中饮用，一天1次。

160. 金盏花

一种紫莞目的芳香的一年生植物，用于促进伤口愈合，具有抗败血症、抗炎和抗氧化的作用。它可以快速封闭小创口的边缘，并且有助于预防瘢痕组织的生成，它经常在顺势疗法中治疗擦伤、切割伤、肌肉扭伤、脓肿和其他皮肤溃疡。

除此之外，金盏花还可以被制成漱口药用于牙龈和牙齿感染。用做茶时，它可以用于治疗膀胱感染。

警惕：金盏花油膏（或者任何以脂类为基础的制备方法）不应该用于有渗出或者流血的创面。对于新近缝合的创口，直到拆线并有瘢痕形成才可以使用金盏花软膏。虽然它没有毒性，也不要在孕期内服用。

161. 樟脑

这种草药是由樟脑树叶得来的（或者这一科的其他常绿植物），它已经被用作烹饪香料和药物使用了几个世纪。作为5种最流行的顺势治疗草药中的一种，据说樟脑可以增加能量，在治疗上，它被用于消除周身的寒冷（尤其是肢端）、痉挛、焦虑、轻微的外伤，以及促进流感症状的康复。

警惕：在有哮喘或者过敏性疾病时，不建议使用樟脑。

162. 猫爪草

几个世纪以来，它已经被中南美洲的草药治疗者用于增强免疫力。猫爪草含有一种有助于治疗关节炎的天然抗炎成分。从这种植物提取的化合物也具有抗癌的属性，并且已经发现，它有助于增加HIV阳性患者的T细胞数量。

警惕：过量服用可能引起腹泻。

163. 辣椒或者辣椒属

辣椒对饮食的贡献绝不仅仅限于辣味刺激食欲，它对消化功能给予了一种全能的帮助。事实上，它有助于缓解胀气。它对于血脂也有有益的效果，能降低甘油三酯和LDL（参见第93节）。另外，研究发现，辣椒（辣椒子是给予辣椒独特火辣口感的物质）可以促进内啡肽（脑的化学物质，能产生一种轻微的愉悦感，并舒缓疼痛）的释放。作为辣椒茶饮料，它可以显著地缓解寒冷所带来的不适。研究还发现，药用的辣椒软膏可以减轻风湿和关节炎所引起的强直和炎症。

警惕： 服用时不要超过建议剂量。高剂量内服可能引发胃肠炎和肾损伤。任何有胃肠问题的人都不要使用辣椒。它的软膏会刺激痔疮发病，皮肤破损时也不要使用它。

164. 洋甘菊

这种植物具有解痉和胃的性质，它通常用来内服以治疗偏头疼、胃痉挛和焦虑。外用它可以治疗创伤、皮肤溃疡和结膜炎。

市售的补充剂为胶囊或提取物形式。推荐剂量是每次1粒，一天1~3次，或者将10~20滴提取物混入水中饮用，一天1~3次。它作为茶饮品的味道很不错，每天喝一杯并享受它吧！

警惕： 它可能会引起过敏反应，对于有花粉热或者对豚草、紫菀和相关植物敏感的人，该种草药可诱发致命性休克。

165. 圣洁莓

它是地中海圣洁莓树（或称牡荆、圣洁树）的果实，在欧洲使用非常普遍，它被用作治疗胃胀气、心境不稳和其他经前综合征的症状，并且对于一些令人不快的、与绝经相关的不良反应，比如热潮红和阴道干燥，也有治疗作用。一些新的研究报道了流行的激素替代疗法药物——倍美安（prempro），会增加患某些疾病的风险，因此圣洁莓是一种非常好的天然替代品。以"激素平衡器"闻名的圣洁莓可能有助于不育症的治疗，也被成功地应用于子宫肌瘤的治疗。

作为补充剂，建议每次1粒胶囊，一天3次（一天400mg），或者将10~30滴提取物混入水或果汁等液体中饮用，一天3次。

166. 西门肺草

由于这种草药含有尿囊素（一种细胞增殖剂，可以加速体内细胞的自然置换），所以它被用于从支气管问题到骨折等多种疾病的治疗。它有助于软骨修复、关节愈合、减轻神经痛，而且在促进儿童换牙方面也很有成效。当作为茶饮品使用时，西门肺草可以治疗胃部疾病、缓解咳嗽、腹泻、关节痛、肝脏和胆囊的问题。制成外用软膏时，它对减轻皮肤刺激和促进伤口愈合很有效。

警惕：这种草药含有吡咯里西啶生物碱，现在已知长期服用这种化合物，可以导致肝脏疾病。由于它的安全性不是很明确，因此我不推荐内服。其他的更加安全的草药，比如胡椒、薄荷和姜都可以替代它。我建议在西门肺草软膏的说明书上应该注明"有乳头刺激症状的哺乳期母亲应该避免使用"，因为西门肺草不应被婴儿吸收。

167. 蔓越莓

蔓越莓酱是一种受人喜爱的食品，通常是吃火鸡时的佐餐，不仅如此，蔓越莓还是一种对抗膀胱炎和泌尿道感染的天然武器，被医师用作为常规的预防手段进行推荐和使用。它对孕妇和哺乳期女性安全，根据《美国药典》的收录说明，它是针对上述问题的有效药物。虽然对于蔓越莓酸化尿液治疗泌尿系统感染的功效到底是通过杀菌作用实现，还是通过阻止细菌吸附在膀胱壁上来实现仍然存在争论，但是几乎没有人质疑它的有效性。

市售的补充剂是胶囊形式。推荐剂量是每次1粒，一天1~3次。商品化的蔓越莓汁混合物甜度很高，而且经过了加工处理，所以不推荐使用。真正的蔓越莓汁是有效的，但是口味极酸。你可以到保健食品店去购买蔓越莓和苹果的果汁混合物，它不仅效果卓著，而且不含糖类添加剂。

168. 南非钩麻

它具有提升关节弹性的抗炎效果，可以减轻由关节炎和风湿病引起的疼痛。在欧洲的研究中发现，这种草药的根的抗炎作用与可的松和保泰松相似。

市售的补充剂是胶囊形式。推荐剂量是每次1粒胶囊，一天1~3次。

警惕：孕期禁服。

169. 当归

这种草药对减轻绝经期的潮热、潮红有效，并且适用于阴道干燥和抑郁的症状，因此，经常被当做激素替代疗法的天然替代品。几个世纪以来，中国女性已经用这种草药来调节月经周期和降低由子宫收缩引起的痛经。它常被用来治疗经前综合征（PMS），帮助女性在使用口服避孕药后恢复正常月经。它可能提升雌性激素（雄性激素也一样）的效果，并且有助于人体对已经存在的激素的利用率达到最大化。例如，在绝经期，它有助于雌激素产物从卵巢到肾上腺的迁移。

市售的补充剂是胶囊形式。推荐剂量是每次1粒胶囊，一天1~3次。

当你正使用血液稀释剂华法林（可密定）时不要使用当归，因为这可能会增加出血的风险。

有些人使用当归会加剧光过敏。

警惕：孕期不要使用当归。当你正处于经期或者月经量比较大的时候不要使用，除非有营养医师指导你这样做。

170. 紫锥菊

已经发现这种草药可以从整体刺激免疫系统的活性，特别是刺激能够攻击病原体或毒素的T细胞的活性，从而保护健康细胞免遭病毒和细菌的攻击，这个免疫增强效果可能需要几个星期的时间才能达到。紫锥菊也有助于降低感冒和流感的严重性并加速恢复。

市售的补充剂有多种形式，请按标签上的指导使用。

警惕：患有自身免疫性疾病（如患狼疮和艾滋病）的人，应该在医师的监督下使用。

171. 接骨木果

接骨木树的浆果成熟后，可以制成茶，饮用后会减轻咳嗽和感冒的症状。接骨木果茶（在大多数保健食品店都能找到）或制成软膏，可以解决皮肤干燥问题。

警惕：不要食用生的接骨木果，它们是有毒的。商店售卖的接骨木果茶和油膏较安全。

172. 麻黄

中国人称这种草药为"麻黄"，它用于哮喘、感冒和其他呼吸系统疾病的治疗。麻黄包含麻黄碱和伪麻黄碱，这两种生物碱通常在感冒和变态反应性疾病的非处方药中添加使用。麻黄可以加速新陈代谢，有助于减轻体重，但是这方面的安全性和效果还没有被证实。

警惕： 麻黄有安非他明样作用，会引起心率加快、危象性血压升高和心脏病发作，甚至会导致休克和死亡。事实上，截至本书成稿之时，已经与麻黄有关的死亡病例有155例。2003年12月，FDA禁止在美国境内销售所有的麻黄饮食补充剂。

173. 月见草油

作为饮食补充剂，月见草油能够帮助降低血液中的胆固醇和血压水平、减轻体重、缓解经前疼痛，并有助于湿疹康复，帮助治疗中等程度的风湿性关节炎，延缓多发性硬化的病情进展，有助于治疗儿童多动症，还可用于粉刺（与锌联用）的治疗，并促进指（趾）甲的健康成长。此外，还发现月见草油有助于减轻绝经引起的热潮红。

月见草油的活性成分是 γ-亚油酸（GLA），后者是人体产生前列腺素（PG）所必需的，而前列腺素对健康又非常重要。换句话说，缺乏GLA，会导致PG的产生量减少，从而影响身体健康。

市售的补充剂是胶囊形式。推荐剂量是每次250mg，一天1~3次。对于经前期综合征，我建议在通常会产生症状的前2~3天开始使用，直到月经开始。

警惕： 如果你正在使用抗精神病药物，请不要使用月见草油，这是因为月见草油可能会增加疾病发作的风险。

174. 小米草

小米草对于眼睛健康具有全面的保健效果，有助于缓解视疲劳和眼部炎症。对于由感冒或过敏引起的眼部瘙痒，它也可以通过促进眼泪的释放来缓解症状。

市售的产品为胶囊和提取物形式。推荐剂量是每次1粒胶囊，一天1~3次。如果是提取物，我建议将15~40滴提取物混入液体，每3~4小时使用1次。含小米草的洗眼液产品也含有其他草药，通常在保健食品店有售。用洗眼杯清洗眼睛，一天3~4次。

175. 小茴香

已经发现，小茴香种子对消化系统问题有很好的疗效，通常可以快速而有效地减轻胀气、痉挛，也可以治疗胃酸过多引起的消化不良。它的活性成分被认为能够抑制肠道的平滑肌痉挛。

这种种子尝起来味道有点像甘草，饭后咀嚼，可以当做草药口腔清新剂。由于只要极少量就能使口气清新的效果维持很久，所以饭后咀嚼四分之一至二分之一茶匙就足够了。

警惕：小茴香子可能是微黄色或绿色的。黄色的种子通常用来烹饪。绿色的通常更甜，并且更适合作为口服助消化药或者口腔清新剂使用。

176. 葫芦巴

葫芦巴长期被当做一种药用植物，在咳嗽和感冒时用作祛痰药；做漱口水使用可以减轻咽喉痛；其种子的粉剂可以降低血糖，可能有益于糖尿病患者；用做外用敷剂，种子粉剂可以减轻皮肤刺激，有助于减轻腺体肿大和其他炎症。

市售的葫芦巴种子提取物产品是胶囊和粉剂。推荐剂量是每次1粒葫芦巴胶囊，一天1~3次。做成漱口水，将1汤匙的葫芦巴种子粉剂与224ml的热水混合，并浸泡10分钟，过滤后，每3~4小时漱口一次，以缓和咽喉疼痛。如果用于外敷，将足量的粉剂与224ml温水混合，制成浓浆直接敷于患部。

177. 野甘菊

从17世纪开始，医师就已经使用野甘菊治疗头痛。已经发现，它对于偏头痛患者有很大的帮助，除了在一定程度上减轻头痛，它还能减轻其他一些症状（如恶心、呕吐和头晕）的严重程度。根据英国医学期刊《柳叶刀》的报道，野甘菊的提取物可以抑制血清素和前列腺素的释放，而这两种炎性物质被认为与偏头痛发病有关。

市售的提取物是胶囊形式。我建议偏头痛患者每次服用1粒野甘菊胶囊，一天1~3次。通常需要持续几个月的时间。

警惕： 不要与舒马曲坦或其他偏头痛药一起使用，否则会使血压升高，并使心率达到危险水平；某些人使用野甘菊会引起口腔溃疡。如果这些状况发生，就立即停止使用。

178. 亚麻子油

亚麻子油富含必需脂肪酸（比例适当的 α -亚麻酸、Ω -3和 Ω -6必需脂肪酸），也是维生素、矿物质、可溶性和不可溶性纤维以及木酚素类（具有抗氧化剂、抗病毒、抗菌和抗癌性质的植物性化学物质）的优质来源。另外，它是一种温和的天然泻药，可以帮助减轻应激性的肠道疾病，而且由于它含有卵磷脂，所以可以稳定血糖水平，并促进心血管健康。

市售的亚麻子油补充剂是胶囊形式。推荐剂量是每天上午和下午各1粒。

注意： 亚麻子油的贮藏期很短，应冷藏（切忌加热）。如果你要使用亚麻子，再加入食物之前一定要充分研磨，否则很难被吸收。

警惕： 如果你有激素依赖性肿瘤进展的风险，请慎用亚麻子油。

179. 何首乌

何首乌是传统中药材，一种主要用于恢复力量和精力的补药。也有人认为，它可以阻止头发变白、增强生育能力。一些动物实验表明何首乌有抗肿瘤的功效，它可能有助于预防某些肿瘤。它还可以阻止血栓形成，并降低血压，所以有助于心脏健康。

市售的补充剂是胶囊形式。推荐剂量是每次1粒何首乌胶囊，一天1~3次。

180. 藤黄果

现已发现，这种植物的果实可以调节血脂水平，促进新陈代谢，并有潜在的减轻体重的作用。藤黄果还可以通过增加肝脏和小肠的糖原合成，对脑部进行信号刺激，使胃有舒适感，从而抑制食欲。

现在已有市售的藤黄果补充剂。推荐剂量是每次500mg，饭前一个半小时服用，一天3次。

警惕： 因为藤黄果能够降低血糖，所以它可以对饮食起反作用，并引发低血糖。它还能改变抗高血脂药物的疗效，因而影响此类药物作用。如果你有这些问题，在使用藤黄果之前，请先向医师咨询。

181. 雷公根

这种原产自印度的热带植物早已在东方和印度阿育吠陀医学中使用，以改善静脉回流和微血管的方式来改善血液循环，增加全身的血流量。它已经成功地应用于静脉炎的治疗，可以缓解静脉炎引起的腿部疼痛和肿胀，并消除腿部搐搦和针刺感。雷公根对人体有镇定效果，可以减轻抑郁或有助于增强记忆。

雷公根能促进结缔组织健康，并且可以刺激角蛋白的产生，从而促进皮肤溃疡和创伤的愈合。它有助于减少创伤愈合时的瘢痕形成，以及孕后妊娠纹的形成。另外，一家法国医学期刊报道了一项研究，对分娩后女性，采用雷公根治疗者，要比用常规标准方法治疗者恢复快得多。尽管雷公根和可乐名字有点像（译者注：按照英语拼写），但是两者没有任何关系，它也不含咖啡因。

补充剂已经有售。推荐剂量是每次50mg，一天1~3次。

警惕： 怀孕期间和患有甲状腺功能亢进的患者不要使用。应该向你的医师、药剂师或医护人员告知你所使用的补充剂，以避免可能发生的干扰作用或不良反应。

182. 葡萄子提取物

葡萄子提取物是一种在草药领域最激动人心的抗氧化剂。葡萄子提取物是一种有效的自由基清除剂，富含类黄酮化合物，其清除自由基的功效比维生素E和维生素C更强。它可以通过抑制细胞膜所需的胶原蛋白分解，来促进血液循环。它还具有一种阿司匹林样作用，可以减少血栓的形成，从而促进心脏健康。

原花青素是葡萄子的活性成分，它也能保护眼睛，帮助预防和治疗青光眼、黄斑变性和其他视觉相关疾病。这种活性成分还可以保护人体对抗辐射和部分化疗产生的损害。

补充剂已经有售。推荐剂量是每次50mg，一天2次。

警惕： 因为它具有延缓血液凝固的作用，所以在进行外科或牙科手术前至少两周就应该停止使用。如果你正使用抗凝血药、抗血小板药物，或有出血性疾病时，都不要使用葡萄子提取物。

183. 绿茶提取物

绿茶，也叫中国茶，较之红茶制作工序更少，味道也有所区别，绿茶的味道更为柔和。绿茶除了令人满意的味道外，还富含多酚类物质，这种化合物的持续表现可能有助于抗击癌症。有规律饮用绿茶的人比起不饮用的人来说，胃癌、肺癌、食道癌、胰腺癌和结肠癌的发病率更低。

绿茶多酚可以促进重要的抗氧化剂和解毒酶发挥作用，阻断癌性变化。在许多保健食品商店都可以找到很多绿茶皮肤外用软膏，它有助于晒伤修复。另外，它能阻止血液异常凝集，降低血压并提高HDL的水平。绿茶的作用不仅是这些，它还能促进脂肪氧化，抑制碳水化合物和脂肪产生过程中起作用的酶类的功能，从而促进减轻体重。当作为饮料时，绿茶可以阻止细菌吸附在你的牙齿上，有助于预防龋齿。在下午茶时间，没有什么比一杯绿茶更好了。

要想从绿茶中得到全面的、有益的效果，每天需要饮用5~10杯。虽然绿茶的咖啡因含量比咖啡要低得多（参见第321节），但是超过5杯也足以让神经兴奋了。有一些无咖啡因的绿茶商品，但是并不多见。幸运的是，还有无咖啡因的绿茶片剂补充剂可供选择。一片绿茶提取物片剂相当于半杯绿茶。

184. 香胶甾酮

这种提取物来自穆库尔没药树，在印度医学中，是用做降低胆固醇水平的药物。除了降低高胆固醇和甘油三酯水平以外，这种草药还可以增加HDL的水平，这种草药也不会有像许多降胆固醇药物引起的不良反应。

补充剂已经有售。推荐剂量是每次1粒25mg的胶囊，进餐时服用，一天3次。

185. 山楂

富含生物类黄酮，这种化合物对维生素C发挥功能非常重要，并且有助于强化血管功能，促进心血管健康。山楂的作用类似于血管扩张剂，可以增加心脏的血流量和氧气。它还能降低血压，减轻心脏向全身泵血的负担。它还有利尿的效果，帮助身体去除过多的盐和水。另外山楂树的果实早就用于促进人体消化和改善失眠。

补充剂已经有售。推荐剂量是每次1粒胶囊，一天1~3次。

警惕： 使用地高辛（大多数心脏疾病都会使用该药）时不能使用山楂。它们混用，会使心率过度降低，可能导致心力衰竭。虽然大多数山楂制品都是安全的，但是在没有医师指导的情况下，不要使用高浓度形式的制品。

186. 七叶树

过去，七叶树是被用做退烧和减轻感冒症状的药物，七叶树种子的提取物也被成功用于缓解痔疮引起的不适，并且可以减轻静脉曲张引起的肿胀。七叶树提取物还被用做防晒物品。在德国，它是口服的处方药，标准化的七叶树种子提取物广泛用于静脉功能不全引起的水肿的治疗，也用于下肢血液无法回流至心脏而引起的静脉曲张、疼痛以及腿部肿胀的治疗。

七叶树补充剂已经有售。口服补充剂应该在饭前1.5小时或饭后1小时服用。推荐剂量是每次300mg标准化的提取物，一天2次。局部外用时，用2%的七叶树凝胶轻轻地涂抹于患部，一天1~2次。

警惕： 七叶树能改变食物和药物在消化道内的吸收率，会对食物吸收造成一定的改变，并且可能改变了达到"有效"所需要的剂量。同时要注意，这种草药影响凝血功能，如果你正在使用抗凝血药物，不要使用该类补充剂，除非有医师的指导。

187. 杜松果实

它经常被用作健胃药，能起到增进食欲和促进消化的作用，它还有利尿作用，是泌尿道的消毒剂。

警惕： 过量食用杜松果实，或者过量摄入这一类的饮料、补充剂，可能会产生幻觉。

188. 卡瓦

这种植物生长在波利尼西亚和南太平洋诸岛上，它具有轻度的助眠效果。它能轻微地刺激脑内某些区域，使人放松，少量使用可以产生轻微欣快感。过去，中医师常常用它治疗神经过敏症和失眠症。它还是一种温和的利尿剂，有助于减轻体内水潴留，并且可以舒缓肌痉挛引起的搐搦。很多女性发现它有助于减轻经前期综合征引起的不适感，有助于绝经期出现的抑郁和焦虑时的情绪控制。

卡瓦补充剂现已有售。推荐剂量是每次100mg，一天3次。对于失眠，我建议在睡前服用200mg。当做茶饮时，每次半杯，一天2次。

警惕：长期使用能导致肝损伤，因此有肝脏问题的人不要使用。另外，也不推荐帕金森氏病的患者使用。同时也要注意这种草药可能会引起嗜睡，它还会增加酒精的作用。它也会增加选择性5－羟色胺抑制剂（SSRI）类抗抑郁药物的疗效，也能使麻醉效果延长，这就是为什么一些医师会建议在术前2~3周就停止使用的原因。

189. 野葛

野葛是一种古老的中国草药，现在，野生的野葛遍及美国东南部。野葛被作为普通宿醉的解毒药进行销售。这种草药中含有两种重要的植物性激素——金雀异黄酮和黄豆黄酮元，能够降低血液酒精水平。在饮酒前或饮酒后服用野葛补充剂，都能消除饮酒者酒后第二天的头疼和恶心症状。

野葛补充剂已经有售。推荐剂量是每次1~3粒500mg的胶囊，在饮酒前或饮酒后使用。

190. 甘草

它是一种有效的细胞膜和组织功能修复器，还具有平衡激素、刺激肠分泌、使呼吸兴奋和通便的作用。

警惕：高血压和心律失常是服用甘草可能发生的不良反应。另外，它能导致水潴留，有经前期综合征的女性也不要使用。（美国制造的甘草，如果是添加在糖果中使用的，是一种人工合成的调味料，可能没有这种副作用，当然它对身体也无益。）

191. 绣线菊

绣线菊是一种原产美国的草药，它富含水杨酸，在不用其他药物时，它便能对胃部炎症起到有效的治疗作用。它非常容易做成茶（2汤匙干的草药，加入一杯热水中冲泡20分钟，一天1次），这种天然的治疗胃灼热和胃食管返流药物，会在1~2天内就发挥作用，以减轻病情发作。

192. 木瓜

一种天然的抗酸剂。木瓜汁和片剂可以随意使用，而不必有任何使用后产生不良反应的顾虑。吃干的木瓜片也是利用木瓜的好方法。另外，木瓜可能是市场上能找到的、唯一的 $\Omega-3$ 脂肪酸含量比 $\Omega-6$ 脂肪酸高的水果。（参见第101节。）

193. 欧芹（种子和叶子）

欧芹是一种利尿剂和胃激动剂，用来治疗咳嗽、哮喘、闭经、痛经和结膜炎。用欧芹摩擦头皮，可以刺激头发生长。最重要的是，它是神奇的天然口气清新剂。当吃完洋葱或大蒜时试一下，你会惊奇地发现它很容易的就能带来一种浓郁的薄荷香味。

我建议生吃欧芹。作为补药使用时，把剁碎的叶和茎浸入热水中，每天喝1杯。

警惕：孕妇不要使用欧芹汁或油。

194. 西番莲

这种常见的藤蔓的提取物是一种天然的、最好的安神药。它能舒缓肌紧张和肌痉挛，可以平抚其他由于过度焦虑引起的症状。西番莲尤其适用于神经性失眠。

用做补充剂，将15~60滴西番莲提取物混入液体中就能满足每天需要。作为安神茶，每杯加1茶匙干草药，每天喝2次或在睡觉前饮用。最普通的剂量是每次100mg，一天2次。

警惕：对某些人，这种草药可能会引发困倦，所以在开车或操作机器之前不要使用。它也能增强酒精和抗焦虑药、巴比妥类的药效，所以当服用了西番莲后，需要改变这些药物的剂量。

195. 薄荷

这种草药被称为"肺的薄荷糖"，它被制成吸入剂治疗感冒。做成茶来使用，可以减轻头痛，经期的痛经、胃胀和乳房压痛。薄荷油是优秀的、天然的宠物寄生虫防护剂，使用时，可以分开宠物的毛，然后直接在猫或狗的皮肤上滴几滴。

作为日常使用的补充剂时，每次将20~60滴薄荷提取液混入液体中，或者将1汤匙干草药加入224ml温水中服用，就能减轻症状。

警惕：薄荷能导致流产，所以孕妇不要使用。

196. 胡椒薄荷

胡椒薄荷是一种解痉药、补品或兴奋剂，它能用来治疗神经过敏、失眠、抽筋、眩晕和咳嗽。（对付头痛，你可以来一大杯胡椒薄荷茶，然后躺15~20分钟。它通常有像阿司匹林样的效果却无副作用。）它有助于消化、舒缓胃部肌肉、改善嗳气、缓解恶心并对胃灼烧感有很好的效果。

作为补充剂，胡椒薄荷茶随处都可以买到。推荐每天喝一杯。

警惕：虽然几个世纪以来，人们都将胡椒薄荷以液滴的形式涂抹于婴儿或年龄稍大些的儿童的皮肤上，但是，在给你的孩子用胡椒薄荷或其他任何草药之前，请先向儿科医师咨询一下。

197. 美洲商陆

这种植物的根最早是用来治疗关节炎疼痛的草药，它也是抗真菌软膏中的成分。不可内服。

198. 非洲刺李

这种草药是一种非洲常绿植物，通常有助于前列腺健康，也有助于预防前列腺增生（BPH）的发生。BPH是一种前列腺变大、压迫尿道从而干扰排尿的疾病，症状经常会严重到要通过外科手术来解决。除了治疗早期症状外，非洲刺李与锯叶棕混合（参见第202节）会对前列腺增生有很好的治疗效果。

非洲刺李的补充剂已有售。我建议每天吃3粒500mg装的胶囊，并用一整杯水送服。

199. 灵芝

来自于灵芝的冠部和茎部，它通常被艾滋病或癌症患者作为免疫激动剂使用，还可以减轻化疗诱发的恶心感。它有助于增强免疫系统，防止包括猪流感和禽流感在内的病毒感染；治疗肺、心脏和肾脏疾病；还对高血压、高胆固醇，甚至肠易激综合征（IBS）和慢性疲劳综合征（CFS）有改善效果。最常见的不良反应是鼻部干燥，以及咽喉和胃部不适。

市售的灵芝补充剂有多种形式。我建议每次进餐时服用2粒600mg的胶囊，一天2次。

警惕： 正在使用抗高血压药物的患者不要使用，因为会导致血压骤降。它也可能与抗凝血药发生反应，减慢血凝块的形成并提升出血的风险。

200. 迷迭香

迷迭香不再仅仅是一种香料。近来的研究表明，完整的迷迭香草药是一种有希望的抗癌药物。此外，还被发现有抗氧化剂和抗炎症的效果，它阻止致癌物质与DNA结合，促使肝脏清除致癌物。作为软膏外用时，它可以减轻风湿病的疼痛、扭伤、创伤、擦伤和湿疹。内服时，通过适当的加工，它能减轻胃肠胀气、绞痛和胃部不适。

警惕： 大剂量使用迷迭香可能会中毒。

201. 圣约翰草

圣约翰草被称为天然"百忧解"（译者注：一种抗抑郁药物），几个世纪以来，许多地方都用它治愈创伤。它含有金丝桃素，是一种天然的情绪稳定剂，还具有杀菌和抗炎症的特性，它还含有贯叶金丝桃素，而这种化合物可以抑制血清素的分解，而血清素恰恰能使情绪提升。它还含有褪黑素（参见第125节）。圣约翰草被认为是营养食品，它还是一种肌肉松弛剂，可以减轻痛经，并且还是一种良好的祛痰药。外用时，它是杀菌剂和止疼药。

用于治疗抑郁时，圣约翰草可能需要3周时间才能达到改善情绪的效果。不过，现在有一种也是来自圣约翰草的多酚类的提取物，每天吃1片，2~3天就能产生效果。能买到的非处方药形式有干叶子、花、酊剂、提取物、精油、软膏、胶囊和茶制品，但是如果没有草药剂师或其他专业人士的指导，建议不要长期使用。

警惕：圣约翰草可能会干扰某些化疗药物的效果。高剂量时，它可能导致光敏感，并加重晒伤。使用5-羟色胺（参见第81节）的人也要谨慎，因为圣约翰草和它在体内有相似的作用，因此不要与抗抑郁的处方药一起使用。与先前的报道相反，这种草药的抗抑郁作用不是因为单胺氧化酶（MAO）抑制剂，这就意味着，对那些喜爱富含酪氨酸的食品如葡萄酒、奶酪和巧克力的人来说是安全的。这应该是令人振奋的好消息。

202.锯叶棕（果实）

锯叶棕果实有助于治疗慢性膀胱炎，并预防泌尿道感染。最重要的是，现在发现它对良性的前列腺增生（这种情况会导致男性尿频）有相当好的效果。

作为补充剂使用时我建议每天将30~60滴锯叶棕提取物混入液体服用，或者160mg的片剂每次1片，一天2次，餐中服用。

警惕：任何有前列腺疼痛或肿胀感的，或者有排尿困难、血尿的人，在用药前应该先找医师检查。

203. 沙棘

让我们为发现这种超级水果欢呼雀跃吧！沙棘果实是唯一含有所有的Ω脂肪酸的植物来源食品，还含有超过190种植物性化学物质。沙棘目前被认为是最神奇的药用植物之一，它具有有效的抗病毒、抗菌和促进伤口愈合的作用。沙棘油已经成功地应用于诸如酒糟鼻、湿疹和粉刺等皮肤问题的治疗。它还被发现有助于一些诸如胃食管反流病（GERD）、溃疡病、大肠炎和憩室炎等胃肠道疾病的治疗。

作为补充剂，市售的沙棘是精油或粉剂形式。推荐精油形式的是每次二分之一至一茶匙，餐前至少半小时空腹服用，一天2~3次。粉末形式的每次二分之一茶匙，一天2次。

204. 大荨麻

根据报道，这种多刺植物有利尿的作用，能够增强身体排毒能力，也有助于前列腺增生的治疗，它还有助于治疗关节炎、痛风和湿疹。另外，冻干的大荨麻可能有益于减轻花粉热的症状。

作为补充剂，我建议将30~60滴大荨麻提取液混入液体中服用，一天1~3次。其胶囊形式的标准剂量最少是每次250mg，一天2次，而干叶子则是每次600mg，一天2次。

205. 茶树油

这种植物油原产澳大利亚，是从其叶子中提取出的油，现在已被当做局部抗菌药用于切割伤和烧伤治疗。它还有抗菌作用，做成洗液使用，能抵御耐药的金黄色葡萄球菌（MRSA），而MRSA感染在住院患者和老人院等地方比较常见，免疫功能减退的患者也比较容易感染（译者注：这种细菌耐药性很强，很多抗生素都对其无效）。另外，还发现它有助于治疗念珠菌感染、足癣等真菌感染和一些阴道细菌感染。它作为口服抗菌药还有助于化脓性咽喉炎的治疗。

作为口服补充剂，将5~10滴茶树油加入一杯水中，漱口，吐出。软膏和油膏按需要涂抹于患部。

警惕：在口服全反维生素A、过氧苯甲酰、水杨酸或异维生素A酸时，使用含有茶树油的皮肤用品可能会引起皮肤干燥或加重皮肤干燥状况。

206.百里香

百里香是一种天然的抗菌除臭剂，浓缩后外用是一种有效的治疗创伤的护肤油；内服时它可以对抗腹泻性贝类毒素，舒缓胃炎抽筋，缓解支气管炎和喉炎。

207. 三果实（triphala）

这种印度阿育吠陀医学中提及的解毒草药是由三种水果（印度醋栗、毗黎勒和诃梨勒）混合而成的，它们都富含抗氧化剂，并有抗炎、抗癌和增强免疫力的作用。它是一种肠道清洁剂，可以调整整个消化系统，能帮助减轻便秘、痔疮、腹泻、消化不良和胃气胀。它还能净化血液，将毒素从肝内移除，并有助于降低血清胆固醇以及高血压水平。相对于它的泻药作用，它更像是肠道的补药，并常作为食物补充剂使用，每日的基础用量是安全的。

用作补充剂，推荐剂量是睡前2~4片500mg的片剂。

208. umckalaobo

尽管它的名字很难读，但是它对治疗呼吸系统感染却有明显的效果。这种南非的草药具有强力的抗病毒和抗细菌功能。最常用于治疗支气管炎和扁桃腺炎，市售形式有糖浆、滴剂、咀嚼片或喷雾剂。在症状开始时就使用，它在一两天内就能带来症状减轻的效果。

209. 缬草

缬草是一种天然的镇定剂，能让身体产生放松感，常常用于焦虑、肌紧张和失眠的治疗。与处方药不同，缬草没有成瘾性，也少有不良反应。它还能减轻胀痛和痛经。

作为补充剂，我建议每次服用200mg，一天1~3次以减轻症状。如果你更喜欢酊剂，将10滴混入液体中饮用，一天1~3次。

警惕：过高的剂量能导致心跳减弱和心脏麻痹。缬草能增强镇静药、抗抑郁药、巴比妥类药物和抗焦虑药物的效果，所以改变用药剂量是必要的，在没有咨询医师或医疗保健专业人士时不要使用。

210. 白柳树皮

数个世纪以来，人们都用一种叫做萨利克（salicum）的白柳树皮的衍生物作为抗炎和止疼的药物，从而减轻关节炎的疼痛和肿胀。基于对萨利克的研究，科研人员最终制成了一种合成药叫做乙酰水杨酸，现在更为知名的叫法是阿司匹林。我们知道阿司匹林是一种特效药，但不是所有人的胃都能适应它。这就是我们为什么要使用白柳树皮的原因。它具有阿司匹林样的效果，但是不会刺激胃部。事实上，白柳含有的单宁对消化系统有益。

白柳树皮作为补充剂，按需要每2~3小时吃2粒胶囊。但是在你使用之前请先阅读其注意事项。

警惕：16岁以下的儿童不要使用白柳树皮。它有诱发瑞氏综合征（一种罕见的、凶险的疾病，与儿童使用阿司匹林有关）的可能。因为不推荐在怀孕期间使用水杨酸盐，所以也不建议孕妇或哺乳期女性使用这种草药。任何患有哮喘、痛风、糖尿病、血友病或者胃溃疡的人都不要使用白柳树皮。草药过量会导致胃部和肾脏的炎症，最近听说它能导致耳鸣。

211. 野山药

野山药是雌激素的一种植物来源，用于治疗月经失调、先兆流产，还可以减轻潮热、阴道干燥和其他更年期症状。它还含有皂苷，具有抗炎效果，可能有助于治疗风湿性关节炎的疼痛和僵直。野山药提取物已经被美洲原著民和许多草药医师当做避孕药使用。但我不建议使用野山药或其他任何草药来避孕，除非在有认证的执业医师的医疗监督下。

虽然它经常被认为是孕酮的天然替代物，但约翰·R.李博士——《医师绝对不会告知的绝经期的事情：关于天然孕酮的突破》一书的作者，认为："没有证据表明，人体可以把皂素（野山药中发现的）转变为激素。"尽管如此，但是皂素的有益作用，已经作为适应原使用了几个世纪。

警惕：如果你正处于孕期或正在使用避孕药，不要使用野山药根。还要注意从墨西哥山药或野山药中提取的补充剂不应该含有孕酮或其他激素。这些产品上经常标着孕酮"前体"，这不是真的。

212. 育亨宾树皮

这种草药是为数不多的几种性欲促进剂之一，已经发现，它有助于治疗男性性功能障碍。但它含有非常危险的育亨宾，所以它必须以处方药的形式销售，并且只有在医师的监督下才可以使用。药效较弱的育亨宾树皮可以以非处方药自行购买，不过效果自然也差一些。通常的剂量是每天1~3粒胶囊。

警惕：育亨宾树皮能够降低血压，因此低血压的人不要使用。因为它可能发生严重的不良反应，所以要在医师监督下使用。

213. 会干扰处方的草药

抗生素
当归：可能会增加皮肤对日光的敏感性。

圣约翰草：能减弱药效。

抗凝血药（血浆稀释剂）
菠萝蛋白酶：能增加出血的危险。

当归：能增加不可控制的出血的危险。

月见草油：能导致累积效应。

大蒜补充剂：能导致自发的严重出血。

银杏：能导致不可控的出血。

七叶树：能增加出血风险。

白柳树皮：能增强药物作用，并增加出血的危险。

抗抑郁药
银杏：能升高血液中药物的浓度。

抗精神病药物
卡瓦：能导致肝损伤和昏迷。

β－受体阻断剂
白柳树皮：能降低药效。

避孕药
圣约翰草：能减弱效果。

钙通道阻滞剂
欧芹种子：能够放大血糖升高的副作用。

利尿剂
卡瓦：会产生附加的效果。

白柳树皮：能降低效果。

心脏药物
圣约翰草：能导致危险的相互作用。

免疫抑制剂
紫锥菊：能干扰药效。

大蒜补充剂：能降低效果。

非甾体类抗炎药（NSAID）

七叶树：能增加出血危险。

白柳树皮：能增加胃出血的危险。

甲氨蝶呤和苯妥英（狄兰汀）

白柳树皮：能升高体内的药物毒性。

镇静药和安眠药

卡瓦：能导致肝损伤和昏迷。

助眠药

菠萝蛋白酶：引起嗜睡。

洋甘菊：引起嗜睡。

紫锥菊：导致肝损伤。

214. 危险的草药

下面的草药对你的健康可能是非常危险的，在没有自然疗法医师或其他营养保健专业人士的指导和监管的情况下，不该被做成茶或其他流行的方式使用。

山金车

山金车有助于治疗瘀伤、外伤和疼痛，是直接使用的舌下含服的顺势治疗药物（在少量的制剂中只含有非常微量的活性成分），外用油膏安全。

山金车有刺激性，能引发剧烈的中毒性胃肠炎、严重肌无力、神经紊乱，甚至死亡。

颠茄

有毒，含有有毒的生物碱。

南蛇藤

有毒。

血根草

含有血根碱和其他的有毒的生物碱。

金雀花

含有有毒的鹰爪豆碱和其他有害生物碱。

七叶树

它是一种含有毒性的香豆素的植物。

白菖蒲（不要与常见用树皮做的香料混淆）

白菖蒲油是致癌物。

欧洲天芥菜

这种植物是有毒的，并且含有能导致肝损伤的生物碱。（它可能会与花园里的天芥菜混淆，后者植物学名字叫缬草，是安全的。）

毒芹

含有有毒的生物碱，常与铁杉混淆。

莨菪

有毒。含有危险的有毒生物碱。

药薯

这种缠绕的墨西哥藤有多种名字，它极其危险。这种药是有效的泻药，而它的致泻作用极强，能够致使过度胃肠运动，甚至危及生命。

曼陀罗

这是一种含有阿托品、莨菪碱和东莨菪碱的有毒植物。作为非处方药使用是非法的。

北美山梗菜

这是一种有毒植物，经常被不明智地用做催吐药。过量使用这种植物的叶子或果实提取物，会引发剧吐、发汗、麻痹、快速而无力的脉搏、衰竭、昏迷甚至死亡。

曼陀罗草

有与颠茄类似的麻醉效果。

鬼臼

一种含有复杂毒性成分的有毒植物。

槲寄生

这种特殊的槲寄生可能有毒也可能没有，但是除了圣诞节挂起来并在下面接吻以外，知道还能用它做什么的人太少了。

白果槲寄生

这种槲寄生的分支含有有毒的胺类，是有毒的。

圆叶牵牛

这种特殊的牵牛花的种子含有麦角酸的酰胺类物质，药效比麦角酸二乙胺差很多。不要试图尝试，可能会遇到令人不快的、出乎意料的危险，这是因为圆叶牵牛种子含有一种非常不利于健康的致泻树脂。

长春花（大蔓长春花和小蔓长春花）

最好让它们待在你的花园里而不是你的身体里。它们含有有毒的生物碱，能够导致不良的神经反应，并损伤肝脏和肾脏。

黄樟

一种"血液净化器"，但是致癌，并能损伤肝脏。

卫矛

它是一种药性极其凶猛的泻药。

零陵香豆

这些种子的活性成分是香豆素，FDA禁止其作为食物或食物添加剂使用，当用它喂养实验动物时，它能导致强烈的肝损伤、生长迟缓和睾丸萎缩。（仔细看你的非处方药标签。）

紫果卫矛

常被当做泻药使用，虽然紫果卫矛的毒性还未被彻底鉴定，为了安全起见，最好还是远离它。

泽兰

泽兰含有一种有毒的烯醇。它能引起家畜的震颤，而且如果人食用了来自病畜的奶、奶油和肉，会患上乳毒病。

苦艾

苦艾油是一种有麻醉性的毒物，过去它常用于苦艾酒调味，但是因为它能损伤神经系统，所以现在美国已经禁止销售苦艾酒了。

育亨树皮

这不是一种可以随便使用的草药，它含有毒性的生物碱育亨宾。

215. 顺势疗法的基础

顺势疗法的关键是"相似法则"，或者说能引起相似反应的药物治疗一些相似的疾病，这一原则经常用于过敏的一般治疗。所谓症状，是身体试图重建自身天然平衡过程中产生的迹象。顺势疗法认为，一些能导致特定的、相似症状的天然物质，当剂量较高时，可以导致正常成年人产生症状，而极微量就能改善病人身体的状况。例如，当你剥洋葱时，眼睛会刺痛、眼泪，并且经常会流鼻涕，非常像得了场感冒。现在，如果你已经感冒了，顺势疗法就主张采用稀释的、小剂量的红洋葱汁，以帮助身体治愈感冒。

顺势疗法的药物是由天然植物、矿物和动物身上的物质制备的。事实上这些药物的活性成分被稀释成极微小的剂量，从而使它们变得无毒，不良反应也不明显。按照指导，在诸如流感、较轻的瘀伤、变态反应，经前综合征、躁热潮红、晕动症等等的疾病中使用时，它们对成人和儿童是安全的。

在美国，顺势疗法药物的生产接受FDA的指导，而FDA会在这些药物的标签上提供指南。相对于可买到的片剂、液体、栓剂和软膏，最常见的形式是念珠样的小丸。大多数的顺势治疗药物是舌下含服的，口腔里大量的毛细血管能使它们迅速吸收入血。

使用和掌握顺势治疗药物的正确方法

药瓶盖要拧紧，避光干燥保存。

不要被芳香族物质（如香水、樟脑或薄荷脑）污染，因为芳香族化合物能中和它们的药效。

在吃药之前要确保口腔清洁，不要沾有任何香料，尤其是咖啡或薄荷，它们能干扰顺势疗法药物的效果。（当按计划用药时，要避免使用薄荷味的牙膏。）

不要触摸药丸，将药物倒入瓶盖中，然后再倒到嘴里使其溶解。

在服药后至少1.5小时内不要刷牙、饮酒或者吃任何东西，给药物一个起作用的时机。

症状	药物
焦虑	硝酸银、樟脑
瘀伤	山金车
烧伤	硫酸钙
感冒（伴有喷嚏和溢泪）	红洋葱
结膜炎	小米草
便秘	石墨
咳嗽（支气管炎）	鞑靼催吐剂
咳嗽（干咳）	磷
切割伤和擦伤	金盏草成药
抑郁	圣约翰草
腹泻（伴有痉挛的）	藜芦
发热（感冒和流感）	颠茄
流感（伴有疼痛和僵硬）	泽兰
宿醉	马钱子
痔疮	金缕梅
热潮红	丛林巴西蝮蛇
虫咬	野迷迭香
失眠（压力导致的）	Coffea Cruda（Unrosted Coffee）
关节痛	氟化钙、西门肺草
痛经	蓝升麻
晕动症	印度防己
口腔溃疡	硼砂
鼻充血	白头翁
恶心	吐根
经前综合征	乌贼墨
瘙痒	毒漆树（野葛）
鼻窦炎	重铬酸钾
斑疹（伴有瘙痒）	硫磺
泌尿问题（伴有烧灼感或瘙痒）	斑蝥
静脉曲张	氟化钙
疣	北美香柏

216. 芳香疗法、芳香精油类和酊剂

芳香疗法使用从植物或者动物提取的芳香精油来进行心理和生理的康复治疗。它是一种整体疗法，包括精神、人体、心情和康复治疗。

虽然芳香疗法医师使用植物的不同部分（叶子、花瓣、树皮和根），但实际上用于治疗的却是芳香精油，它提取自这些植物的高浓度的精华油。这些精油含有丰富的维生素和酶类，因为它们是高浓缩的，所以用很少的剂量，稀释一下来使用会更好。它们可以放入加湿器、浴缸中或者瓶装的吸入剂中进行稀释，也可以与其他精油混合，直接用于皮肤。

芳香疗法给健康带来的益处

- 有助于治疗粉刺。
- 有助于缓解关节炎疼痛。
- 有助于延缓衰老。
- 有助于减轻偏头痛。
- 有助于集中注意力。
- 有助于直接从皮肤排出废物。
- 有助于减轻焦虑。
- 刺激免疫系统。
- 有助于驱除昆虫。
- 有助于减轻水潴留。
- 有助于提升精力。
- 有助于减轻更年期症状。
- 有助于促进皮肤、指甲、头发的健康。
- 有助于治疗病毒或细菌感染。
- 刺激淋巴结的排毒功能。
- 有助于炎性组织的分解。

精油种类（来源）	用途
罗勒	提神
桂皮	提升精力，性欲刺激物
洋甘菊	镇静/缓解压力
天竺葵	有益于女性的激素平衡
杜松	利尿剂，促进血液循环
薰衣草	缓解各种皮肤病、肌肉痛，减轻压力
橙花油	镇静焦虑，改善皮肤

续表

精油种类（来源）	用途
广藿香	皮肤的抗炎症
降香	抗抑郁
檀香	免疫增强剂，催欲药
茶树	抗真菌，抗病毒，抗粉刺
依兰	弛缓药，降低血压，稳定情绪

警惕：芳香精油类不要内服。对妊娠期妇女，以及患有哮喘、癫痫或者有其他健康问题的人，应该避免使用某些芳香精油。在使用任何芳香精油之前，都要由自然疗法医师、有声望的全科医师或者营养专业医师对每种成分的安全性进行检查。

让儿童远离芳香精油；许多精油即使是在很低的剂量下，还是可能引起中毒。

芳香精油类通常都应该稀释后才用于皮肤。

酊剂

酊剂是摄取草药成分的一种方便方法。将酊剂装在25ml的玻璃滴瓶里，就可以很容易地将它们携带到任何地方，而且在任何时间都可以使用。虽然胶囊形式的草药也很方便，但是它们的成分并不容易被吸收利用。酊剂在一入口时就立即开始吸收，而胶囊要在胃部吸收。

当使用酊剂时，先试几滴以确定是否过敏。之后，再根据自身的需要增加剂量。通常你需要3~4滴来确定需要感。

在使用草药之前先弄清楚用这种草药要注意什么（参见第145~214节的注意事项，以及可能的药物–草药之间的相互作用）。通常任何使用激素类、甲状腺药物、抗胆碱药或抗生素类药物的人，在联合使用草药和药物之前，都应该先经过医疗专业人士核查。

大多数自然疗法医师和草药医师都认为，在规律地使用小剂量超过一定周期后，草药的效果更好。儿童的剂量是成人的三分之一到二分之一，但是我建议在草药医师和自然疗法医师查看之前不要给儿童使用任何草药。

贮存酊剂要冷藏避光，酊剂中的酒精成分可以防腐。在没有受热、暴露于阳光或空气的情况下，酊剂通常可以保存1年以上。

你知道吗？

· 秋麒麟草提取物能减轻鼻充血。

· 口服避孕药能干扰维生素B_6、维生素B_{12}、叶酸和维生素C。

· 日常服用维生素C补充剂能降低你患白内障的危险。

· 吃抗生素、喝绿茶能产生差不多双倍的效果。

一些常用的酊剂和提取草药

脑刺激酊剂： 育亨宾宁碱、Goto Kola、赐福蓟草、刺五加。

镇静酊剂： 樟脑草、甘菊、西门肺草、接骨木果、月见草、牛膝草、茉莉花、杜松子、香蜂叶、毛蕊、西番莲、玫瑰花、榆树、马鞭草、紫罗兰。

清洁酊剂： 牛蒡根、鼠李根、丛林叶、蒲公英根、荨麻、奶蓟、姜。

普通补药酊剂： 黑莓叶、西门肺草、蒲公英、人参、茉莉花、荨麻、广藿香、树莓叶子。

刺激酊剂： 罗勒、Bay、金盏花、香茅、小茴香、薰衣草花、柠檬马鞭草、薄荷、迷迭香、鼠尾草、香旱芹菜、百里香。

肌肉和关节使用的酊剂： Bay、杜松子、艾蒿、牛至、鼠尾草。

217. 关于第九章有哪些问题

你听说过一种中国草药叫枣吗？你能告诉我一些关于它的情况吗？

枣在中国叫做大枣或者野生中国枣（又称为红枣），它是天赐给更年期或任何正受失眠、焦虑或者抑郁困扰的女性的礼物。它就像一种天然的抗抑郁药、镇静药或助眠药；它也是一种肤色调节器，有助于加速身体在锻炼后的恢复。此外，还发现它有抗氧化剂的作用，可以预防心脏病的发生。另外，它可以降低肝炎患者过高的血清转氨酶水平。每次剂量是150mg标准化的提取物，一天1~2次。

莳萝具有营养学功效或促进健康的功能吗？

它确实有。它能增加食欲，并促进消化，还能当做利尿剂使用，咀嚼莳萝种子还可以清新口气。

亚麻子是泻药吗？

它可以作为泻药使用。种子常是大块的形式。亚麻子可以生吃，也可以做熟了吃（用它做汤非常好），每天1汤匙就能预防成年人便秘。亚麻子油也是一种 $\Omega-3$ 脂肪酸的丰富来源，有助于降低胆固醇水平和减轻关节炎疼痛。

我丈夫肝脏有问题，而且不喜欢看医师。我听说过一种植物提取物叫做奶蓟对肝脏有益。你能告诉我一些关于它的情况吗？

我能告诉你的是，奶蓟是一种最有效的、天然的肝脏保护物质。奶蓟的果实含有水飞蓟素，这是一种值得注意的类黄酮，具有抗氧化和抗炎的功效，有助于治疗慢性肝炎、肝硬化和多种其他肝脏疾病。水飞蓟素能保护肝脏对抗多种毒素，也包括饮酒过度和处方药物的不良反应（译者注：很多处方药都有肝毒性），它能帮助肝细胞的健康再生，从而有助于人体解毒。市售的补充剂是液体、酊剂和药丸；一些能被制成茶。我建议你丈夫在开始用奶蓟治疗之前，先咨询保健专业人士，明确一下奶蓟会不会影响他现在正在服用的药物的药效。

什么是适应原？它们可以作为补充剂使用吗？

适应原是一类较为稀少的物质，它们具有一种特质，可以保护人体对抗来自身体、情绪和外界环境的压力（包括辐射和化学毒素）。

其他报道的适应原的益处还有增强免疫防御，补充精力，加速呼吸系统感染的恢复，提升神经功能，促进血压和血糖的正常化。

在有益健康的适应原中，目前销售最好的是"suma"，通常叫巴西人参。

虽然名为"巴西人参"，但"suma"与人参无关，是苋属植物的一个成员。现已发现，"suma"含有大量的维生素、矿物质、氨基酸和其他有治疗功效的营养成分，包括锗（一种免疫细胞激活剂）、尿囊素（一种创伤愈合剂），以及谷甾醇和豆甾醇（两种植物性激素，能够降低血液胆固醇水平，并在需要的时候增加身体的天然雌激素的量）。

市售的补充剂是药丸和茶的形式。

什么是锗？它是一种草药还是矿物质，它的天然来源是什么？

锗是一种微量元素（Ge）。根据北美锗研究所主任Parris M. Kidd医师的描述，锗具有激发和恢复免疫功能的作用，补充组织氧气（重要的是饮食中的高不饱和脂肪酸，虽然能降低胆固醇水平，但是消耗氧气），帮助抑制肿瘤发展，减轻主要的疾病。

在大蒜、人参、小球藻、珍珠麦和西门肺草中都含有微量的锗。

我的一位草药医师朋友告诉我秋麒麟草提取物对治疗鼻充血有好处。这种草药会使很多人过敏，怎么会有这种治疗效果呢？

事实上，并没有人对秋麒麟草过敏，这种草药中并不含有致敏成分。真正导致过敏的元凶是豚草，它们紧挨着秋麒麟草生长，有带茸毛的茎。豚草孢子很轻，有倒刺，靠风传播，会引发流鼻涕和眼痒的症状。你的草药医师朋友对秋麒麟草的描述是对的。在自然环境下，你就能经常发现秋麒麟草紧靠着致病的豚草生长。在舌下滴几滴秋麒麟草提取物，就能减轻鼻充血。

你能告诉我一些关于锯齿叶风铃木的知识吗？

我认为它在替代疗法中的使用才刚刚开始。锯齿叶风铃木对抑制白色念珠菌生长有相当好的效果（参见第291节）。它对治疗支气管哮喘、湿疹和鼻窦充血的变态反应症状也有效果。最后一点也很重要，它对经过长期的抗生素、免疫抑制剂和甾体抗炎药治疗的患者有全身性的帮助。

要达到最好的效果，应该将锯齿叶风铃木与维生素A、维生素C、钾、镁和消化酶类一起服用。

液体草药和酊剂哪种更好？

液体草药通常由弱酸性的溶液制成，它使补充剂在进入胃的时候是一种可溶性的、酸性的状态，这样能更好地进行吸收。酊剂通常是草药混悬于酒精、醋或者水中，量比较小，但达到了有效浓度。它们在消化系统中的吸收都很快。很多人认为酊剂含有更有效的草药精华，但这取决于制造商。我建议你根据成分来选择最适合自己的。

我想用酊剂，但我不喜欢酒精的味道，有什么方法可以解决这个问题吗？

你可以将酊剂倒入热水中让酒精挥发掉。

你能告诉我一些关于补充剂石杉碱甲的情况吗？

石杉碱甲是非常好的东西。它是石松的提取物（石松是生长在中国的一种罕见的树木），用于治疗多种神经疾病已有几个世纪了。它能增强记忆力，有助于减轻与阿尔茨海默病相关的症状。能买到的形式有软胶囊和片剂，但是孕妇和高血压患者不要使用。

苦瓜有降低血糖的效果吗？吃多少是安全的呢？

虽然还要进行更多的研究来证实，但是初步研究已经证明，这种苦味的食物不仅能降低血糖，还可能提高HDL水平，仅需很少量就能维持较长时间。在天然食品店可以买到液体提取物，每次四分之一到二分之一茶匙、一天3次是安全的剂量。过大的剂量可能会导致腹泻、头痛、腹痛或发热。如果你有低血糖、怀孕或服用降糖药的情况不建议使用。

新鲜的苦瓜可以在许多亚洲食品店买到。著名的德克萨斯草药医师罗布特·李斯特建议将苦瓜做成汤，先将苦瓜切成薄片蒸或者煮直到变软，当软到可以用勺子切时，加入等量的水搅拌2分钟制成浓汤。

我听说有一种天然补充剂可以用于治疗糖尿病，你知道它吗？我认为它是阿育吠陀医学中的药物。

它已经被阿育吠陀医学用于治疗糖尿病而使用了几千年，它的名字是武靴叶（"糖分毁灭者"），是一种源于印度森林中的木本攀缘植物。这种植物的根和叶过去被用于治疗非常多的疾病（从中毒、发热，到支气管哮喘、咳嗽等），但是最主要的功能还是通过控制血糖水平治疗血糖紊乱。这也是通过饮食补充就可以发挥的作用。

当你直接把武靴叶放到舌头上的时候，它能消除甜的感觉，即使你后来立即往嘴里放块糖，也尝不出有甜味。对于偏爱甜食而且腰围过大的人而言，摄入400mg标准化的武靴叶补充剂就可以产生疗效。

警惕： 如果你正在治疗糖尿病，或者正在用药物控制血糖，或者有低血糖，那么在使用武靴叶之前，请先咨询你的医师。

第十章
如何发现我们真正需要何种维生素

218.什么是平衡饮食，你是否正在进行平衡饮食

平衡饮食从书本中很容易获得，但餐桌上却很难呈现，简而言之，知易行难。尽管营养素广泛散布于食物从产生到食用的供给链的各个方面，但是土壤的日渐贫瘠、食品的储存加工，以及各色烹饪方法，会消耗掉大多数营养素。尽管如此，仍然会保留下重要的营养素来维持营养平衡。营养补充离不开食物本身，吃的食物越好，营养就越能发挥作用。但至今，已经不大可能配出一个完全符合平衡饮食规则的食谱了。

话虽如此，如果想知道自己的饮食是否是平衡饮食，还是要对"饮食指导金字塔"的各个基本组成部分有所了解，还要熟悉每天需要食入的各部分的推荐量。每份的大小是给定的，它们可能比你想象的要少，不过，真正的量还是因人而异：如果活动不太多，就食用得少一些；而青少年和体力活动量较大的人，就需要食用得多一些。要记住：年龄越大，新陈代谢的速度就越慢，需要的能量也会相应地减少。

根据美国农业部（USDA）的最新指导原则，每天摄入的每份谷物、面包、燕麦、蔬菜和水果都显著增加，而每天摄入的肉制品则相应减少。具体如下。

谷物类

全谷物或富含谷物、面包、热或冷的燕麦、通心粉，

每天6~11份；

1份=1片面包或二分之一杯大米。

蔬菜类

深绿色、大叶、黄色或橙色蔬菜，

每天3~5份；

1份=1杯生的大叶蔬菜（4片大叶）或168ml蔬菜汁。

水果类

柑橘类、番茄或其他富含维生素C的水果，

每天2~4份；

1份=1个中等大小的水果，或168ml新鲜果汁。

乳制品类

牛奶、奶酪、酸奶，其他奶类制品，

每天2~3份；

1份=1杯酸奶或牛奶，或28g奶酪。

肉类

牛肉、猪肉、羊肉、鱼、家禽、肝脏、肉类替代物，

每天2~3份；

1份=84~112g动物肉；

脂肪、油脂和甜品类很少使用。

根据美国国立研究委员会提出的大致纲要，推荐的份量大致可提供1200cal热量。你可以根据个人的生活、生长状况、体重和能量需求，调整每份的量。

219. 如何检查是否缺乏某种营养素

如果你想知道自己是否需要维生素或矿物质补充剂，最好的方法是咨询营养科医师。如果不想这么做，也有很多方法为你提供检测指导，足以让你弄明白该补充何种补充剂。

约翰·M. 阿里斯博士找到了一种快速检查维生素B₆缺乏的测试方法：张开你的手掌，掌心向上，然后弯曲四指的两个关节（并非腕关

节），直到指尖触到手掌（这并不是握拳，仅仅是两个关节弯曲）。两只手都做一下这个动作，如果感觉有点困难，手指关节不能使指尖接触到手掌，那么就很可能缺乏维生素B₆。

贝蒂·李·莫拉里斯是近期比较知名的营养学家，她告诉我们，尿液是人体的B族维生素相当不错的指示剂。由于B族维生素是水溶性维生素，每天都会通过尿液排出。当人体需要更多的B族维生素，尿液的颜色就会亮一些。如果尿液的颜色暗，那么对B族维生素的需求就会少一些。（尿液暗黄色可能提示需要补充液体，参见第73节。许多药物、疾病和食物都会让尿液改变颜色。这一点需要谨慎考虑。）

毛发分析。从脖颈后面剪下一缕头发，并将之送到实验室，可以检查正常的高毒性矿物质水平，这一方法的可靠性备受争议。毛发分析师认为，头发可以为营养素消耗状况和人体暴露于有毒性物质的状况提供悠久的记录，因为物质进入毛发后，会一直在毛发中停留，直到毛发脱落。而反对者认为，除了我们的饮食会影响毛发的内容物以外，还有很多因素会影响头发的状况，如染发剂、洗发香波、染色剂、卷发药物，以及其他多种化学物品，因此提供的分析结果缺乏可信度。

直到本书成书之日，这一争论还是毫无休止。因此，再次强调，我的建议是：在自己花钱进行分析前，请先向营养科医师咨询一下。

对于维生素或矿物质缺乏而言，最好的指示剂可能还是自己的身体——自己的亲身感触。

220. 可能的预警症状

如果我们的身体需要维生素，它迟早会让我们知晓。在得坏血病之前，不见得每个人都能认识到自己需要维生素C。但更多时候，即使身体给了我们预警信息，我们也不能体会。鉴于医疗保险费用的不断上涨，最好、最低廉的保险就是关注自身的营养预警系统。在这儿，我列出一些可能被忽视了、但却应该注意的常见症状。下文提到的"你的摄入量是否充足"，并不是说需要吃下大量的这些食物，而是说如果食物中缺少这些，那么本书就能对你有所帮助。

本书的建议并不是医学建议，只可作为指南来协助医师工作。

代表敏德尔（Mindell）维生素方案的敏德尔维生素配方（营养游戏中最有价值的球员）包括：

1片全天然、高效力的多种维生素和氨基酸螯合矿物复合补充剂（含促进吸收功能的消化酶）。

1片广谱抗氧化配方剂（含有α-胡萝卜素和β-胡萝卜素、叶黄素、番茄红素、维生素C、维生素E、硒、银杏提取物，辅酶Q10、越橘、L-谷胱甘肽、半胱氨酸、大豆异黄酮、葡萄子提取物及绿茶提取物）。

两者均每天服用2次（随餐）。

可能存在的缺乏症——你的摄入量是否充足

症状： *食欲不振。*

蛋白 肉类、鱼类、蛋类、乳制品、大豆、花生。

维生素A 鱼类、肝脏、蛋黄、绿色叶菜类或黄色蔬菜。

维生素B₁ 啤酒酵母、全谷物、肉类（猪肉或肝脏）、坚果、豆类、土豆。

维生素C 柑橘类水果、番茄、土豆、卷心菜、青椒。

生物素 啤酒酵母、坚果、牛肝、牛肾、糙米。

磷 牛奶、奶酪、肉类、家禽、鱼类、谷物、坚果、豆类。

钠 牛肉、猪肉、沙丁鱼、奶酪、青橄榄、玉米面包、酸菜。

锌 蔬菜、全谷物、麦麸、小麦胚芽、南瓜子、葵花子。

推荐的补充剂：

1片B族维生素复合剂，50mg，随餐服用。

1片维生素B₁₂，200μg，随早餐服用。

1片有机铁复合补充剂（含有维生素C、铜、锰及有助于铁吸收的锌等）。

症状： *口臭。*

烟酸 动物肝脏、肉类、鱼类、全谷物、豆类。

推荐的补充剂：

1~2汤匙嗜酸杆菌液（调味），一天1~3次（译者注：嗜酸杆菌，指的是一群帮助人体消化的细菌，这些细菌包括嗜酸乳杆菌、干乳酪杆菌、保加利亚乳杆菌等等）。

1片叶绿素片剂或胶囊，一天3次。

1片氨基酸螯合锌，50mg/片，一天1片。

每餐开始时服用1~3片含多种消化酶的胶囊。

症状： *体臭。*

维生素B₁₂ 酵母、动物肝脏、牛肉、蛋类、动物肾脏。

锌 蔬菜、全谷物、麦麸、小麦胚芽、南瓜子、葵花子。

推荐的补充剂：

1~2汤匙嗜酸杆菌液（调味），一天1~3次。

1片叶绿素片剂或1粒胶囊，一天3次。

1片螯合锌，15~50mg/片，一天1片。

1~2片含多种消化酶的胶囊，一天1~3次。

症状： *容易出现青紫（当皮肤遭受轻微损伤时，出现蓝紫色瘀斑）。*

维生素C 柑橘类水果、番茄、土豆、卷心菜、青椒。

维生素P 橙子、柠檬、酸橙、橘子、豌豆。

推荐的补充剂：

1~2片维生素C复合剂，500mg。上午与维生素P、芦丁、橘皮苷同服，下午随餐服用。

症状： *高胆固醇。*

B族维生素肌醇 酵母、啤酒酵母、干利马豆、葡萄干、哈密瓜。

推荐的补充剂：

1汤匙 撒在沙拉或酱油中拌匀的卵磷脂颗粒。

1粒胶囊帽ω-3脂肪酸，1000mg，一天1次。

1勺调味的大豆蛋白（25g）放入1~1.5杯脱脂豆浆。

1~3片复合烟酸（免冲洗）200mg，甘蔗脂肪醇60mg/大豆植物甾醇10mg（β-谷固醇、油菜甾醇、豆甾醇），2.5%的咕咕树胶提取物（译者注：英文原文为gugulipid gugulsterone，从穆库尔没药树中提取的油树胶脂，有降低胆固醇和缓解关节炎的功效），睡觉前服用（人体的大部分胆固醇都在睡眠时产生）。

症状： *便秘。*

B族维生素 全谷物、豆类、麸皮、绿叶蔬菜。

推荐的补充剂：

每天喝8~10杯水。

微胶囊包被的乳酸杆菌细胞，3亿CFU［译者注：CFU是"colony forming units"的缩写，即"菌落形成单位"，将稀释后的一定量的菌液通过浇注或涂布的方法，让其内的微生物单细胞——分散在琼脂平板上，待培养后，每1个活细胞就形成1个菌落。它是对可见（即多数情况下形成菌落）的细菌数量进行测量的单位］。

每天吃3汤匙麸皮或4片纤维复合片剂。

25mg三果宝标准提取物。

5mg芦荟全叶提取物。

75mg灰核桃根皮。

915mg多种绿色食物复合剂。

菊苣和洋姜低聚果糖。

500mg落叶松树阿拉伯半乳聚糖。

寡糖Mandarain-Oligosaccharides和蘑菇提取物。

症状：*腹泻*。

维生素K　酸奶、苜蓿、大豆油、鱼肝油、海带。

烟酸　动物肝脏、瘦肉、啤酒酵母、小麦胚芽、花生、干果的营养酵母、白肉类、家禽、鳄梨、鱼、豆类、全谷物。

维生素E　植物油、花生、葵花子、核桃。

推荐的补充剂：

每天吃4片纤维复合片剂（含有2g纤维）。

切好的胡萝卜丁、全谷物（而非全麦）、大蒜、覆盆子叶茶、甘菊茶。

症状：*头晕*。

锰　坚果、绿叶蔬菜、豌豆、甜菜、蛋黄。

维生素B_2　牛奶、动物肝脏和肾脏、酵母、奶酪、鱼类、蛋类。

推荐的补充剂：

50~100mg无潮红烟酸，一天3次。

200IU维生素E干剂，一天1~3次。

60mg标准银杏片，一天1~3次。

症状：*耳鸣。*

锰 坚果、绿叶蔬菜、豌豆、甜菜、蛋黄。

钾 香蕉、水田芥、所有绿色叶菜类、柑橘类水果、葵花子。

推荐的补充剂：

　　50~100mg无潮红烟酸，一天3次。

　　400IU维生素E干剂，一天1~3次。

　　锌50mg，一天1次。

症状：*眼部问题（夜盲症，无法适应黑暗，眼睛充血，炎症，烧灼感，麦粒肿）。*

维生素A 鱼类、动物肝脏、蛋黄、黄油、奶油、绿叶或黄色蔬菜。

维生素B$_2$ 牛奶、动物肝脏和肾脏、酵母、奶酪、鱼类、蛋类。

推荐的补充剂：

　　50mgB族维生素，进餐时服用，早晚各1次。

　　500mg维生素C，随维生素P、芦丁和橘皮苷早晚各服用1次。

　　400IU的干维生素E，早晚各服用1次。

　　1片广谱抗氧化剂（含有类胡萝卜素和β–胡萝卜素、硒、N–乙酰半胱氨酸和槲皮素），再加200mg牛磺酸、80mg越橘标准提取物、小米草、银杏叶提取物和绿茶叶、100mg葡萄子和3mg叶黄素，一天2次，进餐时服用。

症状：*疲劳（精神不振，乏力，不想进行体力活动）。*

锌 蔬菜、全谷物制品、啤酒酵母、麦麸、小麦胚芽、南瓜子和葵花子。

碳水化合物 纤维素。

蛋白质 肉类、鱼类、蛋类、乳制品、大豆、花生。

维生素A 鱼类、肝脏、蛋黄、黄油、奶油、绿叶或黄色蔬菜。

PABA与B族维生素复合补充剂 酵母、啤酒酵母、干利马豆、葡萄干、哈密瓜。

铁 小麦胚芽、大豆粉、牛肉、动物肾脏和肝脏、豆类、蛤、桃子、糖蜜。

碘 海产品、乳制品、海带。

维生素C 柑橘类水果、番茄、土豆、卷心菜、青椒。

维生素D 鱼肝油、黄油、蛋黄、动物肝脏、阳光。

推荐的补充剂：

1片B族维生素片剂，100mg。一天2次。

1片维生素B_{12}，2000μg。上午和下午各服用1次。

1片二甲基甘氨酸，50~100mg。随餐服用。

辅酶Q10，30~100mg。一天1次。

1片敏德尔维生素配方，随餐上午和下午各服用1次。

1滴（1ml）适应原配方药（含有刺五加、生姜根、南非醉茄根、五味子种子、人参、红景天根、西洋参根、绿茶、山楂叶和花、葡萄子和皮），每天两餐之间服用，一天2~3次。

不要引用任何含有咖啡因的饮料。

每餐或餐前饮用含有L–苯丙氨酸的能量饮料。

症状： *肠胃问题（胃炎、胃溃疡、胆囊及消化系统紊乱）。*

维生素B_1　啤酒酵母、全谷物、肉类（猪肉或肝脏）、坚果、豆类、土豆。

维生素B_2　牛奶、肝脏、肾脏、酵母、奶酪、鱼类、蛋类。

叶酸　新鲜绿叶蔬菜、水果、动物内脏、干燥的营养酵母。

对氨苯甲酸　酵母、啤酒酵母、干利马豆、葡萄干、哈密瓜。

维生素C　柑橘类水果、番茄、土豆、卷心菜、青椒。

氯　海带、黑麦面粉、熟橄榄、碘片。

泛酸　酵母、啤酒酵母、干利马豆、葡萄干、哈密瓜。

推荐的补充剂：

10000IU β–胡萝卜素，一天1~2次。

100mgB族维生素，早晚各服用1次。

复合矿物质，早晚各服用1次。

甜菜碱盐酸盐500mg，餐前半小时用一杯水送服。

多种消化酶，餐后半小时用一杯水送服。

鲜榨卷心菜汁，餐后服用1杯。

1勺益生素组合（含有从菊苣根、豆集群、落叶松树皮中获得的菊粉及L-谷氨酰胺）溶解在过滤水中，一天喝1~3次。

症状： *头发问题。*

（1）头皮屑（毛鳞片松散或油腻，从头皮上脱落下来）。

（译者注：头发主要由表层、皮质层、髓质层组成，而表层是由许多细小的鳞片重叠而成，这就是我们所说的毛鳞片，它是头发的保护层。）

维生素B₁₂ 猪肝、牛肉、猪肉、动物内脏、蛋类、乳制品。

维生素F 植物油、花生、葵花子、核桃。

维生素B₆ 干的营养酵母、动物内脏、豆类、全谷物、鱼类。

硒 麦麸、谷物胚芽、西蓝花、洋葱、番茄、金枪鱼。

推荐的补充剂：

100μg硒，一天2次。

1片敏德尔维生素配方，进餐时服用，上午和下午各1次。

1片Ω-3胶囊，1000mg，每餐服用。

1片MSM，1000mg，加维生素C复合剂，每餐服用。

症状：头发问题。

（2）暗沉，干燥，易脆或头发花白。

维生素A复合补充剂

对氨基苯甲酸 酵母、啤酒酵母、干利马豆、葡萄干、哈密瓜。

维生素F 植物油、花生、葵花子、核桃。

碘 海产品、碘盐、乳制品。

推荐的补充剂：

1片Ω-3胶囊，1000mg，每餐服用。

3片卵磷脂补充剂，每餐服用。

1片敏德尔维生素配方，进餐时服用，上午和下午各1次。

1片MSM，1000mg，加复合维生素C，每餐服用。

症状：头发问题。

（3）头发减少。

生物素 啤酒酵母、坚果、牛肝、动物肾脏、糙米。

肌醇 未加工的糖蜜和动物肝脏、卵磷脂、未加工的全谷物、柑橘类水果、啤酒酵母。

氯 食盐。

B族维生素、维生素C和叶酸 酵母、啤酒酵母、干利马豆、葡萄干、哈密瓜、柑橘类水果、青椒、番茄、卷心菜、土豆、新鲜绿叶蔬菜、水果、动物内脏、营养干酵母。

推荐的补充剂：

    1000mg胆碱和肌醇，一天1次。

    半胱氨酸1g，一天1次。

    生物素3000μg，一天1次。

    B族维生素复合补充剂，150mg，进餐时服用，上午和下午各1次。

    锯叶棕标准提取物160mg，一天1次。

    β-谷固醇复合补充剂30mg，一天1次。

症状： *心悸。*

维生素B$_{12}$ 酵母、动物肝脏、牛肉、蛋类、肾脏。

推荐的补充剂：

    1片敏德尔维生素配方，进餐时服用，上午和下午各1次。

    50mgB族维生素复合补充剂，进餐时服用，上午和下午各1次。

    500mg钙和250mg镁片剂，一天1次。

    辅酶Q10，60mg，一天1次。

    山楂花、山楂叶标准提取物200mg，一天1次。

    陈年大蒜200mg，加入欧芹子油，一天1~3次。

症状： *血压高。*

胆碱   蛋黄、牛脑、动物心脏、绿叶蔬菜、酵母、动物肝脏、小麦胚芽。

推荐的补充剂：

    1片敏德尔维生素配方，进餐时服用，上午和下午各1次。

    开始时服用维生素E200IU，逐渐增量，达到更高浓度。

    ［译者注：有些药物如维生素、激素、抗生素、抗毒素类生物制品等，它们的化学成分不恒定或至今还不能用理化方法测定其质量规格，往往采用生物实验方法并与标准品加以比较来测定其效价。通过这种生物测定，具有一定生物效能的最小效价单元就叫单位（u）；经由国际协商规定出的标准单位，称为国际单位（IU）。］

    辅酶Q10，30mg，每天1次。

    500mg钙和250mg镁，一天3次（睡前1.5小时服用1片）。

    1片无味大蒜胶囊，一天3次。

3根芹菜茎，一天1次。

症状： *感染（易感体质）。*

维生素A（胡萝卜素） 鱼类、动物肝脏、蛋黄、黄油、奶油、绿叶或黄色蔬菜。

泛酸 酵母、啤酒酵母、干利马豆、葡萄干、哈密瓜。

推荐的补充剂：

1~2汤匙乳酸杆菌，一天3次。

最多10000IU的维生素A，在感染持续期，隔天1次。

标准美洲小白菊，25mg， 一天2~3次。

标准紫锥菊根，25mg， 一天2~3次。

1勺益生素组合（含有从菊苣根、豆集群、落叶松树皮中获得的菊粉及L-谷氨酰胺）溶解在过滤水中，一天饮用1~3次。

1片敏德尔维生素配方，上午和下午各服用1次（在感染持续期，加服2~5g维生素C）。

症状： *失眠。*

钾 香蕉、水田芥、所有的绿叶蔬菜、柑橘类水果、葵花子。

B族维生素 酵母、啤酒酵母、干利马豆、葡萄干、哈密瓜。

生物素 啤酒酵母、坚果、牛肝、动物肾脏、糙米。

钙 牛奶和乳制品、肉类、鱼类、蛋类、谷物制品、豆类、水果、蔬菜。

推荐的补充剂：

1~5mg褪黑素，睡前服用1次。

维生素$B_6$100mg，钙、镁片剂，睡前服用1次。

300mg圣约翰草复合补充剂，睡前服用1~2片。

1片敏德尔维生素配方，上午和下午各服用1次。

症状： *嗅觉丧失。*

维生素A 鱼类、动物肝脏、蛋黄、黄油、奶油、绿叶或黄色蔬菜。

锌 蔬菜、五谷杂粮、麦麸、小麦胚芽、南瓜子和葵花子。

推荐的补充剂：

50mg氨基酸螯合锌，一天3次（如果病情好转，减少到一天1~2次）。

标准银杏本草提取物，60mg，一天2~3次。

症状：*记忆力减退。*

维生素B$_1$ 啤酒酵母、全谷物、肉类（猪肉或动物肝脏）、坚果、豆类、土豆。

推荐的补充剂：

1片改善记忆的片剂含有：3mg维生素B$_1$、200μg叶酸、25mg泛酸、12μg维生素B$_{12}$、5mg枸橼酸锌、100mg假马齿苋、15mg的何首乌根、生姜根、雷公根叶和刺五加、50mg的磷脂酰丝氨酸和磷脂酰胆碱、75mg的DMAE、60mg标准银杏叶提取物、50mgL－谷氨酰胺、5mg长春西汀、100mg野生蓝莓提取物、100mg石杉碱甲（石松）。随餐服用，一天3次。

症状：*月经问题。*

维生素B$_{12}$ 酵母、动物肝脏、牛肉、蛋类、动物肾脏。

推荐的补充剂：

在月经期前7~10天：1片敏德尔维生素配方，进餐时服用，上午和下午各1次。

100mg维生素B$_6$，一天3次。

100mgB族维生素复合补充剂（缓释胶囊），上午和下午各服用1次。

月见草油500mg，一天3次。

500mg镁和250mg钙，一天1次。

黑升麻标准提取物，40mg，一天1次。

酸枣仁提取物，150mg，一天1次。

症状：*口腔溃疡和裂痕。*

维生素B$_{12}$ 牛奶、动物肝脏、动物肾脏、酵母、奶酪、鱼类、蛋类。

维生素B$_6$ 干的营养酵母、动物肝脏、动物内脏、豆类、全谷物、鱼类。

推荐的补充剂：

50mgB族维生素复合补充剂，一天3次，随餐服用。

1片敏德尔维生素配方，上午和下午服用1次。

症状：*肌肉痉挛、肌肉无力、小腿压痛、夜间搐搦、肌肉僵硬（译者*

注：此处的肌肉僵硬特指运动选手等由于过度的肌肉运动或受伤等，引起的手脚肌肉僵硬）。

维生素B₁ 啤酒酵母、全谷物、猪肉、动物肝脏、坚果、豆类、土豆。

维生素B₆ 干的营养酵母、动物内脏、豆类、全麦谷物、鱼类。

生物素 啤酒酵母、坚果、牛肝脏、肾脏、糙米。

氯 食盐。

钠 牛肉、猪肉、沙丁鱼、奶酪、绿橄榄、玉米面包、酸菜。

维生素D 鱼肝油、黄油、蛋黄、动物肝脏、阳光。

推荐的补充剂：

400IU的维生素E干剂，一天3次。

氨基酸螯合钙镁，每次3片，一天3次。

症状：紧张。

维生素B₆ 干的营养酵母、动物内脏、豆类、全谷物、鱼类。

维生素B₁₂ 酵母、动物肝脏、牛肉、鸡蛋、肾脏。

维生素B₃ 肝脏、肉类、鱼类、全谷物、豆类。

苯甲酸 酵母、啤酒酵母、干利马豆、葡萄干、哈密瓜。

镁 绿叶蔬菜、坚果、谷物、谷物、海产品。

推荐的补充剂：

50mgB族维生素复合补充剂（含有所有的B族维生素），一天1~3次。

卡瓦250mg，一天1~3次。

1片圣约翰草复合剂，一天2~3次。

3片氨基酸螯合钙镁剂，一天3次。

1片敏德尔维生素配方，进餐时服用，上午和下午各1次。

症状：流鼻血。

维生素C 柑橘类水果、番茄、土豆、卷心菜、青椒。

维生素K 酸奶、紫花苜蓿、大豆油、鱼肝油、海带。

生物黄酮类 橘子、柠檬、酸橙、橘子皮。

推荐的补充剂：

1000mg维生素C加50mg的芦丁、橘皮苷和500mg生物黄酮类（缓释），上午和下午各服用1次。

症状：*生长迟缓。*

脂肪　肉类、黄油。

蛋白质　肉类、鱼类、蛋类、乳制品、大豆、花生。

维生素B₂　牛奶、动物肝脏和肾脏、酵母、奶酪、鱼类、蛋类。

叶酸　新鲜绿叶蔬菜、水果、动物内脏、干的营养酵母。

锌　蔬菜、全谷物、麦麸、小麦胚芽、南瓜子和葵花子。

钴　动物肝脏、肾脏、胰腺、脾。

推荐的补充剂：

　　1片敏德尔维生素配方，上午和下午随餐服用1次。

症状：*皮肤问题。*

（1）痤疮（暗疮、皮肤增厚、黑头、白头粉刺、红斑）。

水溶性维生素A　鱼类、动物肝脏、蛋黄、黄油、奶油、绿叶或黄色蔬菜。

B族维生素复合补充剂　啤酒酵母、干利马豆、葡萄干、哈密瓜。

推荐的补充剂：

　　1片多种维生素矿物质剂（低碘），一天1次。（碘可使痤疮恶化，因此所有含有高碘盐的加工食品，都请不要食用。）

　　每天1~2片400IU的维生素E干剂。

　　10000IU的β-胡萝卜素，每天1~2片，每周6天。

　　50mg氨基酸螯合锌，一天1次随餐服用。

　　1~2汤匙嗜酸杆菌液，一天3次，或3~6片，一天3次。

　　1片MSM，1000mg/片，一天2~3次，随餐服用。

　　也可以用MSM洗剂治疗皮肤损伤，一天2~3次。

症状：*皮肤问题。*

（2）皮炎（皮肤发炎）。

维生素B₂　牛奶、动物肝脏和肾脏、酵母、奶酪、鱼类、蛋类。

维生素B₆　干的营养酵母、动物内脏、豆类、全谷物、鱼类。

生物素　啤酒酵母、坚果、牛肝、牛肾、糙米。

维生素B₃　动物肝脏、肉类、鱼类、全谷物、豆类。

推荐的补充剂：

1片多种维生素矿物质补充剂（低碘），一天1次。

400IU的维生素E干剂，一天1~2次。

10000IU的β-胡萝卜素，每天1~2片，每周6天。

50mg氨基酸螯合锌，一天1次，随餐服用。

1~2汤匙嗜酸杆菌液，一天3次，或3~6片，一天3次。

500mg月见草油，一天2~3次。

1片MSM，1000mg/片，一天2~3次，随餐服用。

也可以用MSM洗剂治疗皮肤损伤，一天2~3次。

症状： *皮肤问题。*

（3）*湿疹（粗糙、干燥、鳞屑、发红和肿胀、小水疱）。*

脂肪 肉类、黄油。

维生素A 鱼类、肝脏、蛋黄、黄油、奶油、绿叶或黄色蔬菜。

B族维生素–肌醇复合补充剂 酵母、啤酒酵母、干利马豆、葡萄干、哈密瓜。

铜 动物内脏、牡蛎、坚果、干豆类、全谷物。

碘 海产品、碘盐、乳制品。

推荐的补充剂：

1片多种维生素矿物质剂（低碘），一天1次。

1片MSM，1000mg/片，一天2~3次，随餐服用。

400IU的维生素E干剂，一天1~2次。

10000IU的β-胡萝卜素，一天1~2片，每周6天。

50mg氨基酸螯合锌，一天1次。

1~2汤匙嗜酸杆菌液，一天3次；或者服用3~6片，一天3次。

使用MSM洗剂外涂治疗，一天2~3次。

症状： *伤口和骨折愈合缓慢。*

维生素C 柑橘类水果、番茄、土豆、卷心菜、青椒。

推荐的补充剂：

50mg锌，一天1次。

400IU的干维生素E，一天3次。

1片敏德尔维生素配方，进餐时服用，上午和下午各1次。

症状：骨骼和牙齿软化。

维生素D（骨化醇） 鱼肝油、黄油、蛋黄、肝脏、阳光。

钙 牛奶和乳制品、肉类、鱼类、蛋类、谷物制品、豆类、水果、蔬菜。

推荐的补充剂：

> 1000~1500mg钙和500mg镁，一天2次，进餐时服用。

> 2000IU的维生素D，随每天进食最多的一餐服用。

> 维生素K，80μg，一天1次。

> 硼，300μg，一天1次。

> 大豆异黄酮40~80μg，一天1次。

症状：震颤。

镁 绿叶蔬菜、坚果、谷物、海产品。

推荐的补充剂：

> B族维生素复合补充剂和50mg维生素B_6，一天3次。

> 1000mg钙，500mg镁，一天3次，进餐时服用。

> 1片圣约翰草复合补充剂，一天2~3次。

症状：阴道瘙痒。

维生素B_2 牛奶、动物肝脏和肾脏、酵母、奶酪、鱼类、蛋类。

推荐的补充剂：

> 2汤匙乳酸杆菌，一天3次或3~6片，一天3~4次。

> （乳酸杆菌制剂或弱醋冲洗也有帮助。）

症状：水肿。

维生素B_6 干的营养酵母、动物内脏、豆类、全谷物、鱼类。

推荐的补充剂：

> 100mg维生素B_6，一天3次。

> 99mg钾，每天3~6片。

症状：指甲上有白点。

锌 蔬菜、全谷物、麦麸、小麦胚芽、南瓜子和葵花子。

推荐的补充剂：

15mg氨基酸螯合锌，一天3次。

1片MSM，1000mg/片，一天2次。

1片敏德尔维生素配方，进餐时服用，上午和下午各1次。

221."渴望"——这意味着什么

渴望，有时这意味着过敏（译者注：此处的过敏是指对某些食物过于敏感），常常是以一种较为自然的方式让你知道，身体没有得到足够的某些维生素或矿物质。由于整体的饮食不合适，这些渴望经常会出现。

一些最常见的"渴望"得到的食品是：

*花生酱：*花生酱注定排名前十名，这一点都不让人奇怪。花生酱中含有丰富的B族维生素。如果总是惦记着想吃点花生酱，就很可能是因为处在应激压力下，而且平时B族维生素的摄入量不足。由于50g花生酱（三分之一杯）就含有284cal的热量，所以吃后会发现自己的腰容易变粗。如果不想发胖，还是赶紧来一片B族维生素复合补充剂吧。

*香蕉：*如果一次又一次地拿起香蕉吃，可能是因为身体需要钾。一根中等大小的香蕉含有555mg钾。服用利尿剂或可的松（这些药物会使人体所需的钾随尿液排出体外）的人往往渴望吃香蕉。

*奶酪：*如果痴迷于吃奶酪，而且不只是一般的喜欢，说明隐藏在对奶酪热爱的背后，真正的渴望是钙和磷（如果已经把一块奶酪作为零食吃掉了，在不知情的情况下，已经摄入了铝和盐），你可以尝试食用西蓝花。它含有丰富的钙和磷，而热量比奶酪低很多。

*苹果：*每天吃一个苹果并不一定保证不生病，但它含有很多其他食物所缺乏的有益元素，如钙、镁、磷、钾，而且苹果含有一种非常好的降低胆固醇的果胶，如果喜欢吃大量的饱和脂肪酸，这就可以解释为什么喜欢吃苹果。

*黄油：*素食主义者通常喜欢吃黄油，这是因为他们的饱和脂肪酸摄入量不够。另一方面，吃咸黄油可能意味着只是想吃盐。

*可乐：*对可乐的渴求最通常是因为想吃糖和对咖啡因有瘾。饮料本身并没有营养价值。

*坚果：*如果对坚果充满小小的狂热，那么说明饮食中可能含有太多的蛋白质、B族维生素或者脂肪。如果喜欢吃咸坚果，可能是因为想吃钠

而不是坚果本身。你会发现，与放松的人相比，处在压力下的人们往往会食用更多坚果。

冰激凌：冰激凌富含钙，不过大多数人是因为想吃里面的糖才吃冰激凌。血糖过低的人和糖尿病患者会很想吃冰激凌，就像人们往往会回味童年时吃甜食的美好时光。

泡菜：如果怀孕了却想吃泡菜，可能是需要补充盐。如果没有怀孕但也渴望吃些泡菜，原因是基本差不多的（泡菜还含有大量的钾）。

培根：人们对培根的喜爱，通常是因为培根里面含有脂肪。正在进行限制性饮食的人很渴望大吃大喝一番。不幸的是，含有饱和脂肪酸并不是培根唯一的缺点，培根里的致癌物质——亚硝酸盐的含量很高。如果你沉迷于培根，请一定确保自己摄入足够的维生素C、维生素A、维生素D和维生素E来抵消亚硝酸盐的作用。

鸡蛋：想吃鸡蛋的人除了想得到鸡蛋里面的蛋白质（两个鸡蛋就含有13g）、硫和硒外，也可能是为了尝一尝蛋黄里的脂肪。不过也有一种相反的可能，那就是为了得到鸡蛋里面可溶解脂肪的胆碱。

哈密瓜：人们喜欢吃哈密瓜可不仅仅是因为喜欢它的味道，哈密瓜含有丰富的钾和维生素A。事实上，四分之一片哈密瓜就含有3400IU的维生素A，此外，还提供维生素C、钙、镁、磷、生物素和肌醇，因此想吃哈密瓜可是个好习惯，半个哈密瓜只含有约60卡路里的热量。

橄榄：无论你想吃青橄榄还是黑橄榄，有可能只是想吃盐。甲状腺功能减退的人最想吃橄榄。

盐：用不着高深地猜测，原因很简单——就是想吃钠。想吃盐的人很可能患有缺碘性甲状腺疾病或低钠"爱迪生"病。高血压患者往往想吃盐，但是不应该吃。

洋葱：对辛辣食物的渴望，有时表明问题在肺部或鼻窦。

巧克力：巧克力即使不是排在第一"渴望"食品中，至少也是在"渴望"的食品中名列前茅。爱吃巧克力的人往往对咖啡因和糖有瘾（一杯可可含有5~10mg的咖啡因）。如果想戒掉吃巧克力的习惯，可以试试吃角豆（角豆，也被称为"圣·约翰的面包"，是以地中海角豆树的可食豆荚制成的）。

牛奶：作为一个成年人，如果仍然渴望喝牛奶，那么可能需要补钙。但话又说回来，也可能是需要补充身体所需的氨基酸，如色氨酸、亮氨酸和赖氨酸。神经紧张的人往往需要牛奶中的色氨酸，它有使人精神舒缓的效果。

中国菜：当然是美味，但往往是里面的味精吸引了你。盐摄入量不足的人通常会狂吃中国菜，但味精可能导致一些人出现组胺反应：可能出现头痛和皮肤潮红。（译者注：潮红，由植物神经功能紊乱造成血管舒缩功能障碍所致，一般发生比较突然，患者自觉一股热气自上胸部向颈部、头面部上冲，继之头、颈、胸部皮肤突然发红，伴有全身烘热感，症状消失时约有半数病人汗水淋漓，畏寒发抖，也有少数表现为怕冷，面色苍白。）现在，如果提出要求，大多数中国餐馆可以提供不含味精的食物。

蛋黄酱：它含有丰富的脂肪，往往是素食者和从饮食中无法摄入足够脂肪的人想吃的食物。

酸果：如果总是想吃酸果，往往提示胆囊或肝脏有问题。

油漆和污垢：有的孩子有吃油漆和污垢的偏好，这通常是钙或维生素D缺乏症的迹象。一定要重新评估孩子的饮食，并向儿科医师咨询。这种对非食物类物品的渴求被称为异食癖，妊娠妇女有时也会出现，应该让孕妇知道摄入这些物质会损害胎儿的发育。

222. 从你的食物中得到绝大多数维生素

即使食用了正确的食物，也并不一定意味着能从中得到所含的维生素。食品的加工、储存和烹调的过程都会轻而易举地破坏营养成分。如何能从吃的食物中得到最多的维生素，请把下面的提示牢记在心：

清洗新鲜蔬菜，但不要浸泡，这样才不会损失所含的B族维生素和维生素C。

吃沙拉要现吃现准备，不要觉得不方便。把水果和蔬菜切碎，然后就放在那儿，会破坏里面的维生素。

切新鲜蔬菜时要用锋利的刀具，蔬菜的组织受到破坏后，维生素A和维生素C会减少。

如果几天之内并不打算吃新鲜水果或蔬菜，有条件的话就买速冻的。把新鲜水果或蔬菜在冰箱中放1周后，里面维生素含量甚至没有品质优良的冷冻四季豆高。

冻肉买回后要立刻在0℃或更低温度下保存，避免质量（译者注：此处的质量指的是食品的品质）损失和细菌滋生。

在烹调前不要将速冻蔬菜解冻。

与花蕾或花茎相比，西蓝花的叶子含有较高的维生素A。

与精制大米相比，速煮大米和蒸米含有更多的维生素，而糙米也比精制大米更有营养。（译者注：速煮米，打磨前先用蒸汽和压力来处理稻米。经过汽压处理，可以令谷物能够在打磨过程中保存下更多的营养物质。）

可以连同包装袋一起加热的冷冻食品比普通的（不能连同包装袋一起加热的）冷冻食品所含的维生素高。所有冷冻食品的营养价值都比罐头食品高。

铜锅烹调会破坏维生素C、叶酸和维生素E。

在烹饪时，保留营养最好的是用不锈钢、玻璃和搪瓷器皿（铁锅可以提供铁，但会破坏维生素C）。

对营养破坏最小的方式是用最短的烹调时间和最小量的水进行烹饪。

如果烹饪某种蔬菜需要较长的时间，那就把蔬菜切成大片或大块，这样可以使蔬菜接触水和热量的表面积最小，营养素的破坏也较少。

漂洗罐装的蔬菜，可以去除多余的盐。

除非避光保存，否则盛放在玻璃容器中的牛奶，很容易丢失里面的维生素B_2、维生素A和维生素D（没避光保存的面包也会失去这些营养素）。

烤煳、烤焦或者烘焙的食品含有的维生素B_1比其他食品少。

料理土豆时，如果只是对土豆皮进行烘烤和水煮（即过一下水），就能保留最多的维生素。

可以使用烹饪过蔬菜的清汤来做汤，用肉汁做卤汁，用水果罐头的糖浆做甜点。

无论烹饪何种蔬菜，请都不要食用碳酸氢钠，它会破坏蔬菜的维生素B_1和维生素C。

从市场上买回来的蔬菜和水果，要赶紧存放到冰箱里。

你知道吗？

· 在市场上出售的西蓝花，如果一直喷洒细水雾来保湿，其维生素C的含量几乎是没有保湿的西蓝花的2倍。

· 与莴苣的菜心叶子比，外层绿叶含有更多的钙、铁和维生素A。

· 男性1周吃3次十字花科蔬菜，患前列腺癌的风险减少41%。素食者能够1周食用5次坚果或者更多次的话，要比1周只吃1次或更少的人心脏病发作的次数更少。

---

223. 关于第十章有哪些问题

我用自己认为最好的方式——均衡的饮食来养育孩子。但是，这些处于青春期的孩子出门在外时往往会买汉堡包、热狗、奶昔和其他垃圾食品。这些对他们来说真的不好吗？

如果大口大口地嚼垃圾食品，一口接一口地啜饮碳酸饮料，带来的坏处远远超过好处。例如，一个快餐汉堡可以提供一个十来岁的男孩44%的蛋白质需要量。但是你知道吗？一个汉堡里还含有33g脂肪、8g白糖和1050mg钠、600cal热量，不得不承认这个补充蛋白质营养的代价非常高，毕竟没有人需要那么多的钠。不幸的是，像快餐店的脆皮鸡、加利福尼亚科布沙拉这样的食物并没有更多营养，只含有21g脂肪和1130mg钠。

至于热狗，实在是没什么益处。这种高脂肪、低蛋白的肉通常含有钠或亚硝酸钾，当亚硝酸钾与其他化学物质结合后会形成胺类，会经常出现在食品中，并形成具有致癌作用的亚硝胺。

奶昔确实是含有牛奶或者乳制品的饮品，但其中也含有8~14茶匙的糖和276~685mg的钠盐。你的孩子可以在家里只花一半的钱，把含有热量和盐的食物混合起来，而得到双倍的营养，当路过快餐店的时候，要向孩子们传达这个信息，这或许是一个把他们从快餐店拉开的好方法。

之前，医师说我得了结肠息肉，你是否能够推荐什么维生素来控制息肉的生长，降低我得结（直）肠癌的风险？

当然可以。我希望更多的人都能知道，结（直）肠癌在美国很常见，因为大多数患者的病因来自于环境因素，尤其是饮食，所以是可以预防的。我们知道，如果一个人吃高脂食物，而不是富含纤维和各种水果及蔬菜的饮食，就容易发生结（直）肠癌。研究发现，叶酸能减少直肠癌的发病率。事实上，一项研究建议，每天只要吃半杯菠菜，就能补充足够的叶酸。但是如果你不是"爱吃菠菜的大力水手"，我建议可以一天服用2粒400μg的叶酸片或胶囊，并且一天服用2次500mg的钙和250mg的镁（请确保自己额外服用了400IU的维生素D来帮助钙的吸收）。因为蛋白酶抑制剂可以抑制促肿瘤生长的酶的作用。植酸是一种可与某些金属（可能促肿瘤生长）结合的抗氧化剂和螯合剂，我推荐每天喝一杯大豆奶昔。大豆食品中含有丰富的蛋白酶抑制剂和植酸（关于大豆的更多信息，请参阅第143节）。

我经常感觉到舌头和嘴唇上有一点热的、火烧样的感觉，似乎和任何我吃过的食物都没有关系。这有可能是维生素缺乏吗？

非常有可能。在很多情况下，感觉舌头或嘴唇有火烧感与维生素B_1缺乏有关。我建议你增加全麦、燕麦片、麦麸、蔬菜和啤酒酵母的摄入，并且可以服用有平衡作用的50mgB族维生素复合补充剂和敏德尔维生素配方，一天2次，进餐时服用。

我的母亲喜欢吃冰，不仅仅在炎热的天气，几乎是在任何时候。她嚼冰块就好像是嚼糖果一样。这种爱好是不是与饮食中缺乏什么有关？

如果你的母亲总是很疲倦，她喜欢吃冰可能表明缺铁（这可能会导致轻度贫血）。你可以尝试鼓励她食用含铁丰富的食物（肝脏、干桃、红肉、牡蛎、芦笋、燕麦片），并每天服用50~100mg的有机铁补充剂。

我现在42岁了，我发现在眼睛周围有不断增加的黄色斑块，是我的饮食中缺少什么营养素吗？

这些增长的斑块更有可能是胆固醇的沉积，当人体要努力排除多余的胆固醇时就会发生这种情况。这种情况往往在同一家庭的各个成员之间出现，而且表明你可能属于心脏疾病的高风险人群。另外，要在食物和补充剂中增加B族维生素、铬和锌的摄入。

橙汁中的维生素C能保存多长时间？

如果是从商店买回来的橙汁，那么当你打开瓶盖后维生素C的寿命约是1周。如果是鲜榨果汁，并且储存在密封的容器中冷藏的话，维生素C的有效期约为3周。

用微波炉加热食品，营养失去得更多还是更少？

要记住一项规则——用最短的烹调时间和最少的水可以使营养素流失最少。因此，用微波炉加热的话，营养素的丢失量应该较少。

第十一章
阅读这本圣经

224. 理解标签的内容非常重要

人们在买保健品时，总是不习惯看标签。他们向店员购买复合维生素片并根据以前的经验来服用时，并没有意识到服用的维生素量可能不足。在所有的复合维生素片剂中，每种含量都不一样，最贵的片剂并不一定是最适合你的。只有仔细阅读标签，才能明白自己是否能够获得足量的维生素B₆、叶酸或维生素C。另外，如果你对某些东西过敏，就更应该明智地检查一下，保健品中还含了什么成分（见第25节）。

如果在标签上有什么字你不明白，可以请药剂师或店员来解释。如果他们也不懂，就去能够解释的医院或药店够买。总之，一定要记住检查一下服用的剂量，例如，如果按照标签指示，需要一天服用维生素E4次，这是不可能的，因为我们并不需要这么多的剂量。维生素和矿物质对人体健康有不同的作用，要确保自己买到的是你想购买的那种——也是自己身体需要的那种。不理解标签的含义，常常会使维生素的很多益处荒废掉。

FDA制定的条例使现在的标签内容更容易理解。FDA规定，维生素、矿物质、草药和氨基酸都属于营养保健品。因此，这些产品必须提供保健成分标签，标签中的信息应该和加工食品的营养成分的标签类似。

当保健品中含有的营养成分显著时，其标签中应该包括当量剂量，以及其他14种营养素的信息，例如维生素A和维生素C、钠、钙、铁。RDI／RDA没有纳入的膳食成分也必须列出。在草本保健品中，应该注明所用原材料植物的信息。

但是你还是应该读一下标签，比如"高效能"这个词有多种理解：当用于任何单一成分的营养保健品时，表明该保健品中含有的"高效能"成分至少含有每日所需的完全剂量（在多数情况下，该成分的含量通常较低或低于每日所需完全剂量）。而在复合成分的膳食保健品中，"高效能"一词是指可以满足每天所需某种营养素剂量的三分之二，或者更多。换句话说，如果你想正确地服用维生素，就好好读一下标签，而不是想当然地去用。

225. 如何做到

测量维生素的活性并不像我们想象的那样困难。脂溶性维生素（维生素A、维生素E、维生素D和维生素K）通常用国际单位（IU）来表示。但在几年前，粮食及农业组织/世界卫生组织（FAO/WHO）专家委员会决定改变这种计量维生素A的办法。他们提出，维生素A的活性用视黄醇当量（RE）来表示，也就是与实际吸收和转化的视黄醇相当的量（维生素A、酒精），而不再使用IU表示。

1RE大约是1IU的五倍。23~50岁的男性所推荐的5000IU补充量相当于1000RE，而同样年龄范围的女性所需的4000IU只相当于800RE。

大多数其他维生素和矿物质用mg和μg来测量。如果你知道这些换算关系，就能更容易地换算需要多少维生素和矿物质了，下面是一个方便的指南。

什么是度量单位，如何换算
度量单位

1kg=1000g

1g=1000mg

1mg=0.001g

1μg=0.001mg

1γ=1μg

常衡制重量单位

16oz（盎司）=1lb（磅）

7000gr（格令）= 1lb

453.6g=1lb

1oz av（常衡盎司）=437.5gr

1oz av=28.35g

换算关系

1g=15.4gr

1gr=0.085g（85mg）

1oz（金衡盎司）=31.1g

1fluid oz（液体盎司）=29.8cm^3

1fluid oz（液体盎司）=480minim（量滴）

液量单位

1drop（滴）=1minim

1minim=0.06ml

15minim=1.0ml

4ml=1fluid dram（液量打兰）

30ml=1fluid oz

家用单位

1茶匙相当于4ml

1汤匙相当于15ml

缩略语

AMDR　成人每天最低要求

USP　美国药典单位

IU　国际单位

MDR　每天最低需要量

mg　毫克

μg　微克

g　克

gr　格令

ml　毫升

226. 破解RDA密码

在美国，RDA、RDI和DV里列出的维生素标准都不同，这让很多人感到困惑。如果你知道它们并不是一回事，就会觉得没那么混乱了。

RDA（推荐膳食容许量） 产生于1941年，当时美国政府为了保障公众健康，成立了国立科学院国家食品研究院与营养研究委员会。 RDA的产生不是为了满足患病人群的需要——它并不具备治疗功效，而是严格地为健康人群服务——它的内容也不包括食品加工和制备过程中发生的营养流失。RDA是为了确保儿童健康成长和预防成人的营养耗竭，而对必需的营养素需要量进行估计。RDA并不意味着最佳的摄入量，也不是一种完美的饮食。它不是为了满足一般要求，而是迎合了那些对健康状况最高要求的健康人群所提供的建议。

美国RDA 由美国食品和药物管理局（FDA）制定，是食品标签中营养成分的法定标准（RDA是美国RDA产生的基础）。份数、每一单位所含的分量、热量和10种营养素（蛋白质、碳水化合物、脂肪、维生素A、维生素C、维生素B_1、维生素B_2、维生素B_3、钙、铁）都必须在食品标签上列出（时至今日，除非是强化食品或制造商声称该食品为B族维生素的良好来源，否则是不需要列出B族维生素的含量的）。在美国RDA中，过去钠、胆固醇、饱和脂肪酸和不饱和脂肪酸的信息是否需要列出，是可选项目，但现在则必须列出（维生素D、维生素E、维生素B_6、磷、碘、镁、锌、铜、生物素和泛酸的百分含量目前仍然是可选项目）。

RDI（推荐膳食摄入量） 和*DV（每日价值）* 由FDA制定并用于营养标签，它取代了RDA和美国RDA。根据维生素和矿物质的RDI以及蛋白质、脂肪和碳水化合物的每日参考价值（DRV），RDI被细分为每日价值（DV）。

DRI（膳食参考摄入量） 是现在一个取代了RDA／RDI的名词。DRI由医学研究所的食品与营养委员会制定，这最新的一组膳食建议，取代了以往的RDA，并可能成为最终更新的RDI的基础。

AI（适宜摄入量） 只有当RDA不能确定时，才会使用AI。因此，一种营养素可使用RDA或者AI标准（AI是基于观测到的营养摄入量）。

UL（可耐受的上限摄入量） 指的是针对几乎所有个体，每天摄入某种营养素时，不会造成毒性风险的最高量。

EAR（平均需要量） 是满足人群中一半的健康个体所需的营养素的

量。营养师和其他饮食计划使用EAR来开发新食品和制定粮食政策。

注意：RDA、AI和UL是针对个人的指南，而EAR是针对团体和人群的指南。

在过去或现在，压力和疾病都在不同程度上影响着每个人的营养需求。如果一个产品声称提供了100%的美国RDA或DV所规定的某种营养素，并不一定意味着你能完全得到这些营养素，或者足以满足自己的个性化需求。正如我和许多其他优秀的营养学家所关注到的情况，我们所建议的RDI、RDA和美国RDA仍然远远不够。无论如何，你还是可以在第30~73节中获取每种维生素和矿物质的信息。

227. 在保健品标签上我们应该寻找和留意什么

在购买矿物质补充剂时，看看标签上的氨基酸螯合物的含量。人体只能吸收10%的普通矿物质，但是如果以螯合的方式与氨基酸结合，吸收效率为原来的3~5倍。

水解意味着经过水的作用而分解。水解蛋白螯合的形式意味着这种保健品的形式最容易被吸收。

预消化蛋白是一种已经被分解的蛋白质，可以直接进入血液。

当你购买油脂或油状胶囊时，寻找是否有冷榨（译者注：冷榨，在60℃的环境下，利用物理压榨法将油压出来，以保留油的最佳营养）标识很重要。这意味着维生素没有被加热所破坏，而且通过冷榨方法提取的油脂仍然是多不饱和脂肪酸。

注意食用份量。大多数人买保健品时会看mg数和DV比例，但是不会注意到可能需要几片片剂或几粒胶囊才能达到这个需要量。例如，看到一个保健品提供1000mg的钙，DV为100%，看起来很不错。但是你需要每天吃6粒胶囊才可以！

228. 在加工食品上贴标签

任何加工食品的标签上都应该注明营养成分。如果你担心自己变得营养过剩，肥胖不堪，就仔细检查标签上的份量信息。这点对节食的人来说非常重要，因为他们可能认为自己正在吃低卡路里的食物呢。例如，一杯爆米花可能只有15cal热量，但可以用量杯量取1杯爆米花，然后可以明白知晓到底是否真的只吃了1杯爆米花。

根据实际经验，在标签上含量最高的营养素，包括脂肪、饱和脂肪酸、反式脂肪（译者注：反式脂肪，是通过给植物油加氢工业化生产出来的脂肪，可以增加食品口味和质感。反式脂肪会增加LDL水平，并降低好HDL水平，会增加心脏病和脑卒中风险，并与Ⅱ型糖尿病有关）、胆固醇和钠，是应该在健康的饮食中需要控制摄入量的营养素，而含量低的营养素（纤维素、维生素A和维生素C、钙和铁）是应该加大摄入量的。

标签中的成分按照重量从高到低来排列，所以，你要避免选择高果糖谷物糖浆或水排在第一位的产品。

要记住，如果每份产品中含有的反式脂肪低于0.5g，法律允许制造商宣称其含量为0。所以，你再检查一下标签，如果你看到"氢化"或"部分氢化"油成分，就等于吃下了反式脂肪。

标签中的成分也能告诉我们是否摄入了有益脂肪，比如单不饱和、多不饱和脂肪酸和Ω－3脂肪。如果商品中含有健康的油脂、坚果和种子，那么即使不在总脂肪成分中明确列出来，也意味着吃下了有益的脂肪，它们能帮助降低LDL。只是要记住，不管它们多有营养，都只能有限摄入。

标签的谎言："有益于健康的！""纯粹的！""纯天然的！"这些标签上的词其实没有任何意义。"有益于健康"只是意味着适合人类（例如，不适合昆虫）食用，"纯粹的"和"天然的"并没有官方定义，一些高度加工的高果糖玉米糖浆产品也可以说自己是"天然的"。

229. 没有列在标签上的某些东西会让你生病

每天，你可能都在服用一种影响内分泌的化合物，并且它与乳腺癌、心血管疾病、肥胖、糖尿病、ADD（译者注：ADD，"Attention Deficit Disorder"的缩写，注意力缺陷障碍，俗称儿童多动症）、流产以及儿童生殖器异常有关，而你压根儿就一无所知！

这就是双酚A（BPA），一种人工合成的重要原料，在工厂里，用于制造塑料和环氧树脂。BPA有类似雌激素的作用，现在却进入了我们的食物，并且超过92％的美国人的尿液中都检查到了BPA。

最近的《消费者报告》（译者注：《消费者报告》的英文名称为*Consumer Reports*，为美国权威消费者杂志）检测发现，几乎所有品牌的罐装食品中都用BPA作为罐头包装材料的内涂层。尽管美国商业委员会声明它的吸收处于安全水平，FDA也宣称它并没有直接的健康危害，但一些法案已经要求禁止使用BPA作为食品及软饮料包装的材料。

避免BPA的损伤，要注意以下几个方面：

用玻璃、陶瓷或不锈钢容器装热的食物和液体。

用适用于微波炉的玻璃容器取代聚碳酸酯塑料容器。

使用玻璃的或无BPA的婴儿奶瓶。

减少对罐头食品的使用。

确保自己的免疫系统很强健（参见第378节）。

你知道吗？

· "有益于健康"、"纯粹的"和"天然的"——标签上的这些词没有任何意义！

· 五分之四的超市的商品，在其声明中使用了聪明的谎言。

· 各种各样的早餐麦片、婴儿食品、面包和饼干中都含有潜在的人类致癌物。

· 不存在"无激素"的牛奶，奶牛产出的所有牛奶中都含有激素，这是泌乳期的自然生物成分之一。

· 我们消耗的食物热量中40%含有可能致癌的物质。

---

230. 关于第十一章有哪些问题

为什么选择标签上标有"明智选择"的食品其实并不是明智的选择？例如水果圈（译者注：水果圈是美国很受小孩子喜欢的零食，英文名称叫"Fruit Loops"。但标签上的十几种配料中，根本就不含水果的成分）一样的含糖的谷类食品。

这是因为，即使为了使大家能够通过食品包装就选择出健康的食物，美国委员会为政府制定了很详尽的指南，但这些要求并不会形成硬性规定，没有要求把所有内容都列在标签上。一个产品如果想在标签上夸口说自己达到了"绿色"标准，是消费者明智的选择，那么它所做的事情不过就是将产品中的维生素A、维生素C和纤维素水平加工达到设定标准，同时脂肪含量并不超过限定量就可以了。但它不仅不会标出糖的含量（每份水果圈中含有12g糖），还会通过添加营养素，掩盖其实际上缺乏营养素的事实，使加工食品看起来像未加工食品一样健康。在本书成书之时，这些规定仍然有效，但FDA正计划提出新的标准，以更好地管理产品包装所含的营养信息。事实上，FDA希望食品生产商在食品包装的正面列出正反两方面的营养信息，包括维生素、纤维、脂肪和糖的信息。在此之前，检查配料表是你进行真正的明智选择的最好方式。

购买家禽时哪一种更好，是"有机"的还是"自由散养"的？

选择"有机"家禽，这意味着饲养的小鸡或火鸡并没有被给予抗生素或激素，饲料是不含除草剂和农药的（虽然没有保证）。说到"自由散养"，这个词被完美地滥用了。任何接触到场外的鸡，甚至只是小小地奔跑一下，都被称为"自由散养"，不值得为其额外付钱。

什么是乳化剂？

乳化剂是用来把一般混合不均匀的成分进行均质化处理的化学剂。卵磷脂和果胶是天然而安全的常用乳化剂，但人们并不是只使用它们，他们还使用的其他乳化剂包括吐温60（FDA仍在调查中）、刺槐豆（FDA将其列入了需要进一步研究致突变、生殖和致畸作用的添加剂名单）和卡拉胶（FDA花费了很长时间一直在研究的另一种添加剂）至今仍在使用。虽然目前认为它们是"安全"的（GRAS），我个人更愿意建议不要使用含有这些成分的产品。

国外对热量的计算方法是不同的吗？

大部分国家使用公制系统，用焦耳（J）[我们称为千卡，更常用的说法是卡路里（cal）]这个单位测量食品的热量。4cal相当于17J。

当服用维生素A时，如何将IU换算成mgs或mcgs？

并不存在严格的转换公式，但1IU的维生素A=0.3 μg的维生素A，1IU的β-胡萝卜素相当于0.1 μg的维生素A。

我听说，在我们吃的食物中，40%都含有一种叫丙烯酰胺的东西，而它可能是一种致癌物质。为什么不给含有丙烯酰胺的食物贴上警示标签？

这个问题问得好！在本书成书之时，FDA还没有对工厂减少食品中丙烯酰胺的含量做出指导和规定，因为并没有最终证实食品中的丙烯酰胺对人类有健康威胁（只是在实验动物身上做了检测），但是研究一直在进行。

丙烯酰胺这种化学物质主要用于工业用途，包括饮用水和污水的处理。但富含碳水化合物的食物在高温烹饪时，也会产生这种天然的副产物。

在烹饪过程中，如果加热到120℃以上，一些食物就会产生丙烯酰胺，包括咖啡、巧克力、杏仁粉、薯条、薯片、麦片、饼干、面包，甚至一些水果和蔬菜。食品中的丙烯酰胺含量差异很大，取决于制造商、烹饪时间、烹饪方法和烹调过程中的温度。

为了降低丙烯酰胺的摄入量，你应该限制摄入垃圾食品零食以及饱和脂肪酸、反式脂肪、胆固醇、盐含量高和有多余的糖的食物（香烟烟雾也是一个接触丙烯酰胺的主要来源）。

为了减少你的食物中丙烯酰胺的形成，应该关注以下几点：

把面包烤成浅棕色而不是深褐色（大多数的丙烯酰胺都产生在棕色区）。

油炸或烘烤前，把生土豆浸泡在水中15~30分钟，也有助于减少丙烯酰胺的形成。

把土豆放在沸水中煮一下，然后把带皮的整个土豆用微波来"烤"不会产生丙烯酰胺。

第十二章
拥有健康宝宝的方法

231. 当你想拥有宝宝时

如果你想怀孕，对你和伴侣来说，如何确保得到最有益于受孕和怀孕的营养呢？现在可就是最佳的时机了。

增强女性和男性生殖能力的补充剂

叶酸，400μg，一天1次（参见第43节中"最佳天然来源"部分）；

维生素B$_6$，50mg，一天1次（参见第36节中"最佳天然来源"部分）；

维生素B$_{12}$，50μg，一天1次（参见第37节中"最佳天然来源"部分）。

注意：在服用多种维生素或者医师开的产前处方之外，不要再额外服用其他产前配方。另外，请检查标签，以确保自己没有服用双倍剂量的上述补充剂。当涉及产前补充这个方面，过多服用一种好东西反而会对健康不利。

个人建议：如果你喝的咖啡或其他含咖啡因饮料的量超过了一杯，会减少受孕的机会。另外，避免喝含有褪黑素的饮料，它们会影响精子数量，影响其他激素。

232. 怀孕后

现在你是一位孕妇了，你需要在接下来的9个月里照顾好肚子里的胎儿，因此你做的任何事情都需要确保孩子处于最好的营养环境中。

需要考虑的事情

怀孕期间维生素D水平低下，可能就意味着孩子会长蛀牙。

胚胎着床后，在子宫里的最初6周，胎儿的牙齿就开始发育，而维生素D参与了保护性牙釉质的形成。

推荐的预防措施：服用孕期维生素，喝维生素D强化牛奶，如果可以的话，适量晒一下太阳。

在服用任何补充剂前，应该先向医师咨询一下。在这段时期，服用合适的维生素是必要的：

敏德尔维生素配方（参见彩页第2~3页），一天2次；

叶酸，100μg，上午和下午（睡觉时）各服用2片；

甘氨酸钙（500mg）和镁（250mg），上午和下午各服用1次；

MSM，1000mg，与复合维生素C同服，每餐服用1片；

生姜提取物，如果为了治疗晨吐，每次1粒，一天1~3次。

233. 进食时要注意

孕妇是为了两个人在进食，但只有一个人能决定吃什么。在怀孕期间，该吃什么比不吃什么看起来更加重要。

应该避免的食物

鱼是Ω-3脂肪酸的重要来源，但是某些体内含汞量高的鱼会损害胎儿的脑发育。避免吃大型鱼类，如剑鱼和方头鱼，少吃金枪鱼和鲷鱼（每周不要超过1份）。一定不要吃寿司和生鱼片。想要了解更多的警告和建议，参见第102节。

即买即食的熟食（火腿、火鸡、香肠和大腊肠）和可能含有李斯特菌的热狗一样，完全加热和蒸熟后才能吃；

熏肉，如意大利熏火腿；

没煮熟的蛋或者溏心蛋（就像酱汁与生鸡蛋混合在一起，类似于蛋黄酱和蛋黄奶油酸辣酱）；

没有高温消毒的牛奶；

鹅肝酱饼；

用未经高温消毒的牛奶做成的软奶酪；

含咖啡因的饮料，尤其是在怀孕的头3个月时，努力控制每天的饮用量不要超过200mg。

我的建议：当怀疑要不要吃的时候，或者至少在想吃之前，咨询医疗保健人员（译者注：医疗保健人员，指提供医疗保健服务的企业、机构，比如医院、诊所、疗养机构、美容整形机构等，不是专指医师）。

234. 母乳喂养是最好的

妈妈和宝宝都需要最好的营养。这个阶段的饮食尤为重要。哺乳期母亲补充营养和怀孕期女性一样很有必要。由于生物素会从乳汁中排泄，哺乳期母亲还需要多补充一点生物素。美国医学会推荐哺乳期女性的生物素每天适宜摄入量（adequate intake，AI）是35μg，最好通过饮食摄入（参见第41节）。还需要额外补充维生素B_6、维生素B_{12}、维生素C和维生素D。

如果孩子是早产儿，母乳喂养的话，需要问一下医师母亲是否需要补充DHA（1000mg）。一项发表在《美国医学会》杂志的为期6年的研究显示，Ω-3脂肪酸家族的DHA（二十二碳六烯酸）是脑中主要的脂质，早产儿脑中的DHA并不充足，因此可能会出现神经发育受损。通过母乳或婴儿配方奶粉补充DHA，能够显著降低神经发育迟缓的发生率。

乳汁中的维生素D含量不足，因此母乳喂养的婴儿可能需要另外补充维生素D。另一方面，哺乳期母亲摄入过量维生素D，可能导致婴儿的血钙过高。我建议无论服用何种补充剂，都请先向提供医疗服务的人确认一下。

注意：许多草药中的成分可以通过乳汁排出，可能对哺乳期母亲和婴儿产生潜在的危害。例如，葫芦巴中含有的香豆素和烟酸对心率、血压、血糖和其他身体机能有很强的作用，母亲服用后，对婴儿也会有同样的作用。参见第214节来了解在孕期和哺乳期应绝对避免的草药。我再一次郑重强调，在进行任何饮食补充之前，都要咨询医疗保健专家。

235. 产后抑郁症

大约80%的新母亲会经历一定程度的产后抑郁症（PPD）。出现如没有明显原因的哭泣，神经紧张和坐立不安的"婴儿抑郁"症状，都是PPD轻微而短期的形式。PPD是由于产后情绪的改变所导致的一种可以理解的抑郁症。另一方面，PPD可以变得更加严重，持续更长时间。

通过在孕期提前摄入Ω−3脂肪酸补充剂可以减少PPD的发生率。Ω−3脂肪酸不足不仅会对神经保护功能（在产后早期阶段，你需要有战胜抑郁情绪的持续活力）造成损害，也同样会影响婴儿脑的发育。产后的补充可能更必要，虽然哺乳对PPD有一定预防作用，但也会消耗体内储存的Ω−3脂肪酸，加重产后抑郁。

236. 关于第十二章有哪些问题

什么草药在平时可以服用，但在怀孕期和哺乳期是禁忌的？

有很多草药都是这样，例如，在怀孕期和哺乳期应该绝对禁止使用金印草（黄连素是金印草里的生物碱，类似于吗啡）。并且，避免服用含有咖啡因的草药，例如瓜拉那、可乐果。

在怀孕的头几个月内，不管是天然的还是人工利便药物都不能使用，因为会引起流产（鼠李、大黄和番泻叶是天然的泻药）。强力镇静的草药如黄芩和缬草，以及强力调味品如辣椒和山葵也不建议食用。在怀孕早期和最后的三个月里，催吐剂如半边莲等也会有危害。

尽管大蒜和洋葱对很多人都有益处，但在这里最好避免使用，尤其是产后，因为已经知道它们会通过乳汁排泄，引起婴儿急腹痛。如果你正在怀孕或者哺乳，我建议你安全地使用，并在服用任何额外的草药前，都请咨询医疗保健专家。

你知道吗？

· 怀孕的女性每天只需要额外补充300cal热量；

· 你的肠道无法吸收菠菜中含有的大多数的铁；

· 无脂肪的食物会使你增重；

· 80%的美国女性缺钙。

除了告诉我"要吃维生素"，我的产科医师没有对我说很多。你不仅仅是一位营养学家，也是一位药剂师，能否告诉我什么药物会对我和宝宝有危害？

在介绍所有这些维生素时，我觉得都是非常安全的——除非你的医师有特别规定。在怀孕时，没有任何药物可以说一定是安全的，不管是柜台出售（OTC）药物、处方药、酒精、尼古丁还是咖啡因。大多数药物可以通过胎盘影响胎儿。在孕期最后3个月和哺乳期尤其要避免服用含有阿司匹林的药物。另外，考虑到胚胎发育的主要阶段是在怀孕的最初数周内，如果怀孕前有备孕的打算，那么服用任何药物前，都要先向医师咨询。

我和我的丈夫在过去的一年里一直尝试怀孕，最近我们得知他的精子数量很低，这可能是我们至今还没有成功的主要原因。在接受传统的医学治疗前，你有什么天然的补充剂可以推荐给我们吗？

当然有，而且绝对值得尝试。引起氧化损伤的自由基（参见第104节）会反过来影响男性生育能力。左旋肉碱的抗氧化功能为细胞提供能量，已经发现在促进精子发育和运动方面有重要作用。我建议你的丈夫每天服用2粒500mg的左旋肉碱胶囊，50mg的葡萄子提取物也有强大的抗氧化能力。另外，不要食用含有糖精（一种在减肥饮料和其他低卡路里食物中添加的无热量的甜味剂）的食物，以及含有褪黑素的放松精神的饮料，它会降低男性的生育能力。

第十三章
在正确的时间补充正确的维生素

237. 特殊情况下的补充剂

人体对维生素的需求并不总是相同的，特殊情况下需要特殊的食物配方和补充剂。以下内容列出了这些情况下所需维生素的名单，大多数是暂时性的补充建议（若要了解提供特定的维生素和矿物质的食物，参见第三章的第30~73节）。再一次强调，这些信息没有强制性（参见彩页第2~3页的敏德尔维生素配方）。

238. 粉刺

人们已经尝试用各种不同的方式来治疗这种令青少年烦恼的小毛病，从X射线到四环素，疗效不一而足。我鼓励更加自然的治疗方式，并为这一方式能发挥的疗效深感欣慰。

敏德尔维生素配方（参见彩页第2~3页）；

维生素E（干剂），一天400IU；

β-胡萝卜素，一天10000IU；

螯合锌，15~50mg。一天随餐服用1片；

1~2汤匙嗜酸杆菌液，一天3次；或3~6粒胶囊，一天3次；

半胱氨酸，1g，与1000mg维生素C一起，进餐前半小时服用，一天3次；

MSM，1000mg，一天1片；

MSM洗剂，一天3次；

所有的加工食品都不要食用。它们通常含盐量较高，而且其中添加了碘。

注意：如果正在服用治疗痤疮的处方药，除非有医师建议，否则不要服用额外的维生素。

239. 脚气

把维生素C粉末或晶体直接涂抹在病变区域，可能有助于控制感染。保持脚的干燥，尽可能不穿鞋子，直到感染清除。将茶树油涂抹于患处，也可以有很好的疗效。

240. 口臭

除了正确地刷牙和使用牙线，你还可以尝试：

敏德尔维生素配方（参见彩页第2~3页）；

1片叶绿素片剂或胶囊，一天1~3次；

3粒嗜酸杆菌胶囊，一天3次，或1~2汤匙嗜酸杆菌液；

锌，每天50mg。

241. 脱发

我不能保证一定有效，但很多人反馈说这种配方确实使头发的损失减少了：

B族维生素片，50mg，一天2次；

胆碱和肌醇，一天1000mg；

每天用荷芭油按摩头皮和洗发；

500mg钙和250mg镁，一天1片；

半胱氨酸，一天1000mg；

维生素C，500mg；上午和下午各服用1次；

锯棕榈标准化提取物，160mg，一天2次。

242. 蜂蜇

如果不想被蜂蜇，最好的办法就是尽量避开它们。维生素B_1已被证明是一种相当不错的驱虫剂。每次服用100mg，一天3次，这种含量的维生素B_1会让皮肤散发出昆虫厌恶的气味。如果补充维生素B_1为时已晚，而且确实已经被蜇伤了，1000mg的维生素C可以帮助减轻过敏反应。另外，一次服用1000mg的MSM1片，一天3次，持续一个星期，也是一个不错的主意。

243. 牙龈出血

牙龈出血，通常是由于沿着牙龈线生长的菌斑和牙龈炎引起，最有效的维生素治疗是：

1000mg复合维生素C，含有生物类黄酮、芦丁和橘皮苷，一天3次；

锌，15mg，一天1~2次；

维生素E，一天400~500IU；

辅酶Q10，60mg，一天1~3次；

槲皮黄酮，400mg，餐前服用，一天1~3次；

另外，我建议使用茶树油牙膏刷牙。

244. 骨折

如果你曾经骨折过，就知道等待愈合的过程是多么的令人沮丧。怎样缓解这种感觉，并加速骨的愈合呢？那就是增加钙和维生素D的摄入量。一天服用1000mg钙和500mg镁（复合片剂，含有维生素D），建议一天2~3次。

245. 瘀伤

1000mg复合维生素C，含有生物类黄酮、芦丁和橘皮苷，一天3次，有助于预防毛细血管脆性增加（当皮肤下的毛细血管破裂时，会发生瘀斑）。为治疗瘀伤，我建议服用60mg的辅酶Q10，一天1~3次；一天5000~10000IU的维生素A；一天400~500IU的维生素E。一般来说，按照标签说明使用芦荟凝胶、金盏花软膏或凝胶、紫草、金缕梅等草药，可以加快痊愈时间，帮助瘀伤处迅速褪色。

246. 烧伤

处理烧伤最重要的事情就是立即把烧伤部位浸入冷水。一天服用50mg锌，可以有效地促进伤口愈合，值得一试。我推荐在早晨和傍晚时分，服用1000mg的复合维生素C（含有生物类黄酮）以防止感染。口服和外用1000IU的维生素E，可以帮助预防疤痕形成。建议连续一个月，一天3次使用MSM洗剂，每次1片1000mg的MSM片剂。

247. 化疗

一个完整的抗氧化配方可以增强化疗的疗效，在保护健康组织、并强化免疫系统的同时，打击癌组织。生姜可以减轻一些不必要的副作用，如恶心和呕吐。我建议，一天2次，每次1粒Ev.Ext-33胶囊（这是一种独特的生姜亚种的草本提取物，获得了专利），和敏德尔维生素配方（参见彩页第2~3页）一同服用。

注意：如果你正在接受化疗，在服用任何新的补充剂前，一定要得到医师的确认。

248. 手脚冰凉

可以尝试一下含有碘的多种矿物质补充剂，和海带片一起，一天服用2次。手脚冰凉，可能是由于甲状腺不能产生足够的甲状腺素而导致。烟酸和维生素E也有助于改善循环。另外，我推荐服用60mg的银杏补充剂，一天1~3次；1500mg的精氨酸片剂，每次2片，一天2次。

249. 口唇疱疹和单纯疱疹

很少有事情能比唇疱疹更令人烦恼的了，我发现最好的补救措施是：

嗜酸杆菌胶囊，3粒，一天3次；

维生素E油，28000IU，直接涂抹到患处；

赖氨酸，3g（3000mg），把剂量等分，在每餐之间服用（与不含蛋白质的水或果汁同服）；

预防用法：赖氨酸，500mg，一天1次（与不含蛋白质的水或果汁同服）；

1000mg维生素C，上午和下午各服用1次。

250. 便秘

每个人都会在某段时间内受便秘困扰。通常是因为饮食中缺少使肠道膨胀的物质（译者注：如纤维素），或者由某些药物（如可待因）引起。强力的泻药会消耗人体的营养，引起反射性便秘，然后会促使继续使用泻药，从而形成对泻药的依赖性，因此，天然的补救措施应该是你的第一选择。

膳食纤维，2g，片剂，一天2次，或1汤匙车前草纤维（如果不过敏）加入果汁或脱脂牛奶中服用；

1汤匙嗜酸杆菌液，一天3次；

如有需要，可以短时间使用植物轻泻剂和无糖的大便软化剂；

一天8~10杯水（和轻度、没有伤害性的运动）。

251. 刀伤

1000mg复合维生素C，含有生物类黄酮，一天2次，随50mg锌和400IU的维生素E同服。

252. 皮肤干燥

和富含维生素A和维生素D的油一样，用维生素E（干剂）油来护理干性皮肤，似乎能起到奇效。作为膳食补充剂，我建议一天摄入200~400IU的维生素E和10000IU的维生素A（每周服用5天，停用2天）。另外，还推荐服用敏德尔维生素配方（参见彩页第2~3页）和Ω-3脂肪酸，1~3粒，一天3次（参见第100节，了解Ω-3脂肪酸的完整信息）。

如果你不想吃鱼油（市场上的Ω-3脂肪酸主要是EPA和DHA），其他Ω-3脂肪酸的天然来源包括亚麻子油、南瓜子油、菜子油、大豆油（在沙拉酱中加入1~2茶匙，应该有帮助）。还发现核桃、海军豆、芸豆、黄豆和大北豆里也含有丰富的Ω-3脂肪酸。

253. 宿醉

为了预防宿醉，在喝酒前服用1片100mgB族维生素片。喝酒过程中和睡觉前，分别再服用1片（酒精会破坏B族维生素）。服用500mg的半胱氨酸与1500mg的维生素C也有效果。

254. 花粉过敏

　　紧张会使花粉过敏的症状更加恶化。如果不幸成为过敏症患者大军中的一员，以下维生素可以有效改善症状。每天两次服用B族维生素片，一天3次服用1000mg的泛酸和相同剂量的维生素C，它们具有有效的抗组织胺效能。另外，刺荨麻、中国黄芩、小白菊叶、山葵根、巴拉圭丝兰茶标准化提取物，与1000mg的MSM片剂同服，一天2次，可以帮助你度过打喷嚏的季节。

255. 头痛

　　一个非常有效的缓解头痛的维生素矿物质配方是：

　　100mg烟酸，一天3次；

　　100mg的B族维生素片（缓释片），一天2次；

　　钙和镁（适当的比例是钙含量为镁的2倍），这是大自然赐予的镇静剂；

　　治疗偏头痛，参见第265节。

256. 烧心

　　药店里出售的抗酸药（OTC）如健乐仙（Gelusil）、克烂治儿锭（Kolantyl）、美乐事（Maalox）和罗来滋都含有铝，会影响钙和磷的代谢。对你来说，更好的降酸治疗可能是每次服用1片1000mg的MSM，一天3次（或钙片250mg和镁片125mg，一天3次），复合消化酶，一天1~3次，木瓜咀嚼片，每天在饭前或饭后喝水或饮料，而不是边吃饭边喝水，并且吃饭速度放慢一点。

257. 痔疮

　　50多岁的人群中有一半左右患有痔疮。饮食不当、缺乏运动、排便用力都是痔疮的患病因素。另外，摄入咖啡、巧克力、可乐和可可也会加重肛门的瘙痒不适。如果你被痔疮困扰，每次服用1汤匙未加工的麦麸，一天3次，或者服用2g膳食纤维，一天2次会有所帮助。同时，服用1000mg的复合维生素C，一天2次。有助于黏膜愈合，每次服用3粒嗜酸杆菌胶囊，一天3次（或1~2汤匙的嗜酸杆菌液，一天1~3次）。用棉签将

28000IU的维生素E油涂抹于患处。

258. 勃起功能障碍（ED）

如果你难以保持足够的勃起功能，无法充分享受性生活，在求助于"伟哥"或"犀利士"之前，可能会想尝试一些自然疗法。我建议服用60mg银杏，一天3次；2~4片锯棕榈、锌和南瓜子油的复合胶囊，一天1片；精氨酸（缓释）片，1500mg，一天2次。如果已经超过了50岁，另外推荐1片25~50mg的脱氢表雄酮（DHEA）片剂，一天1次。40岁以下的人不应服用DHEA，除非血液中这种激素的水平很低。超过50岁者，男性可以每天服用50mg。

259. 失眠

无法入睡？也许你需要一个更自然有效的抗失眠计划：

1片250mg钙和125mg镁的螯合片剂，每次1片，一天3次，睡前半小时服用3片；

100mg的维生素B_6和100mg的烟酸，它们可协同产生脑内的化学物质——血清素，这是安静的快动眼睡眠所必不可少的；

火鸡肉是色氨酸的良好来源，因此，睡前来一份开放式火鸡肉三明治和一杯凉茶（甘菊、缬草、黄芩）可以成为你生活里的助眠药；

如果是更严重的失眠的话，可以尝试1mg褪黑素或1~2片圣约翰草复合剂，睡前30分钟服用。

260. 瘙痒

作为一种抗组胺剂，1片1000mg的维生素C片剂，再加上1000mg的MSM片剂，在早晨和晚上与食物同服，可能会有所帮助。我还建议1000mg的泛酸，一天1~3次，把维生素E霜（每盎司20000IU）涂抹于瘙痒处，一天3次。

261. 时差

当你乘坐飞机从伦敦飞来，在上午9时着陆，而上午10时恰好有一个会议需要参加。这一切看起来似乎都可以，但是除了一点事实——你的身体反应很迟钝，它仍处在凌晨4点的状态。最好的办法是给予身体需要的维生素，以帮助身体的节奏能赶上日程安排。

B族维生素片，50mg，上午和下午各服用1次（当还在飞行时就开始服用）；

进餐时服用敏德尔维生素配方，在5小时或更长时间的飞行中服用2次（参见彩页第2~3页）；

也可用1mg褪黑素；

如果你感觉人体状况不断下降，而且疲倦，一定要服用额外的维生素C。

注意： 在高海拔地区肠道气体会膨胀，因此如果你想在到达目的地时感觉舒适，在飞行前和飞行途中不要食用豆类和其他会产气的食物。另外请记住，酒精会破坏B族维生素，而后者是对付时差反应的最好武器。确保在飞机上时每隔1小时就补1次水，如果你坐的是加压舱，身体脱水更快。

262. 腿痛

增加身体的含钙含量。尝试在早餐和晚餐时服用1片钙和镁的螯合片剂。根据报道，在腿抽筋时服用维生素E非常有用。最常见的剂量是400~1000IU的维生素E，一天1~3次；银杏补充剂，60mg，一天1~3次，也可以帮助改善腿部的循环。

263. 绝经

研究表明，雌激素和孕激素替代治疗（HRT）会增加乳腺癌和卵巢癌、休克、成人哮喘、心脏病发作、严重的血液凝集、阿尔茨海默病、性欲减退等疾病的发生率，许多妇女一直在寻求其他方式来缓解更年期不适。已经发现，许多绝经期妇女一天服用1~3次200~400IU的维生素E与硒（混合生育酚）确实能缓解潮热。如果你处于绝经期，每天服用两次敏德尔维生素配方和1片50mg的B族维生素片，也会有所帮助。一天可以服用2次螯合钙（250mg）和镁（125mg）及复合大豆异黄酮片（含大豆黄酮、金雀异黄酮、维生素D和硼）。为了舒缓心情和放松肌肉，试试1片圣约翰草复合剂以及黑升麻提取物复合补充剂，一天1次或2次。有很多含有植物性雌激素成分的草药能增加身体的雌激素水平，帮助改善潮热、阴道干涩、疲乏、抑郁和其他绝经期症状（参见第381节）。

264. 月经期

月经是大多数女性每个月的烦恼，在此期间，人体有时候会有挛缩感和腹胀感。而一旦这种不适可以缓解，月经的烦恼就可以明显消散。

敏德尔维生素配方（参见彩页第2~3页）；

维生素B_6，50mg。一天3次（最有效的一种天然的利尿剂）；

B族维生素片，50mg。上午和下午各服用1次；

月见草油，500mg，一天3次。

265. 偏头痛

偏头痛对类固醇治疗有反应。如果你曾经发作过一次，绝对不想再来一次。新研究表明，B族维生素可以帮助减轻偏头痛的严重程度、降低偏头痛的发作次数。

叶酸，一天800μg；

维生素B_6，一天50mg；

维生素B_{12}，一天400μg；

维生素B_2，一天200mg；

野甘菊，一天500mg（参见第177节）。

注意：该配方可以减半后，在上午和下午分别随食物同服。

266. 晕车

如果事先做好预防措施，晕车是治疗效果最好的疾病之一。可选的营养补充剂有维生素B_1和维生素B_6（事实上，许多产前镇吐剂中都含有维生素B_6）。在乘车出发前一天的晚上和出发当天的早晨，服用50mgB族维生素片，对晕车呕吐很有疗效。

一天服用3次生姜提取物胶囊，也有同样效果。

267. 肌肉酸痛

许多人发现，对于这种锻炼之后的疼痛，或者只是一般的肌肉酸痛，每天服用1~3次维生素E，400~800IU就可以得到缓解。在早晨和晚上各服用1片钙和镁螯合片剂，也会有帮助。

268.避孕药

如果服用口服避孕药，那么和没有服用的女性相比，更容易发生血栓、脑卒中和心脏病，也更可能缺乏锌、叶酸、维生素C、维生素B_6和维生素B_{12}（在服用口服避孕药的人群中，精神紧张和抑郁的人占了相当多的比例）。

补充是重要的：

敏德尔维生素配方（参见彩页第2~3页）；

螯合锌，15mg。一天1片；

叶酸800μg，一天1次；

维生素B_6，50~100mg。一天1次。

269.毒漆藤引起的瘙痒

MSM乳液、维生素E油，或芦荟凝胶外用，一天3次，可以帮助愈合。上午和下午分别服用1000mg的维生素C片可以减轻瘙痒。

270.息肉

医师会先确认这些小小的、令人烦恼的增生物的存在，而且在大多数情况下，需要手术切除。美国威斯康星医学院的外科教授和董事长杰罗姆·德科斯博士给予息肉患者每天3000mg的维生素C补充剂，有很好的疗效。

271.术后愈合

手术后，你的身体需要所有可以得到的营养支持。

敏德尔维生素配方（参见彩页第2~3页），一天3次，随餐服用；

2片复合维生素C，1000mg，再加上生物类黄酮、橘皮苷和芦丁，上午和下午各服用1次；

术前2周和术后2~4周可以采用这种疗法。

对于整形外科手术后的患者，还需要补充：

山金车，在进餐前，空腹状态时舌下含服4颗，一天3~4次（为了治疗挫伤）。

菠萝蛋白酶，500mg，一天1~2粒（减轻肿胀）。

注意：不要在术前2周或术后服用大剂量的维生素E。

272. 痱子

痱子症状很像瘙痒症，而维生素C在痱子发病时，有对抗组胺的功能（参见第260节）。

273. 前列腺疾病

在患慢性前列腺炎时，腺体发炎常合并感染，用锌进行治疗会有一定疗效（在体内，前列腺的锌含量约是其他器官的10倍）。在许多情况下，尤其是补充剂里还含有臀果木和锯棕榈时，症状可以完全消失。

敏德尔维生素配方（参见彩页第2~3页）；

锯棕榈、臀果木、硒、荨麻、β-谷甾醇、锌、番茄红素片复合补充剂，一天2次；

注意：参见第310节的饮食和补充配方，旨在预防良性前列腺增生（BPH）。

274. 银屑病

尽管有很多关于银屑病的笑话，但对于数百万遭受疾病侵害的人而言，这些笑话并不好笑。目前还没有发现哪一种治疗对银屑病完全有效，但下面的方案非常成功：

敏德尔维生素配方（参见彩页第2~3页）；

β-胡萝卜素，一天10000IU；

B族维生素片，50mg，上午和下午各服用1次；

蔷薇果维生素C，500mg，上午和下午各服用1次；

维生素E（干剂），200~400IU，一天2次；

月见草、琉璃苣或亚麻子油胶囊，500mg，一天3次；

硒，100~200μg，一天1次。

275. 戒烟

戒烟绝非易事，有戒烟体会的人都清楚这一点，因为戒断症状真实存在。如果出现烦躁感，可以服用1片圣约翰草复合补充剂，一天2~3次；在上午或下午，与食物同服1片钙（250mg）和镁（125mg）螯合片剂和1片B族维生素片50mg。两餐之间服用1000mg半胱氨酸。晚餐时，服用另一片钙镁片和50mg的B族维生素片。并且不要忘记服用敏德尔维生素配方（参见彩页第2~3页）。

注意：如果你使用的是帮助戒烟的尼古丁口香糖，要注意，在嚼尼古丁口香糖之前，咖啡、可乐或酸性饮料都会显著抑制其吸收。

276. 压力

压力可以是身体上或心理上的，伤害、疾病、感染、劳累过度、经济上的忧虑、人际关系冲突，都会造成压力。对压力的体会，我们都曾有过，但并不是所有人都知道如何自然地处理。在寻求处方药之前，要知道，自然疗法也可以有很大的帮助。

敏德尔维生素配方（参见彩页第2~3页）；

钙，500~1000mg，一天1次（40岁以上的女性每天服用1500~2000mg）；

脱氢表雄酮，40岁以上的女性每天服用25mg，40岁以上的男性每天服用50mg；

镁，250~500mg，一天1次；

褪黑素，1~3mg缓释片剂，睡前服用；

B族维生素片，25~50mg，一天1次；

洋甘菊，按照标签上的指示服用；

圣约翰草复合剂，300mg，一天1~2次。

277. 晒斑

不管你打算把自己放在太阳紫外线下晒多长时间，始终都应该做好防晒准备。大多数人不知道的是太阳确实可以灼伤皮肤，引起皮肤损伤，容易并发感染。如果为时已晚，不妨试试下面这个亡羊补牢的措施：

芦荟凝胶，一天3~4次；

1份MSM洗剂或维生素E霜（20000IU），一天3~4次；

敏德尔维生素配方（参见彩页第2~3页）；

额外的维生素C，500mg，每天上午和下午服用，直到灼伤治愈。

278. 磨牙

人们通常意识不到自己在磨牙。磨牙的发生率，儿童比成年人更高，而且睡眠中磨牙更为常见。为了避免"磨牙"，尝试一下：

敏德尔维生素配方（参见彩页第2~3页）；

B族维生素片，50mg，上午和下午各服用1次；

1片圣约翰草多酚复合补充剂，一天1次；

螯合钙（250mg）和镁（125mg），在睡前服用。

279. 静脉曲张

年龄渐长、缺乏运动和慢性便秘都是静脉曲张的发病因素，因此定期检查一下饮食和锻炼方式可以起到很好的预防作用。一天1次服用1片敏德尔维生素配方和500mg复合维生素C，400~800IU的维生素E有帮助。

另外，我还建议补充马栗子提取物，一天2次，60mg银杏补充剂，一天2~3次，以改善循环。

建议：每天在局部涂抹金缕梅软膏至少3次，可能会对静脉曲张的缓解有所帮助。在出现预期的疗效前，可以使用两周或两周以上的时间。

280. 输精管切除术

接受输精管结扎的男性更容易受感染，每天服用1000mg的复合维生素C，以及定期补充敏德尔维生素配方是明智的处理方法。此外，每天服用15~50mg的锌也是一个好主意。

281. 疣

疣并非来源于青蛙（译者注：西方过去认为青蛙是引起疣的原因）。身上有疣的时候，用维生素E油治疗很有效，能让疣消失。最成功的方案是28000IU的维生素E外涂，一天1~2次；400IU的维生素E（干剂）内服，一天3次。复合维生素C，1000~2000mg，一天1次，可以帮助建立身体的免疫力，从根本上预防疣的发生。

你知道吗？

· 咖啡会抑制尼古丁口香糖的吸收；

· 接受过输精管切除术的人更容易感染；

· 维生素B_1有助于治疗晕机与晕船。

---

282. 关于第十三章有哪些问题

请你谈谈有助于烧心治疗的消化酶。它们是什么？它们的作用是什么？

市售的酶补充剂，通常有助于消化系统消化、吸收摄入的食物，例如，菠萝蛋白酶是来自于菠萝的一种消化酶，纤维素酶可以帮助消化植物性物质，破坏食物纤维。胃酸（HCl）对分解坚韧的食物，如纤维性肉类、蔬菜、家禽有作用（盐酸甜菜碱是市售的最好的补充剂形式）。脂肪酶可以帮助脂肪的消化，淀粉酶可以分解在质量上比其大数千倍的淀粉，有了这些酶，人体对营养素的吸收会更加容易。木瓜蛋白酶是一种蛋白质消化酶（来自于木瓜），番木瓜蛋白酶是一种来自于番木瓜的浓缩蛋白质消化酶。

我的父母在60岁时都发生了白内障。我现在40岁，想知道是否有什么现在就可以采取的营养预防措施来减少我的患病风险。

老年人白内障涉及眼球晶状体的进行性氧化病变。从现在开始，就采用一种抗氧化剂配方，会是你最好的预防方法。由3种氨基酸（半胱氨酸、谷氨酸、甘氨酸）合成的谷胱甘肽能有效地灭活加速老化过程的自由基，可能是防止晶状体氧化的一个关键因素。我建议一天2次，每次50mg服用谷胱甘肽胶囊、125μg的超氧化物歧化酶（SOD）胶囊和1片高效力地多维生素矿物质复合胶囊。

在治疗更年期症状时，你建议服用大豆异黄酮复合补充剂，是否有特别的原因？

那是当然。雌激素替代疗法始于20世纪60年代，它与子宫癌的增长（增长35%）有关。大豆异黄酮，特别是金雀异黄酮和大豆黄酮，是类似雌激素的化合物，不仅可以帮助缓解更年期症状，如潮热、烦躁、阴道干涩等，也可以帮助预防癌症。事实上，研究还发现，联合使用大豆异黄酮、钙、镁、维生素D和硼，有助于预防骨质疏松症（参见第308节）。

医师告诉我容易得胆结石，你能否推荐什么补充剂或配方来降低我的患病风险？

胆结石大多是胆固醇形成的结晶体，因此我会建议每次喝1汤勺卵磷脂颗粒，一天1~3次，并且一天服用500~1500mg的牛磺酸。避免吃精制碳水化合物和饱和脂肪酸，多吃燕麦麸。

第十四章
康复，保持健康!

283. 何时你不需要抗生素

我想告诉大家的是，在感冒、流感、喉咙痛，甚至鼻窦、支气管或泌尿道感染时，都不需要吃抗生素，除非医师诊断为细菌性感染，或者症状持续超过1周，而且体温超过了38℃时。

抗生素对病毒性疾病无效，不会缩短病程或减弱严重程度。在病毒感染时服用抗生素只会杀死毒力弱的细菌，使毒力最强的得以生存——导致出现危险的耐药现象。换句话说，当你在最危急的时候，最需要抗生素来救命时，它却可能变得无效。

首先尝试天然的配方

喉咙痛：将1滴苦橙精油（天然抗菌、抗炎）和四分之一茶匙盐溶于二分之一杯温水，每天漱口2次，不要吞下。含有甘草的茶和松果菊、金印草一样可以减轻症状，加快康复。

鼻窦感染（鼻窦炎）：每天把20滴葡萄子液提取物与水、果汁或茶混合服用，补充β-胡萝卜素有助于黏膜的痊愈。

泌尿道感染：每天饮用4杯不加糖的蔓越莓或蓝莓汁，熊果这种草药也有作用，建议每次2粒熊果，一天2次。

支气管炎：研究发现黑接骨木茶有抗病毒效应，把1茶匙接骨木花和二分之一茶匙接骨木放入1杯开水，加二分之一茶匙蜂蜜，浸泡10分钟。一天饮用2~3杯。

如果在服用天然的补充剂24小时内症状没有改善（或者发热仍然超

过38℃），就需要就医了，做一个细菌培养，看看是否需要采用抗生素治疗。

如果已经开了抗生素药方

用绿茶送服，可以最大程度发挥它们的作用；

避免使用抗酸剂，它会抑制抗生素90%的效力；

在吃药前两小时或者吃药后服用益生菌（参见第131节），以预防腹泻和酵母菌感染。

284. 为什么在生病期间，你一定要服用补充剂

生病期间，身体是处于应激状态下的。由于细胞破坏，营养缺乏，使得肾上腺功能低下，无法正常工作，而且身体的抗压团队——维生素C、维生素B$_6$、叶酸和泛酸被严重耗尽。同时，人体需要更大量的锌和维生素C。

由于我们需要这些维生素来有效利用其他营养物质，并始终保持我们的新陈代谢功能，因此当生病时，身体对营养素的需要明显增加了。因为我们知道，发热和压力会消耗掉身体绝大多数必需的营养素，补充的重要性是不言而喻的。牢记所有补充剂应与食物一起服用，除非另有说明。

同样，以下方案并不作为医疗指导，只作为协助医师工作的指南。

285. 注意力缺陷综合征/多动症（ADD/ADHD）

注意力缺陷综合征（ADD）的特征是注意力只能集中较短的时间或者很难集中注意力，而且行为不当、冲动的一组综合征。注意力缺陷多动症（ADHD）是具有多动特征的注意力缺陷综合征。这些疾病通常影响学龄儿童，但可能会持续到成年才确诊，症状包括坐立不安、说话过多、做事不顾后果和注意力无法集中。精神兴奋剂药物如利他林（盐酸哌甲酯）和阿得拉（安非他明）常常（过于频繁，在我看来）用作处方药来控制ADD/ADHD，但在许多情况下，营养补充剂可以作为非处方药来发挥作用。

敏德尔维生素配方（参见彩页第2~3页），上午和下午各服用一次；

钙，一天500~1000mg；

镁，一天250~500mg；

MSM，1000mg，一天1~3次；

假马齿苋提取物，一天100mg；

石杉碱甲（从石松中提取），50mg，一天1~3次；

银杏补充剂，60mg，一天1~3次；

葡萄子/绿茶混合物，一两天服用100mg；

磷脂酰丝氨酸（PS），一天300~600mg；

圣约翰草复合补充剂，300mg，一天1~2次。

注意：最近研究表明，患有ADD的儿童服用EPA、DHA和GLA配方后，症状获得显著改善。基于该结论，每天摄入300mgEPA、150mgDHA和150mg玻璃苣油（提供80mg的GLA）是值得推荐的——特别是目前，这些配方脂肪酸做成了适合儿童的可咀嚼明胶胶囊，以及液体饮料。

286. 过敏

过敏可以表现为任何形式，可能波及身体的任一部位，症状可轻可重，多种多样。你接触多种东西都可能引起过敏。不管过敏症消耗了何种营养素，补充剂都会很有帮助。

敏德尔维生素配方（参见彩页第2~3页），上午和下午各服用1次；

B族维生素片，50mg。一天2次；

泛酸，500mg，上午和下午各服用1次；

MSM，1000mg，与复合维生素C同服，一天1~3次；

荨麻、黄芩、小白菊叶、山葵根、北美圣草草本提取物片剂，一天2次。

如果你有过敏症，重新严格地审核一遍目前的饮食是个好主意。许多过敏是由于味精、食用色素、添加剂和防腐剂引起的。

287. 关节炎

成千上万的人患有这种痛苦的慢性疾病，它使身体承受了诸多的压力，维生素矿物质的补充真的很重要。

敏德尔维生素配方（参见彩页第2~3页）；

额外的维生素C，500mg，一天1~2次（如果你正在服用大量阿司匹林，会失去维生素C）；

泛酸，100mg，一天3次；

2片Ω-3胶囊，一天2~3次；

铜，2mg，一天1次；

MSM，100mg，一天2~3次；

增加对富含脂肪的鱼类的摄入，如鳕鱼、鲑鱼和大比目鱼。它们含有丰富的Ω-3脂肪酸，具有抗炎的特性。另外，建议你不要再吃茄属植物，如土豆、番茄和茄子，它们可能会加重你的病情。

288. 哮喘

哮喘是一种影响支气管的慢性过敏性疾病。当发生哮喘时，支气管的平滑肌（译者注：构成支气管的肌肉组织）痉挛收缩，压缩气道，造成呼吸困难，使人产生窒息的感觉。过敏和情绪紧张都是哮喘发作的诱发条件，但已发现多种营养成分可以使哮喘获得自然缓解。

敏德尔维生素配方（参见彩页第2~3页），上午和下午各服用1次；

额外的维生素C，500mg，上午和下午各服用1次；

2粒500mg月见草油胶囊，一天3次，连续服用3~4个月；然后减为每次服用1粒胶囊，一天3次。（如果正在服用类固醇，就无法获得促红细胞生成素的治疗益处，因为类固醇会干扰它的作用。）

维生素B$_{15}$，50mg，一天1片，连续服用1个月，然后在第二个月时一天2次，在第三个月时一天3次。（严重的情况下，可能需要进餐时服用两粒50mg的胶囊，一天3次，出现药物反应时减少剂量。）

MSM，1000mg，与复合维生素C同服，一天2~3次；

B族维生素片，50mg，一天2次；

银杏补充剂，60mg，一天2~3次。

289. 血压——高血压、低血压和临界血压

根据最新修订的美国医学指南，成年人的正常血压范围为80~120mmHg。血压等于或大于140/90mmHg被认为有高血压。

高血压

美国有8000多万人患高血压，高血压与心脏病发作和脑卒中密切相关。另外有证据还表明，高血压会引起肾功能衰竭、精神疾病的进展和

阿尔茨海默病。使血压降下来的重要性是不言而喻的，有许多自然的方式可以提供帮助。

说话慢一点（说话快的人往往不能正常呼吸，这可以导致血压升高）；

减肥，如果你超重的话（有控制的合理饮食可以显著降低超重者的血压）；

减少饮食中的钠，并增加钾（参见第354节，关于食品中隐藏的盐）；

减少糖的摄入量（参见第352节）；

戒酒或适度饮酒——女性每天不超过1杯，男性不超过2杯；

戒除咖啡因（参见第320节）；

多吃洋葱和大蒜；

戒烟；

避免应激或焦虑的情况（日常生活中的刺耳声音，甚至嘈杂的电视节目，都可以导致紧张和血压升高）；

定期锻炼（快走），并得到充分的休息；

一天吃3~4根芹菜（芹菜有降血压的自然属性）。

如果你正在服用降压药，钾可能是必要的，但补充前需要先向医师咨询一下，以免与现在服用的药物发生冲突。

敏德尔维生素配方（参见彩页第2~3页）；

钙1000mg，一天1次；

镁500mg，一天1次；

复合辅酶Q10，随维生素E同服，一天2~3次。

临界血压（高血压前期）

针对"正常"血压，最近的医学修订指南说明了一种"高血压前期"状况，高压为120~139mmHg（上限，或收缩压），低压为80~90mmHg（下限，或舒张压）。如果你的血压处于这个范围，那么发展为高血压的风险就比较高，应该根据我给予的上述建议，尽可能快地降低患病风险。注意，随着年龄增长，血压会逐渐升高（根据《弗雷明汉心脏研究》，血压正常的人，有90%在55岁后最终发展为高血压）。

低血压

除非是处于极端情况下，一般来说与血压高相比，血压低是一种较好的情况。尽管如此，低血压的人会经常出现头晕，偶然也会出现昏厥和黑朦。

一天1~3片海带片；

如果你正在服用甲状腺药物，请先向医师咨询，因为海带可能会减少你目前正在服用的需要量。

敏德尔维生素配方（参见彩页第2~3页）。

290. 支气管炎

这种支气管上皮的炎症发病相当普遍，它令人无精打采使身体处于高度应激环境下，而且从营养的角度看，甚至抗生素也不是什么好东西（参见第329节）。

β-胡萝卜素，10000IU，一天1次；

蔷薇果维生素C，1000mg，上午和下午各服用1次；

敏德尔维生素配方；

维生素E（干剂），400IU，一天1~3次；

MSM，1000mg。在进餐时与复合维生素C同服，一天2~3次；

水，一天6~8杯；

3粒嗜酸杆菌胶囊，一天3次，或1~2汤匙嗜酸杆菌液，一天3次。

291. 白色念珠菌

这种酵母菌利用身体里很多有利于生长的环境使人体感染，例如使用抗生素、避孕药、可的松，患糖尿病、营养不良、便秘或腹泻、紧张，都会诱发感染。

症状包括从阴道炎（异常分泌物、瘙痒、膀胱感染、月经紊乱和痉挛）的种种表现，到严重的抑郁症、痤疮、焦虑、疲劳、紧张和精神错乱。

治疗念珠菌感染的第一步是不要让身体摄入任何含酵母的食物，例如奶酪、发酵面包、牛奶、啤酒、葡萄酒、苹果酒、香菇、酱油、豆腐、醋、干果、瓜类、冷冻或罐装果汁。

如果医师还没有让你服用抗酵母菌药物（如制霉菌素），有很多天然、令人惊奇的、有效膳食的疗法可供选择，例如大蒜、西蓝花、白菜、洋葱、酸奶、萝卜和其他蔬菜。

一个有效的补充方案是：

敏德尔维生素配方（参见彩页第2~3页）；

MSM，1000mg。一天3次；

维生素E（干剂），一天200~400IU；

辛酸，一天1~3次；

1粒嗜酸杆菌（无酵母）胶囊，一天3次。

292. 水痘

这种引起儿童主要疾患的病毒与带状疱疹密切相关。发热和瘙痒消耗了大量营养素。在儿童的饮食中加入下列营养物后，很多母亲会发现，孩子痊愈的速度会加快。

蔷薇果维生素C补充剂，500mg，一天3次；

维生素E（干剂），100~200IU，一天1~3次；

β–胡萝卜素，每天10000IU（根据年龄和体重，儿科医师会调整为适当的剂量）；

如果孩子超过了12岁，可服用天然维生素和矿物质敏德尔维生素配方的咀嚼片；

MSM治疗洗剂用于受累皮肤，一天3次。

293. 慢性疲劳综合征

这种疾病在不同的国家有着不同的名称，但常见的症状是极度疲劳、寒战（或低热）、咽痛、淋巴结触痛、肌肉痛、头痛、关节痛（没有红肿）、记忆减退、视力障碍、睡眠障碍等。

有200万~500万美国人患这种疾病。英国人和加拿大人称其为肌痛性脑脊髓炎（ME），日本人认为是自然杀伤细胞减少的缘故。在我们国家，被称为慢性疲劳免疫功能障碍综合征（CFIDS）或慢性疲劳综合征（CFS）。

最开始认为是由EB病毒（引起传染性单核细胞增多症的疱疹病毒）引起的，现在知道CFS患者对许多其他异物产生了大量抗体。

杰伊·戈尔茨坦博士，这位南加州的内科医师，在美国《新闻周刊》杂志发表了他的理论。他认为这种疾病开始时，某种未知的化学物质或传染病损害了免疫系统，会使通常受到抑制的病毒开始在体内播散肆虐。于是免疫系统的辅助T细胞大量产生更厉害的武器——细胞因子。这一过程本身就可以引起CFS，而本来应该攻击外来物质的正常杀伤T细胞被神秘地灭活了，或者在某些情况下，被病态地过度激活。

目前，没有治疗CFS的终极武器，但人体的免疫系统可以使用所有营养素的帮助。

敏德尔维生素配方（参见彩页第2~3页），上午和下午各服用1次；

β-胡萝卜素，10000IU，一天1次，每周连续服用5天（停用2天）；

1000mg维生素C，一天1~3次；

维生素E（干剂），200~400IU，一天1~3次；

半胱氨酸，与维生素C同服，一天1次（半胱氨酸的量是维生素C的3倍）；

硒，200μg，一天1次；

螯合锌，15~50mg，一天1次；

月见草油，500mg，一天1~3次；

MSM，1000mg，一天3次。

我的建议：因为与疱疹病毒有关，我建议避免食用富含精氨酸的食物（参见第85节）。也不要食用精制碳水化合物、咖啡因、酒精、高致敏性食物，以及含有人工香精、色素和其他添加剂的食物，它们会使免疫系统处于应激状态。

294. 感冒

通常没有人太关注感冒，但是在感冒时身体本身要付出很大代价。

敏德尔维生素配方（参见彩页第2~3页）；

蔷薇果维生素C，1000mg，一天3~6次，连服2天；

β-胡萝卜素，10000IU，一天1~3次（连服5天，停用2天）；

水，一天6~8杯；

3粒嗜酸杆菌胶囊，一天3次，或1~2汤匙嗜酸杆菌液，一天3次；

锌锭（口中含服），一天3~4次；

松果、美洲小白菊、接骨木提取物，如果需要就每3~4小时服用1滴。

295. 结肠炎

这种疾病女性比男性更常见，往往因情绪不安引起。疾病特征是令人痛苦的腹泻与便秘交替，以及腹痛。最重要的是饮食调节和服用维生素。

敏德尔维生素配方（参见彩页第2~3页）；

钾，99mg（最基本的），一天1~3次；

生卷心菜汁（维生素U），1杯，一天3次；

水，一天6~8杯；

芦荟汁（内服），1汤匙，一天3次或1~3粒，一天3次；

3~6粒嗜酸杆菌胶囊，一天3次或2汤匙嗜酸杆菌液，一天3次；

1汤匙麦麸片，一天3次或2g纤维素（片剂），一天2次；

MSM，1000mg，一天3次。

警惕：结肠炎患者对果糖不耐受，正因为如此，结肠炎就如同克罗恩病，吸收不良综合征和肠易激综合征一样，对一般人而言正常、健康的饮食对这些患者来说可能就是有害的。食用的水果和一些蔬菜，如洋葱、韭菜、四季豆、朝鲜蓟、芦笋中含有果聚糖，可以引起疾病的突然爆发。（许多加工食品中含有高果糖的玉米糖浆，也应该避免食用。）

296. 慢性阻塞性肺疾病（COPD）

这种慢性疾病包括肺气肿和慢性支气管炎，会随着时间推移逐渐恶化，其特征是咳嗽和气喘。由于肺上皮细胞失去了正常的防御能力，COPD患者更容易出现胸部感染。并且由于这是一种炎症性疾病，患者处于高水平的氧化应激（HOS）状态［译者注：氧化应激（OS）是指体内氧化与抗氧化作用失衡，倾向于氧化，导致中性粒细胞等炎性细胞浸润，蛋白酶分泌增加，产生大量氧化中间产物。氧化应激是由自由基在体内产生的一种负面作用，是导致衰老和疾病的一个重要因素］。COPD不可治愈，但其进展过程可以被延缓。

维生素A（从鱼油中得到），2500IU；

维生素C，500mg；

维生素E，200IU；

N-乙酰半胱氨酸，500mg；

左旋肉碱，250mg；

菠萝蛋白酶，250mg；

Ω-3（EPA/DHA），1000mg。

该配方可以每天随食物一起服2次。

从大豆食物中得到的类黄酮可以在肺内发挥抗炎作用，有助于拮抗尼古丁的致癌作用。西蓝花也有助于对抗呼吸道炎症。

297. 糖尿病

糖尿病意味着什么？主要是胰腺不能产生足够的胰岛素，导致血糖失控性升高。在病症轻微的情况下，饮食就可以控制病情（要当心隐形的糖，参见第351节）。在严重的病症中，必须使用替代性胰岛素。在所有病症中，医师的照护是必不可少的。

目前已经发现一种草药叫做巴拿巴叶，可以治疗糖尿病。巴拿巴是生长在菲律宾和亚洲其他地区的一种药用植物，人们一直用巴拿巴叶来制茶，作为治疗糖尿病和肾脏疾病的民间配方。新近研究发现，它含有一种叫科罗索酸的植物性化学物质，与天然胰岛素作用类似，可以促进葡萄糖转运入细胞的过程，降低过高的血糖水平。与补充胰岛素不同的是，巴拿巴不产生脂肪，能够降低Ⅱ型糖尿病患者的血糖含量而不增加其体重。另外，由于血糖的波动，常会导致对糖的渴望，保持血糖水平的平稳也可以帮助控制体重。

巴拿巴叶提取物可以以补充剂的形式获得。推荐的剂量是每天16~48mg（我推荐在每餐后服用16mg）。另外还发现，在一些糖尿病治疗和减肥相结合的产品中，补充配方还含有矿物质和增强代谢的营养素。

针对糖尿病的其他补充方案：

敏德尔维生素配方（参见彩页第2~3页）；

吡啶羧酸铬，200μg；

α-硫辛酸，50mg，一天1次；

钾，99mg，一天3次；

螯合锌，50mg。一天1~3次；

水，每天6~8杯。

298. 眼部问题

从简单的炎症、屈光不正，到严重的疾病，眼睛的问题不应被忽视，也不应该拖延着而迟迟不去看病。不过，一般你可以服用有益的补充剂。

敏德尔维生素配方（参见彩页第2~3页）；

β-胡萝卜素，10000IU，一天1次；

复合维生素C，500mg，上午和下午各服用1次；

维生素E（干剂），400IU，一天1次；

叶黄素，20mg。一天1次。

299. 流行性感冒

治疗流感最好的办法就是在感染之前就做好防范，而最好的防范就是将免疫系统武装得很强健。尽管现在有疫苗，流感病毒仍然每年都在突变，没有一种疫苗可以不需要耗时耗力地调整而打击所有菌株（以生命为代价），正如猪流感（H_1N_1）疫情一样。拥有强有力的免疫系统是你的最好防御，可以说这意味着生与死之间的距离。

防御猪流感的补充剂

一有症状时就服用：

敏德尔维生素配方（参见彩页第2~3页）；

维生素C，500mg，每小时服用一次直到症状缓解（如果发生腹泻就停用）；

β-胡萝卜素，一天5000IU；

维生素A，一天3000IU；

槲皮素，50mg，一天2次；

葡萄糖酸锌，15mg，一天2次；

柑橘类黄酮，50mg，一天2次；

无味的陈蒜，一天160mg；

B族维生素片，25mg，随食物同服，一天2次；

硒，200μg，一天最多3次，连续3天；

N-乙酰半胱氨酸，500mg，一天2次，连续3天。

注意：大量补液，但是不要服用会使身体脱水的牛奶和饮料，例如咖啡和含咖啡因的苏打水。

五种抗击流感的食物

益生菌。

绿茶。

辣椒。

蓝莓。

姜。

300. 痛风

饮食因素（如高蛋白饮食）在这种疼痛性疾病的发展中起了作用。当过多的尿酸结晶沉积在关节内时，引起痛风发作，并引起炎症。最常累及的关节是足、膝、腕和肘关节。由于肥胖与血中高尿酸水平相关，超重的人应该咨询医师，开始减肥计划。

注意：*实际上，快速或极端减肥和饮酒一样会使尿酸水平升高，导致痛风的恶化。*

避免食用的食物

富含嘌呤的食物：动物心脏、动物胰脏、沙丁鱼、酵母、蚌类、胡瓜鱼和鲱鱼；

嘌呤含量中等的食物：火鸡、扇贝、大马哈鱼、培根、动物肝脏、鳀鱼、小牛肉、羊肉、鲑鱼和黑线鳕；

以下补充剂和草药配方有助于身体排出过多的尿酸，减少炎症，尤其是每天同时饮用10~12杯不含酒精的饮料，效果尤佳。

敏德尔维生素配方（参见彩页第2~3页）；

MSM，1000mg，一天1~3次；

B族维生素片，一天50mg；

生姜提取物，一天1~2粒胶囊（170mg）；

葡萄子提取物，100mg，一天1~3次。

注意：*已发现低脂奶产品可降低痛风的风险。*

301. 心脏疾病

不管出现何种心脏问题，都应该去看医师。虽然以下补充剂已被认为是相当安全和有益的，但服用前还是应该交由医师审查，以确保它们不会与现在的治疗方案发生冲突。对于患有风湿性心脏病的人而言，维生素E可以使患者心脏左右两边的不平衡加剧（译者注：风湿性心脏病患者，左心和右心发育不平衡）。

敏德尔维生素配方（参见彩页第2~3页）；

复合辅酶Q10，一天2~3次；

B族维生素，100mg，上午和下午各服用1次；

复合大豆异黄酮，一天2次；

EPA和DHA，一天1~3粒（鱼油或亚麻子油）。

最好的保护心脏的补充剂

辅酶Q10——经常在处方中开具的心脏药物如他汀类药物和β-受体阻滞剂会降低辅酶Q10的水平，补充剂可恢复其水平（参见第119节）；

烟酸——与他汀类药物同服，烟酸可进一步降低LDL水平，从血液水平改善心脏功能，帮助预防心脏病二次发作（参见第33节）；

Ω-3脂肪酸——减少血凝块形成、动脉阻塞、高甘油三酯血症和心律失常的可能性（参见第100节）；

红曲米——降低LDL水平和甘油三酯，同时升高HDL水平。与鱼油补充剂同服，可与他汀类药物匹配，使胆固醇和甘油三酯的水平降低；

植物甾醇/甾醇——越来越多地加入到了食品和饮料中，这些相关化合物作为补充剂，可有多种剂量，现已证明，除了饮食和药物，它也能降低LDL的水平；

维生素D——由25-羟基维生素D制造，现在认为是心肌细胞正常功能所必需的，可减少心脏病、充血性心衰、高血压和糖尿病的发病风险。

心脏病的预防策略

减少糖和盐的摄入量；

戒烟；

经常锻炼身体；

观察体重；

练习放松技巧，如冥想和生物反馈治疗，以减轻压力；

减少饱和脂肪酸、氢化油和胆固醇的摄入；

吃大蒜，新鲜水果和鱼；

增加大豆蛋白摄入量（只要可能，就与动物蛋白同服）；

饮食中摄入足够的钙和镁，建议每天补充1000mg钙和500mg镁（参见第63节，了解更多镁的功能信息）；

在饮食中补充卵磷脂；

补充维生素B_6、维生素B_{12}、叶酸，以及维生素C和维生素E（这将有助于防止有毒的氨基酸——同型半胱氨酸的过度产生，与高胆固醇相比，它更容易引起心脏疾病）；

笑是卓有成效的治疗（它不仅能释放压抑的情绪和压力，还让人充满乐趣）。

警惕：心脏病是女性的头号杀手，而且数以百万的女性处于危险之中，发病年龄越来越低。根据美国国立心脏、肺脏与血液研究所的研究，在20~30岁女性中有60%有一项或多项高危因素（高血压、高胆固醇、超重、运动量少、吸烟和糖尿病），但是如果遵从我上面列出的心脏病预防策略，就可以降低心脏病的发病风险（甚至是已经处于40~50岁的女性）。

302. 艾滋病（AIDS）

当导致艾滋病的人类免疫缺陷病毒（HIV）开始攻击T细胞，并进行繁殖时，就开始导致疾病的发作和人体免疫系统的崩溃。由于HIV携带者或艾滋病患者常常会发生消化不良，所以他们需要大量补充营养。我最好的建议是寻找一位营养学医师，为你制定最有效的个性化营养方案。互联网上也有一些可靠的HIV和AIDS网站，提供传统的治疗方法和最新的替代疗法，值得去看看。不过，我有以下的建议：

敏德尔维生素配方（参见彩页第2~3页）；

硒，$200\mu g$，一天1次；

维生素C（缓冲型）500mg，一天1~3次；

2粒嗜酸杆菌胶囊，饭前或饭后半小时服用，一天3次；

复合辅酶Q10，一天1~3次；

1粒标准化舞茸蘑菇提取物片剂，一天1次；

β-1,3-葡聚糖胶囊，2.5mg，一天1次，饭前半小时或饭后2小时；

猫爪草（Una de Gato），500mg，一天1~3粒。

注意： 不管正在服用何种药物，在饮食中添加任何补充剂之前一定要先向医师咨询（参见第378节，了解更多关于增强免疫系统的信息）。

303. 低血糖

虽然估计有2000万~4000万美国人患有低血糖，但这种疾病是最难以找到原因的病症之一。这种低血糖的状态就像糖尿病一样，身体无法正常地代谢碳水化合物。该病通常是人体使血糖降低的系统对糖反应过度，产生了过多的胰岛素。提高血糖水平的关键不是吃点可以迅速代谢的精制碳水化合物，而是吃更多的合成碳水化合物和蛋白质。

建议补充：

β-胡萝卜素，一天500IU；

维生素D胶囊，一天400IU；

维生素C，500mg，每餐或餐后服用；

B族维生素片，50mg，一天3次；

鱼油胶囊，1000mg，一天3次；

如有必要，服用消化酶；

耐糖因子铬或吡啶羧酸铬，200μg，一天3次；

巴拿马武靴叶标准化提取物，每餐服用；

圣约翰草，一天1次。

304. 脓疱疮

系由类似于导致疖的细菌——金黄色葡萄球菌或链球菌——引起的，与成人相比，脓疱病更常发生于儿童，而且无法获得免疫性。该病常常是由于瘙抓和感染性昆虫的叮咬，使病菌进入了破损的皮肤而发病。

维生素A和维生素D胶囊分别10000IU和400IU（儿童剂量降低）连用5天，然后停止2天；

100~400IU的维生素E（干剂），一天1次；

蔷薇果维生素C，500mg，上午和下午各服用1次；

MSM，1000mg，上午和下午各服用1次；

MSM洗剂局部应用，一天3次。

305. 麻疹

麻疹可发生于任何年龄，但儿童更常见。这是传染病中最具有传染性的。现在已经有一种预防性疫苗，但每年仍然有大量的未接种的人被病毒感染而患病。疾病和皮疹可以是轻微的，也可以变得严重，伴有剧烈的咳嗽。身体需要补充维生素以帮助痊愈。

β-胡萝卜素，10000IU（儿童的剂量降低），一天1~3次；

蔷薇果维生素C，500~1000mg，上午和下午各服用1次；

维生素E（干剂），200~400IU，上午或下午服用1次。

306. 单核细胞增多症

多发于青少年，通常被称为单核细胞增多症（腺热）或"接吻病"，可以发生于任何人，会消耗体内大量的营养物质。

饮食是很重要的营养补充来源，一般认为在漫长的康复过程中至关重要。

敏德尔维生素配方（参见彩页第2~3页），上午和下午随餐同服；

额外的维生素C，1000mg。上午和下午各服用1次，连服3个月；

钾，99mg。一天3次；

B族维生素片，50mg，上午和下午各服用1次；

螯合锌，15~50mg，一天1次；

松果、美洲小白菊、接骨木提取物，一天2次，每次1滴，1~3个月。

307. 腮腺炎

虽然有腮腺炎疫苗，但这种疾病仍然相当普遍，也是一种消耗营养的疾病。病毒通过患者的全身系统传播，累及唾液腺、睾丸（或卵巢）、胰腺、神经系统，有时甚至是心脏。

β-胡萝卜素，10000IU（儿童降低剂量），每天1~3次，连用5天，然后停用2天；

蔷薇果维生素C，500~1000mg，一天2次；

维生素E，200~400IU（干剂），一天1次。

308.骨质疏松症

骨质疏松症是骨密度的进行性减少，骨骼变得更脆弱，更容易骨折。在30岁之前，由于营养充分，钙和维生素D充足，我们的骨密度一直在增加。30岁之后，尤其是身体无法吸收必需的营养素时，骨密度就开始减少。并且，因为雌激素是帮助调节钙作用于骨的主要女性激素，绝经期后的女性最常发生骨质疏松症。

增加女性患骨质疏松症风险的因素

骨质疏松症的家族史。

瘦型身材。

吸烟。

饮酒。

停经早。

未怀孕。

饮食中钙不足。

缺乏负重锻炼。

甲状腺亢进。

过度摄入咖啡因。

过度摄入含磷的碳酸饮料（高含量的磷会排出体内的钙）。

注意：只有负重锻炼（步行、爬楼梯、慢跑和打网球）可以增加骨密度，而如游泳等不会增加。

补充建议：

含生物类黄酮的维生素C，1000mg；

维生素D，400IU；

维生素E，400~800IU（干剂）；

维生素K，100~200μg；

维生素B$_{12}$，500μg，舌下含服；

硼，1~3mg（硼酸钠）；

复合大豆生物类黄酮（加10mg的大豆黄酮和金雀异黄酮）；

钙，1200~1500mg（参见第55节，了解哪些食物中含有丰富的钙）。

309.经前综合征（PMS）

在月经来临前的第2~10天，数百万女性都感受到各种身体不适和情绪障碍——腹胀、抑郁、失眠、严重的疼痛、无法控制的愤怒、哭泣，甚至想自杀的抑郁感。这就是经前综合征（PMS）。

避免摄入的食品和饮料

盐和过咸的食物（参见第354节）；

甘草（刺激醛固酮的生产，将导致钠和水的进一步潴留）；

冷的食品和饮料（对腹部血液循环有不利影响，并使抽筋加重）；

各种形式的咖啡因（参见第320节）。咖啡因会增加对糖的渴望，消耗B族维生素，排出钾和锌，并增加盐酸（HCl）分泌，引起腹部刺激；

涩红茶（单宁酸会结合重要的矿物质，并阻碍其在消化道的吸收）；

酒精（对血糖有不利影响，消耗镁，干扰正常肝功能，使PMS加重）；

菠菜、甜菜和其他含有草酸的蔬菜（草酸使矿物质很难被人体同化、吸收）。

应多食用的食品和饮料

草莓、西瓜（含西瓜子）、朝鲜蓟、芦笋、香菜（这些都是天然的利尿剂）；

生葵花子、红枣、无花果、桃子、香蕉、土豆、花生、番茄（富含钾）；

尝试当归，这种草药被称为女性人参，能改善血液循环，调节肝脏功能，有助于多余的水分从体内排出。

补充建议：

一天50~300mg的维生素B_6（从50mg起逐渐增量）；

敏德尔维生素配方（参见彩页第2~3页）；

一天500mg镁和250mg钙（是的，在PMS时，镁的用量是钙的两倍，因为镁缺乏会导致更多的PMS症状）；

一天100~400IU的维生素E（干剂）；

一天1000mg的维生素B_5；

月见草油，500mg，一天1~3次；

圣约翰草，一天1~2次；

运动！运动会改善腹部血液循环，排汗也有助于消除体内多余的液体；强烈建议每天快走30分钟2次，或游泳。

310.前列腺问题（良性前列腺增生或良性前列腺肥大）

随着年龄的增长，前列腺增生很常见，被称为良性前列腺增生或良性前列腺肥大（BPH）。大多数超过45岁的男性都出现一定程度的前列腺增生，这种增生一般是无害的，但是也常常导致排尿困难。事实上，很多男性直到患了BPH才知道这种疾病。

随着时间推移，BPH引发的问题会导致严重的膀胱和肾脏损害。如果能够早期发现，就可以减少上述情况，也会降低发展为前列腺癌的可能性。对于男性来说，这就是定期检查前列腺、做好预防性保护工作很重要的原因。

保护前列腺

每周至少食用3份十字花科蔬菜。

尽可能少地摄入糖、加工食品和不饱和脂肪酸。

从鱼中摄取不饱和脂肪酸。

避免食用亚麻油（亚麻油含有的α-亚麻酸会增加患癌风险）。

尽可能多地食用植物营养素（参见第106节）。

饮食中包括抗氧化剂和富含番茄红素的食物（参见第107节）。

在饮食中加入塞润榈、荨麻和臀果木。

不吸烟。

限制咖啡因的摄入。

确保摄入了足够的锌、维生素D和硒。

保持经常运动。

关注体重。

补充建议：

敏德尔维生素配方（参见彩页第2~3页）；

锯棕榈、臀果木、硒、荨麻、β-谷甾醇、锌和番茄红素复合补充剂，一天2次。

311.不安腿综合征（RLS）

这种综合征的特点是活动腿的意愿很强烈，通常双腿伴有不舒适的感觉，如痉挛、刺痛、灼热和疼痛。在卧床休息时，尤其是试图入睡时，RLS的不舒适感会变得更为严重，但是在其他静止的时候也会发生，也包括坐着的时候。如果还发生腿部抽搐或痉挛，睡眠中周期性肢体运动（译者注：缩写为PLMS，疾病表现为在睡眠期间反复发生有节律的肢体运动）可能也是其症状之一。按摩和步行可以减轻不适，不摄入咖啡因也绝对有帮助。

任何年龄都可以发生RLS，但在中老年时会变得更加严重。铁摄入不足与RLS的发生有关。如果血液检查发现人体铁蛋白水平不足，补充铁（硫酸亚铁）就会有帮助。如果铁蛋白含量正常，在睡觉前约20分钟时，服用100~200mg的5-羟色胺能够缓解症状。

补充建议：

敏德尔维生素配方（参见彩页第2~3页）；

叶酸；

维生素E。

警惕： 目前已经发现，在许多感冒药、过敏药和OTC助眠药中含有的抗组胺成分会使RLS加重。

312. 鼻窦炎

鼻窦炎是鼻窦（在鼻腔周围的骨性空腔）的一种炎症。由过敏或者细菌、病毒或真菌感染引起，可以是短期疾病，也可以是长期持续的病症，特征是眼睛下方和面颊周围的疼痛、头痛和牙痛。

敏德尔维生素配方（参见彩页第2~3页），上午和下午随食物同服；

辅酶Q10，60mg，一天1~3次；

MSM，1000mg，一天1~3次；

锌，15mg，一天1~2次；

大蒜，一天500mg；

松果菊，按照标签服用。

警惕： 用力的擤鼻涕、过度使用减充血剂、刺激性烟雾和香烟的侧流烟雾常常会加重症状。（译者注：侧流烟，国际癌症研究署把香烟的烟雾分为两种——主流烟与侧流烟。主流烟指抽烟者从香烟过滤嘴端吸入肺部，再吐出来的烟雾，由于空气供应相对充足，温度可达950℃，燃烧相对而言比较完全；侧流烟则是香烟自发闷烧产生的烟雾，由于空气供应相对不足，温度仅在350℃左右，燃烧不完全，侧流烟产生的有害气体及多环芳香烃类致癌物质较主流烟更多。）

313. 扁桃体炎

尽管多见于儿童，但这种炎症可以发生于任何年龄组。良好的营养和营养补充能有效预防，并促进康复。

敏德尔维生素配方（参见彩页第2~3页），上午和下午随餐同服；

β-胡萝卜素，10000IU（儿童剂量降低），一天1~3次；

额外的复合维生素C，1000mg，上午和下午各服用1次；

维生素E（干剂），一天200~400IU；

3粒嗜酸杆菌胶囊或1~2汤匙嗜酸杆菌液，一天3次；

水，每天6~8杯。

314. 溃疡

胃溃疡和十二指肠溃疡是两种消化性溃疡，通常与胃酸的过度分泌有关（参见第9节）。对于这两种疾病，补充剂是很有疗效的。

β-胡萝卜素，一天10000IU；

B族维生素复物，100mg，上午和下午各服用1次；

MSM，加1000mg的复合维生素C，每次1片，一天3次；

一天1~3粒芦荟凝胶胶囊或1~3汤匙嗜酸杆菌液。

315. 性病

梅毒和淋病仍然是最普遍的性病，虽然磺胺类药物、青霉素、四环素、红霉素和新的抗生素都能对它们进行最有效的治疗，但这些药物和疾病本身一样需要身体补充足够的营养物来支持。

敏德尔维生素配方（参见彩页第2~3页）；

3粒嗜酸杆菌胶囊或1~2汤匙嗜酸杆菌液，一天3次；

额外的维生素C，1000mg，上午和下午各服用1次；

维生素K，一天100μg，如果抗生素使用时间延长的话。

生殖器疱疹，20世纪80年代美国排名第一的性病，不幸的是直到21世纪仍然不断有新发病例。富含赖氨酸的食物似乎对导致口唇疱疹（参见第249节）的Ⅰ型单纯疱疹病毒和导致生殖道感染的Ⅱ型疱疹病毒有很好的疗效。从预防的角度看，增加奶酪、比目鱼、鲔鱼、花生、原料鹰嘴豆（鹰嘴豆）和大豆的摄入可不是一个坏主意。在目前，伐昔洛韦片和泛昔洛韦似乎能有效地阻断疱疹病毒复制，但最终结果尚不确定。同时，我建议预防性补充500mg赖氨酸，每天用水或不含蛋白质的果汁送服。1000mg维生素C，上午和下午各服用1次。如果你已经感染病毒，3克赖氨酸，在两餐之间分剂量服用，一天3次。

注意： 如果你有Ⅰ型或Ⅱ型单纯疱疹病毒感染的症状，应避免补充精氨酸和富含精氨酸的食物（参见第85节）。

你知道吗？

· 花椰菜可能有助于你对抗慢性阻塞性肺病。

· 普通食盐最终会使骨骼变得脆弱。

· 非处方助眠药和抗组胺药会使RLS进一步恶化。

---

316. 关于第十四章有哪些问题

什么是前列腺素？它们对身体有益还是有害？有人告诉我，每天吃一片阿司匹林可以阻止前列腺素的形成，有助于预防心脏病发作。但最近我阅读时知道前列腺素可降低血压，如果是这样，为什么要阻止它们呢？我非常迷惑。

你的疑惑是可以理解的。前列腺素是一类激素样物质，在很多复杂的相互作用中，调节身体里的细胞。当某些前列腺素产生过多时，会产生心脏疾病、炎症和疼痛。好的一方面是，阿司匹林可以阻遏这些坏前列腺素，但是阿司匹林也会阻遏好的前列腺素的形成，抑制人体的免疫系统。

你看，当坏的前列腺素使血液更黏稠，引发休克或心脏病发作时，好的前列腺素就会降低血压，抑制血液黏稠（同时也抑制胆固醇的产生）和减少炎症反应。换句话说，好的前列腺素能够提供和阿司匹林同样的保护心脏作用，而不会有阿司匹林引起的胃不适的副作用。问题在于，我们要确保好的前列腺素多于坏的前列腺素。氢化油、富含精制碳水化合物的饮食、病毒性疾病，以及由压力引起的肾上腺素的过度分泌，会产生更多的坏前列腺素，使好的前列腺素含量不足，而后者主要的来源是Ω−3脂肪酸。（参见第100节，和本节末尾处列出的抗炎补充剂内容。）

我父亲在脑卒中后逐渐好转，但他希望加快这一进程，有什么服用补充剂的建议吗？

研究发现，银杏和DMAE通过促进脑细胞的血液循环，有助于改善脑功能。我建议你父亲在早餐和晚餐时，同时服用一片敏德尔维生素配方（参见彩页第2~3页）和60mg银杏叶提取物的复合胶囊（含有石松、长春西汀、磷脂和胆碱、假马齿苋和DMAE），一天3次。

我患过膀胱炎多次，是否有补充方案可以防止复发？

膀胱炎是膀胱的一种炎症状态，通常由某些类型的细菌引起。已经发现有抗菌效应的补充剂可酸化尿液，有助于缓解症状和预防复发。

蔓越莓汁有助于去除泌尿道壁内的有害细菌（蔓越莓还含有称为花青素的化合物，是天然的抗生素）。如果你觉得果汁太酸，那也没有必要加糖，只要通过每次服用1~2粒蔓越莓浓缩胶囊，一天1~3次，就可以得到同样的疗效；一天至少喝6~8杯水；不要摄入咖啡因、精制碳水化合物和酒精；增加饮食中的天然利尿剂（香菜、芹菜、芦笋等）；少吃柑橘类水果，它们会使尿液呈碱性，促进细菌生长；除了服用1片敏德尔维生素配方（参见彩页第2~3页）外，你每天可能还需要补充95mg的钾，当体液流失时，钾也会丢失。

什么是β−1,3−葡聚糖？它们是如何帮助免疫系统的？

β−1,3−葡聚糖是一种多聚糖（复合糖分子），最常来自面包酵母，在燕麦麸和大麦麸，以及灵芝和香菇等蘑菇中也有。已经发现，它通过增强体内巨噬细胞清除入侵的细菌、真菌、病毒和寄生虫的能力，从而增强免疫系统。此外，还有一件非常好的事情，那就是当β−1,3−葡聚糖使免疫系统运转良好时，并不会使免疫系统过度激活（这种过度激活对患有自体免疫性疾病的人来说是有害的）。

年长的女性素食者更容易得骨质疏松症，是这样吗？

是的，为了增加骨的矿物质密度，绝经前和绝经后女性在饮食中应该含有足量的蛋白质（每日热量的15%~20%），如肉、家禽和蛋，奶酪是有保护功能的完整蛋白质的来源，而植物性蛋白质则没有此功能。但将非动物性的结合氨基酸以适当比例混合，可以减少患骨质疏松症的风险——在素食食谱中，将谷物"藜"作为主食，也可以消除这种风险。

什么是糖尿病前期？它的症状又是什么？

糖尿病前期常常没有症状，医师正在制定新的指南来诊断这种疾病。糖尿病前期的严重性在于，即使还没有发展为完全的糖尿病，它也会引起心脏和循环系统的损害。最新指南将可以接受的血糖水平从110mg/dl降为100mg/dl，使得医师可以识别并治疗糖尿病前期，使患者病情不再恶化。

我知道一种补充剂叫做羟基磷灰石，是治疗骨质疏松症的，它究竟是什么？

这个单词很难发音（译者注：指英语发音），但它是一种有效的钙补充剂，是一种为数不多的、可被人体很好吸收的物质。它所含的钙和在我们的骨骼中发现的钙完全相同，还含有其他强壮骨骼的至关重要的矿物质，包括镁、氟、钠、钾。

现在，市售的含有羟基磷灰石的补充剂有各种剂型。一定要寻找一种能提供至少1000mg钙的。你可以从食物中得到另外的200~500mg钙（参见第55节）。如果是一个素食主义者，柠檬酸钙也可以被身体高效吸收。

随着年龄增长，我们无法产生足够的葡糖胺。因此，软骨不能始终保持水分和维持减震的功能。葡糖胺通过帮助恢复失去的软骨而减轻疼痛。它与其他两个补充剂配合使用会非常好：一个是软骨素（在软骨中也有发现）；另一个是孕烯醇酮，这是一种天然激素。

葡糖胺和硫酸软骨素的产品已经出现一些误导性的标签。使用时，请检查一下产品，确保产品中使用的稳定剂是氯化钾，而不是氯化钠，因为饮食中不需要更多的钠（参见第355节）。

说到不良反应，在很罕见情况下，葡糖胺可能会引起恶心和心痛。这可以通过膳食补充而缓解。一些研究表明，葡糖胺可能会影响胰岛素抵抗，导致糖尿病，但很少有证据支持这点。如果你担心的话，每天服用200 μg的吡啶羧酸铬（它也有助于燃烧脂肪，降低胆固醇和甘油三酯）可以起到预防作用。

市售的补充剂形式有胶囊、粉末和液体的。我推荐每天服用1~3粒500mg的葡糖胺盐酸胶囊（比常规的葡糖胺效力高40%）。如果你正在服用阿司匹林或其他止痛药，可能需要更长的时间才能见效，才能体会得到葡糖胺的好处。

有人告诉我说，炎症是大多数慢性疾病的根源——不仅仅是关节炎和哮喘。如果这是真的，有哪些疾病呢？并且你会推荐什么样的补充剂？

这是真的，而且目前的研究结果令人大开眼界。研究表明，长期的轻度炎症可能是冠心病、阿尔茨海默病、某些癌症，甚至肥胖症和糖尿病的潜在病因。哈佛医学院的保罗·雷德克医师使用一种非常灵敏的血液检测方法研究了C反应蛋白（CRP）——一种血液蛋白，结果表明其升高的水平可以反映人体的炎症水平。他的研究提示，炎症水平升高，使心脏病发作的风险提高了4倍。在多种慢性疾病中，血液CRP高水平导致了被称为"炎症反应综合征"的疾病，杰克·钱勒姆是《炎症反应综合征》一书的作者，他引用了这种说法：当对血管炎和心脏病风险增加进行分析时，在肥胖症和糖尿病发展中所出现的炎症，可能会在全身都发生。

炎症是一个标志，表明人体的亲炎性物质和抗炎性物质失衡。不过，这里是抗炎补充剂，甚至是抗炎营养素的战场。

抗炎补充剂

亚麻酸（γ-亚麻酸，GLA）：从亚油酸中得到，也被称为Ω-6脂肪酸，亚麻酸是重要的前列腺素前体，可以帮助抑制炎症。GLA主要从琉璃苣油、黑醋栗子油和月见草中发现，也可以从体内的Ω-6脂肪酸中产生。不幸的是，虽然在美国的饮食中很容易得到Ω-6，但很多含有Ω-6的油是氢化油，抑制了Ω-6转化为亚麻酸。

二十碳五烯酸（EPA）：是体内产生抗炎物质的一种前体。虽然EPA这种Ω-3脂肪酸可以从人体的α-亚麻酸（参见第49节）的转换中得到，但也可以通过直接食用某些种类的冷水鱼而得到，如鲑鱼、鲭鱼和沙丁鱼（参见第100节和第102节）。

油酸： 作为橄榄油中最主要的Ω-9脂肪酸，油酸有抗炎作用，并能增强EPA的活性。

维生素E： 维生素E（参见第48节）和其他抗氧化剂（参见第106~130节）一起可以摧毁自由基，后者刺激炎症的产生。

Ω-3脂肪酸： 在最佳抗炎补充剂（参见第100节）中，Ω-3脂肪酸能够抵抗前列腺素降低免疫力的有害作用，如果在婴儿配方奶粉中添加了Ω-3脂肪酸（母乳中很丰富），就能够帮助天然免疫系统更快地发展。

我患有莱姆病，医师为我开了广谱抗生素。你能否推荐一些补充剂，使我加快恢复，使疾病对身体已经造成的危害尽可能降低？

当然有的。已经证实抗生素对这种蜱传播性疾病最有疗效，而天然补充剂可以增强免疫力，当与药物同时服用时，可以很有效地减轻症状和药物对身体的危害（参见第378节）。

注意： 在进行莱姆病的治疗时，如果准备服用补充剂，要预先咨询医师，避免药物间的相互作用，从而降低疗效。也就是说，我建议在饮食中增加富含抗氧化物的食物（参见第七章），以及含有良好的维生素矿物质配方的补充剂（参见彩页第2~3页），并与500mg的维生素C同服；辅酶Q10；1~3粒Ω-3（EPA/DHA）鱼油胶囊，一天2次。

第十五章
药物与你

317. 维生素和矿物质如何影响心情

当人们发现，烟酸对伴有抑郁、腹泻和痴呆的糙皮病有疗效的时候，同时科学地证明了精神疾病与饮食有相关性。此后，人们还发现，补充完整的B族维生素比单独补充烟酸，能产生更大的收益。

迄今为止，引起精神紊乱的生化证据尚不清楚。实验证明，体内维生素水平的改变，会使精神疾病的症状产生或者消失。

舒尔曼博士在《英国精神病学》杂志上发表了自己的研究——59位精神疾病患者中，有48位患者叶酸缺乏。其他人的一些研究也表明，大多数精神疾病和情感性疾病的患者，缺乏一种或多种B族维生素，有时也会缺乏维生素C。还有研究发现，即使是精神、情绪正常，甚至是开心的人，如果体内缺乏烟酸和叶酸时，也会变得抑郁，并出现其他情感紊乱的症状。

318.用营养素同抑郁、焦虑和应激作斗争

在去诊所求助于抗抑郁药或抗焦虑药的处方前，请先给自己的大脑和身体一个抗争的机会，用补充营养素的方法去消除或减轻那些精神紊乱的症状（恐慌、心悸、嗜睡、强迫性的想法和无法抵抗的抑郁），使人体可以自然地同这些症状进行斗争，这样，甚至可以避免因服用药物产生的不良反应。

维生素B$_1$ 高于平均水平的量可以缓解抑郁和焦虑。

维生素B$_6$ 能适当帮助人体产生天然抗抑郁物质，如多巴胺和去甲肾上

腺素。

泛酸 天然的缓解压力的宝贝。

维生素C 对与应激的斗争而言非常重要。

维生素B$_{12}$ 帮助缓解应激，增加能量，维持一个健康的神经系统。

胆碱 给大脑传递神经冲（译者注：人体感觉的产生需要有神经、脑、感受器的参与，当受到刺激以后，会产生脉冲电流，沿着神经传向大脑，脉冲电流即可以简单地理解为神经冲动），产生一个缓解的效应。

维生素E（α生育酚） 有助于脑细胞获得氧。

叶酸 该营养素缺乏，会导致精神疾病的形成与发展。

锌 有助于改变精神状态，维持正常脑功能。

Ω–3脂肪酸（EPA 和DHA） 提高脑内5–羟色胺的水平，使人"感觉良好"。

镁 对抗应激的矿物质，是维持正常神经功能所必需的。

锰 帮助降低神经敏感性。

烟酸 对于维持正常神经功能来说很重要。

钙 减轻压力、应激性，促进放松。

酪氨酸 促进脑内神经元产生抗抑郁物质——多巴胺和去甲肾上腺素。

色氨酸 与维生素B$_6$、烟酸和镁一起，参与脑内天然的镇静剂——5–羟色胺的合成。

5–羟色氨酸 增加5–羟色胺的活性，作用非常像氟西汀，却没有药物的不良反应，可以减轻抑郁，帮助睡眠。

L–茶氨酸 在脑内的含量很集中，通过抑制神经兴奋缓解焦虑，该物质是一种游离的氨基酸，几乎只有在茶叶中才有发现。

S–腺苷甲硫氨酸 天然的三环类抗抑郁物质。

磷脂酰丝氨酸（PS） 是脑内的重要脂质。可以抑制压力，帮助抗击抑郁症状。

苯丙氨酸 是脑内释放抗抑郁物质多巴胺和去甲肾上腺素所必需的。

319. 会增加精神问题的其他物质

酒精是一种神经抑制剂。如果已经服用了镇静剂而且又饮酒的话，这两种物质结合在一起，足以引起严重的抑郁，甚至死亡。

如果服用了含有抗组胺成分（治疗感冒的非处方药中的常见成分）

的镇静剂，那么很有可能会发生震颤和精神错乱。

口服避孕药会消耗体内的维生素B₆、维生素B₁₂、叶酸和维生素C。如果正在服用口服避孕药，出现情绪抑郁，那也就见怪不怪了。这时候，需要补充维生素B₆（它对于正常的色氨酸代谢来说是必要的），补充剂量应该是没有服用避孕药的人的50~100倍。

你认为可能不会引起、但事实上确实能引起抑郁的药物和治疗方法

（译者注：标注英文的，尚未见到有中国商品名称）

- 肾上腺皮质激素
- 抗关节炎药物
- 安非他明
- 抗生素
- 抗惊厥药物
- 抗抑郁药物（是的，抗抑郁药物确实也能引起抑郁症）
- 抗组胺药物
- 抗高血压药物
- 巴氯芬
- 巴比妥类药物
- β-受体阻滞剂（心得安）
- 利尿剂
- 氟化物
- 激素（雌激素类药物包括倍美力、合成孕激素如安宫黄体酮）
- 消炎镇痛药物（吲哚美辛）
- 抗结核药物（INH，异烟肼）
- 通便剂、润滑剂
- 甲泼尼松
- 抗肿瘤药物（甲氨蝶呤）
- 麻醉剂
- 呋喃妥因（Furadantin，Macrodantin）
- 口服避孕药
- 镇痛药
- 青霉胺（cuprimine）
- 青霉素（所有形式）

- 苯妥英钠（狄兰汀）
- 钾补充剂
- 普鲁卡因胺
- 丙氧吩（Darvon）
- 乙胺嘧啶（达拉匹林）
- 助眠药
- 皮质类固醇（泼尼松、可的松等）
- 西咪替丁
- 四环素
- 曲美苄胺（Tigan）
- 镇静药（海乐神、氯氮卓、Rostroil、阿普唑仑等）
- 雷尼替丁

320. 我们来谈一谈咖啡因

毫无疑问，咖啡因确实是一种强效物质。每天一杯咖啡，或来一杯可乐，对你而言可能并不仅仅是喜爱了，很有可能已经对它们有瘾了。

咖啡因直接作用于中枢神经系统，它会产生立竿见影的效果，让你头脑顿感清晰，疲劳立即减轻，也刺激肝脏释放贮存的糖元，这就是咖啡、可乐和巧克力（三大咖啡因食品）产生精神振奋作用的原因。但是这些优点可能远远比不上它带来的缺点。

- 释放储存的糖元，会给内分泌系统带来很大的压力。最后，会发生肾上腺功能耗竭，从而导致高血糖。
- 经常饮浓咖啡的人会产生紧张情绪，或者变得精神过度紧张。
- 每天饮用咖啡，时间超过1年，咖啡因会在体内脂肪组织中大量蓄积，而这些咖啡因很难从人体清除干净。
- 现已证明，饮用咖啡的家庭如果饮用了不含咖啡因的饮料，会产生典型的药物戒断症状。
- 美国俄亥俄州立大学外科教授、癌症肿瘤学专家约翰·明顿博士发现，过量摄入甲基黄嘌呤（咖啡因中的活性化学成分）能引起良性的乳腺疾病和前列腺疾病。
- 咖啡因会消耗体内的B族维生素，特别是肌醇和维生素C、锌、钾，以及其他矿物质。

·咖啡能增加胃肠道的酸度，引起肛门瘙痒。

·许多医师认为咖啡因是引起高血压性心脏病的罪魁祸首。

·根据英国医学杂志《柳叶刀》的报道，咖啡消耗与膀胱及泌尿系统的癌症发生有很强的相关性。

·每天饮用5杯咖啡的人比不饮咖啡的人患心脏病的机会多50%。

·《美国医学会》杂志报道了一种疾病，称为慢性咖啡中毒，症状表现为食欲不振、体重减轻、易激惹、失眠、易冲动、寒战，有时伴有低热。

·现已证明，咖啡因会干扰DNA复制。

·极高剂量的咖啡因（每天饮用7杯或更多咖啡）能产生知觉紊乱，如出现幻觉等。

·咖啡因能引起情绪波动和抑郁。

·公众兴趣科技中心建议，怀孕妇女应远离咖啡因，因为动物实验证实，每天4杯咖啡会引起出生缺陷。

·高剂量的咖啡因能引起实验动物进入抽搐惊厥，然后死亡。

·咖啡因是一种强利尿剂，能引起脱水。

·咖啡因能使你的颈、颌、手和腿僵硬。

·咖啡因由于其收缩血管效应，能使四肢末端冰冷。

·如果服用咖啡因的同时，还服用减轻充血的药物或者肺支气管扩张剂如舒喘宁吸入、喘乐宁、Bronkaid（译者注：拜耳公司生产的一种OTC药物，主要成分是麻黄碱）和Primatine（译者注：一种含有麻黄碱的OTC药物）的话，会使心率和血压都危险增加。

·每天饮用咖啡超过1杯的妇女，受孕的概率可能是不饮咖啡的妇女的一半。

·每天饮用咖啡超过2杯的妇女，其受孕的概率比不饮咖啡的妇女少很多。

·咖啡因毒性非常高（据估计，致死剂量大约是10g）。新的研究表明，在3小时内，饮入四分之一加仑的咖啡，会破坏体内大部分的维生素B_1。

321. 你摄入的咖啡因远远多于想象

关于咖啡因真正令人惊奇的是，成人和儿童通过食物和饮料中获得的咖啡因究竟有多少，我们目前都很不清楚。事实上，美国《消费者报》对儿童可能接触的25种加入了咖啡因的产品，如苏打水、冰激凌、快餐包进行了调研，尽管尚未大量开展有关儿童与咖啡因关系的研究，但医师和营养学家一致认为，每天摄入的咖啡因超过100mg，就会引起焦虑、紧张和失眠症状；而摄入更高剂量的咖啡因，会导致恶心、呕吐、痉挛和腹泻症状。下表列出了某些饮料、药物和快餐中所含的咖啡因的量（mg）。（译者注：文中标注英文的部分，尚未有相应的中国商品。）

软饮料	瓶
可口可乐	64.7mg
乐倍（胡椒博士）	60.9mg
山露（Mountain Dew）	54.7mg
无糖胡椒（diet Dr Peper）	54.2mg
Tab	49.4mg
百事可乐	43.1mg
RC可乐	33.7mg
无糖RC可乐	33.0mg
无糖Rite	0mg

软饮料	每份
星巴克咖啡（卡布奇诺）	83.0mg
AMP能量饮料	74.0mg
红牛能量饮料	80.0mg
Red Fusion	80.0mg
Rock star能量饮料	80.0mg
SoBe Essential Energy	48.0mg
Sunkist 橘汁饮料	24.0mg

咖啡	每份
速溶咖啡	40~108mg
过滤咖啡	64~124mg
滴滤咖啡	110~150mg
清淡咖啡谷物混合物	12~35mg
无咖啡因的咖啡	2~5mg

无咖啡因的速溶咖啡	2mg

茶	每份
冲泡5分钟的红茶	20~50mg
冲泡1分钟的红茶	9~33mg
冲泡5分钟的绿茶	35mg
速溶的茶	12~28mg
冰茶	22~36mg
去除咖啡因的茶	10~41mg
可可	13.0mg
巧克力	
牛奶巧克力，1盎司	6.0mg
半糖黑巧克力，1盎司	20.0mg

药物	每份
对乙酰氨基酚和咖啡因片剂（Actamin Super）	65.4mg
Alka Seltzer Morning Relief	65.0mg
Anacin（市售有无咖啡因剂型）	32.0mg
不含阿司匹林的伊克赛锭胶囊	65.0mg
Select Maximum Strength Headache Pain Relief（拜耳公司）	65.4mg
B.C. Headache Powder	65.0mg
Cafergot	100.0mg
Darvon 65 puvules	40.0mg
Dexatrim（市售有无咖啡因剂型）	200.0mg
Dexatrim Result	40.0mg
Dristan胶囊	16.0mg
伊克赛锭（伊克赛锭P.M.不含咖啡因，但是含有抗组胺成分）	65.0mg
Fiorinal	130.0mg
Midol	32.4mg
NO-DOZ	100.0mg

Norgesic Fort	60.0mg
Norphadrine Forte	60.0mg
Soma CMPD	32.0mg
Triaminicin	30.0mg
Vanquish	33.0mg

零食

Dannon天然风味低脂咖啡	
保加利亚风味酸乳（每份）	36mg
星巴克 java chip（二分之一杯）	28mg
哈根达斯咖啡冰激凌（二分之一杯）	24mg
M&M牛奶巧克力果饵（二分之一杯）	16mg
好时syrup巧克力（2茶匙）	5mg

322．咖啡因的替代品

不含咖啡因的咖啡并不是解决咖啡因问题的最好方法。三氯乙烯是第一种用于去除咖啡因的物质，结果却发现，它会引起实验动物肿瘤的高发。尽管生产商后来改用了更安全的二氯甲烷，但是后者同样也能在体内引起碳氯结合，而许多引起中毒的杀虫剂也正具有这一特征。

用常规的茶叶代替咖啡也不是我们要寻找的答案，这是因为，茶叶中含有的咖啡因并不逊于咖啡。但是，草药茶却能使人振奋，多数天然食品店都能提供各种各样的可选形式。此外，人参也能使人产生和咖啡因一样的振奋作用，并且没有不良反应。

因为很多人喜欢咖啡因的兴奋作用，所以常规可乐和无糖可乐也变得和咖啡一样流行。如果你必须饮用咖啡的话，可以尝试用苏打水、矿泉水或调味苏打水来代替咖啡。这样，你并不会产生咖啡因的兴奋作用，但对自己的健康将有极大的好处。

323．酒精会对身体产生什么作用

酒精是社会生活中使用最广泛的物质，而且由于人们可以轻易地得到酒精，所以大多数人认为它不是药物。但它确实是药物，如果误用，会对身体产生许多害处。

酒精不是刺激剂，实际上，它是一种中枢神经系统的镇静抑制剂。

它能使静脉破裂。

它不会使人身体暖和，反而会通过增加排汗和热量的丧失使人感觉更冷。

它通过减少维持脑细胞活动所需的水分，从而破坏脑细胞。

它会消耗体内维生素B$_1$、维生素B$_2$、维生素B$_6$、维生素B$_{12}$、叶酸、维生素C、维生素K、锌、镁和钾。

每天饮酒4次，会引起器官的损伤。

它会抑制肝脏处理脂肪的能力。

324. 饮酒的种类和饮酒的时机

在不同的饮料中酒精的含量有很大不同，因此不要将它们搞混了。事实上是，啤酒大约只含有4%的酒精，葡萄酒大约含有12%，威士忌则高达50%，但是一罐啤酒、一杯红酒和少量威士忌，其实有同样的使人醉酒的能力。换句话说，4听啤酒和4杯龙舌兰一样，都能使人醉得东倒西歪。

令人惊奇的是，与酒的种类带来的困扰相比，饮酒的时机似乎更为重要。美国马萨诸塞大学的约翰·D. 帕尔马博士认为，酒精在血液循环中保留的时间全天可变。这意味着，酒精在血液中保留的时间越长，它对脑细胞作用的时间也就越长。在凌晨2点到正午的这段时间里，人对酒精的抵抗最为脆弱，而下午较晚的时间至黄昏较早的这段时间内，酒精在血液中停留时间最短。晚餐来杯鸡尾酒与早餐来杯血腥玛丽相比，酒精在血液中逗留的时间缩短了25%。我们在午夜聚会上饮用的最后一杯酒，会比之前喝的酒在人体内的代谢速度更慢一些，从而使血液中的酒精持续升高。

325. 维生素会减少我们对酒精的喜爱

美国德克萨斯大学的研究表明，如果将酗酒的小鼠以富含维生素的饮食进行饲养，那么小鼠对酒的兴趣会很快消失。这似乎对人来说同样适用，如果酗酒的人进行正确的饮食，正确地补充营养物质，那他就能够改变饮酒的习惯，甚至丧失饮酒的兴趣。维生素A、维生素D、维生素E、维生素C和所有的B族维生素，尤其是维生素B$_{12}$、维生素B$_6$、维生素

B₁、钙、镁、胆碱、肌醇、烟酸，以及高蛋白饮食都对戒酒有非常好的效果。纽约的H·L.纽博尔德博士以酗酒作为自己的研究方向，他建议酗酒者应该服用5粒（全天总计）谷氨酰胺胶囊（200mg），而并非谷氨酸胶囊，一天3次，这样可以控制饮酒，同时还要和较好的营养科医师一起制订最佳、普遍适用的饮食配方。

近来，野葛茶（参见第189节）也成了一种解除宿醉的解毒剂，而且用于攻克酒精成瘾。这种疗效并未让我们大开眼界，这是因为，早在2000多年前，亚洲的草药茶专家就已经用葛根泡茶来治疗酒精中毒。葛根中含有两种植物性化学物质，金雀异黄酮和大豆黄酮，它们会降低血液中酒精的水平。市售的补充剂为500mg胶囊。如果想获得最佳疗效，在喝酒之前或之后，一天3次，每次1粒。

326. 使用可卡因的代价远大于你的想象

可卡因是一种血管收缩剂、中枢神经系统兴奋剂，有刺激神经系统的潜在效应。外用时，它阻断神经冲动，使人产生麻木的感觉。

不管使用者用什么方法、花多少钱，很少能得到纯度超过60％的可卡因，其他成分则是一些"掺杂品"，通常为了获得更多的利润，经销商会将可卡因进行稀释，或将掺杂品加入药物中。一些掺杂品是相对无害的：乳糖、葡萄糖、肌醇和甘露醇。其他非药物的掺杂品如玉米淀粉、滑石粉和面粉，它们是危险的，因为它们不会溶解于血液，会在体内凝结。当将苯佐卡因用做可卡因的掺杂品时，是有药物活性的，会引起血栓和严重的并发症。

可卡因可以通过黏膜很快地被人体吸收，因此鼻吸是最流行的可卡因使用方法，有时候也局部用于舌下、眼睑下和生殖区。可卡因也能采用静脉内注射或像香烟一样经鼻吸入，这种可卡因的制作过程被称为"可卡因的精炼或纯化"，或者称为"可卡因的崩解"，它是可卡因、小苏打和水经过蒸馏而成的一种可吸入的烟雾状的物质。

可卡因的短期效应（大约半小时）通常是欣快感，使人感到精神振奋、自信，但是到后来，会需要更多的可卡因来获得这种亢奋的感觉，于是产生了强烈的依赖性。

可卡因除了能引起流鼻涕、心跳加快、畏寒、食欲不振外，有时会感到有蚊子叮咬、昆虫在身上爬，还能引起惊厥、呕吐、过敏反应和死亡。它的毒性是不可预知的。甚至一些坏的掺杂品，即使很小剂量，易感者吸食后，都会有致命的后果。

对可卡因使用者有所帮助的补充剂和食物：

敏德尔维生素配方（参见彩页第2~3页）；

钙（500mg）和镁（250mg）螯合片，一天2次，其中一次在睡觉前服用。

睡前服用卡瓦胡椒胶囊有利于睡眠。

摄入维生素C1000mg；维生素E 200~400IU；B族维生素片 100mg；每种补充剂一天1~3次。

327. 帮助减少可卡因的使用量或戒除可卡因使用习惯

酪氨酸是肉类和小麦中的常见氨基酸（参见第89节），研究发现，它能减轻抑郁、疲劳和易激惹的症状，而正是这些症状，使得戒除可卡因非常困难。在美国新泽西首府的菲尔奥克斯医院，成瘾者服用含有酪氨酸的橘汁饮料12天，同时还服用维生素C、B族维生素片（维生素B_1、烟酸和维生素B_2）和一种帮助身体利用酪氨酸的酪氨酸羟化酶补充剂，结果表明，这种治疗方案卓有成效。早晨服用圣约翰草复合片剂，对减轻抑郁也有效。

328. 不管是处方药还是非处方药，都有替代品

每年，美国人消费的改善心情的药物重达150万lb，而抗生素的使用超过400万lb。所有这些药物都是必需的么？可能不是，但是当人们花钱去看医师时，他们希望带着一张处方回去。

但是除了药物，还有一些替代品可供选择。在求助于药物之前，先尝试看行为分子矫正精神病学医师，并且用营养疗法。

《阿特金斯的新饮食革命》一书的作者——罗伯特·C. 阿特金斯博士，尝试用泛酸和大约2000mg肌醇作为催眠剂，来代替巴比妥、戊巴比妥钠、仲丁巴比妥和其他巴比妥类安眠药，让患者服用。他也成功地应用维生素B_{15}控制血糖，用维生素B_{13}降低血压。

因此在你看医师开处方之前，可以先考虑一些天然的选择。

药物	天然替代品
抗酸剂	甘草提取物（deglycyrrhizinated licorice，DLG）、木瓜、温和的草药茶，如葫芦巴、滑榆、康复力花和绣钱菊（不含柠檬）、MSM（二甲基亚砜）
抗生素和抗组胺剂	大蒜、维生素C和鸡汤有神奇的抗菌和抗组胺功效。其他一些很好的抗感染战士和组胺消除剂还有维生素A、锌、硒、葡萄柚子提取物、松果菊、泛酸、槲皮素和绿茶
抗抑郁药物	圣约翰草，加上一些酸枣仁提取复合物，还有钙和镁；维生素B$_1$、维生素B$_6$和维生素B$_{12}$，酪氨酸和苯丙氨酸，请不要和MAO抑制剂（译者注：单胺氧化酶抑制剂）同时服用
抗高血压药物	Ω-3脂肪酸、镁、钙；十字花科蔬菜（西蓝花、卷心菜、羽衣甘蓝）、芹菜；维生素C、钾（对于有肾脏病的患者而言，并不都适用）；当归、刺五加
抗腹泻药物	大米、香蕉和嗜酸乳酸杆菌酸奶可以治疗因服用抗生素引起的腹泻
止吐剂	维生素B$_1$和维生素B$_6$可有助于缓解因活动引起的呕吐或孕妇的晨吐；生姜胶囊；Ev.Ext-77.烟酸、生物类黄酮和标准银杏提取物有助于治疗因内耳疾病引发的眩晕和恶心
降低胆固醇药物	无潮红配方烟酸（参见第33节）；维生素C、镁、钙、铜、维生素E；车前子（一天1~2茶匙）和水；N-乙酰半胱氨酸、绿茶、PCOs或原青花素（葡萄子提取物、辣椒、咖喱、印度香胶树）
减充血剂	维生素A、维生素C、槲皮素、松果菊、毛茛和杨梅草药茶、钾
利尿剂	紫花苜蓿、芦笋、芹菜、蒲公英叶和维生素B$_6$可以作为天然利尿剂
通便剂	维生素C、维生素B$_1$、维生素B$_2$、维生素B$_6$和维生素B$_{12}$，钾、镁、嗜酸杆菌、紫花苜蓿、山楂、积雪草、黄芩、糠麸和水
镇静剂、松弛剂	缬草、褪黑素、胆碱、烟酸、维生素B$_1$、维生素B$_6$、维生素B$_{12}$、钙和镁；锰、锌、泛酸和肌醇；双效圣约翰草复合物；苯丙氨酸和酪氨酸

警惕：如果你已经在服药，不要突然停药去改用天然替代物。需要和一个经验丰富的、专业的营养科医师商量一下，如何停药，如何正确调整剂量。

329. 药物欺诈

很久以前，美国人习惯地吞服药物。大多数人并没有意识到，这其中的许多药物，既包括处方药，也包括非处方药，带来的害处和益处不相上下，最起码从营养学的观点来看是这个样子。所有这些药物，过于频繁使用的话，要么阻止了营养物质的吸收，要么干扰了细胞利用营养素的能力。

近来的研究表明，普通非处方（OTC）感冒药、止疼药和治疗过敏的药物中，其含有的成分通常能降低血液中的维生素A。因为维生素A对鼻部、咽喉和肺部的黏膜具有保护和强化的功能，因此维生素A缺乏，会给细菌提供一个舒适巢穴进行繁殖，从而延长了本应由药物治疗进行缓解病程。

阿司匹林是家庭常用药物，是镇痛剂、感冒药中最常见的成分，阿司匹林会消耗体内的维生素C。甚至小剂量的阿司匹林也会使人体维生素C的排出量增加3倍。它也能导致B族维生素缺乏，这些维生素的缺失会引起糙皮病和消化紊乱。

皮质类固醇（可的松、泼尼松）常用于治疗关节疼痛、皮肤病、血液和眼部疾病，也用于哮喘的治疗，研究发现，哮喘与体内锌水平降低有关。

据《研究生医学》杂志上的一项研究，很多服用巴比妥类药物的人都出现了钙水平降低的现象。

通便剂和抗酸剂有数以百万的服用人群，研究发现，这些药物会干扰体内的钙和磷的代谢。服用过量的通便剂能消耗体内大量的钾和维生素A、维生素D、维生素E和维生素K。

通常用于治疗高血压的利尿剂以及抗生素，都会使钾流失。

按照纽约综合治疗协会主席史蒂芬·霍尔特博士的观点，药物治疗是营养流失的一个被低估的原因。

下表列出了可能会引起体内营养流失的常规处方药，并列出了它们消耗的营养素。在服药之前，请认真阅读下表。（译者注：名称为英文的，表明目前尚无对应的中文商品名称。）

药物	流失的营养素
酒精（包括含有酒精的止咳糖浆、合剂和OTC药物，例如奈奎尔）	维生素A、维生素B_1、维生素B_2、生物素、胆碱、烟酸、维生素B_{15}、叶酸和镁
氯化铵（例如Ambenyl、祛痰剂、Triaminicol、减轻充血的止咳糖浆，P.V. Tussin糖浆）	维生素C
抗酸剂（例如，美乐事、胃能达、Di-Gel）	钙、磷、铜、铁、镁、钾、锌、蛋白质

药物	流失的营养素
抗生素（例如，阿莫西林、希克劳［译者注：头孢类药物］、头孢氨苄、奥格门汀、青霉素V钾）	B族维生素片、维生素C、维生素K、嗜酸菌
抗凝剂（例如，华法林、双香豆素、Panwarfin）	维生素A、维生素K
抗惊厥药物（例如，苯巴比妥、苯妥英钠）	生物素、铜
抗组胺药物（例如，扑尔敏、曲吡那敏）	维生素C
阿司匹林（要记住，APC类药物都含有阿司匹林）	钙、钾
巴比妥类（例如，苯巴比妥、西康乐、耐波他、布塔巴比妥、吐诺尔）	维生素A、维生素D、叶酸和维生素C
β-阻断剂（例如，心得安、Lopressor、心施德锭）	辅酶Q10
咖啡因（所有APC药物都含有咖啡因）	维生素B$_1$、肌醇和生物素；钾、锌；还可以抑制钙和铁的吸收；维生素K和烟酸
化疗药物	多数营养素
降低胆固醇药物（例如，Cholestid、贵舒醇、Locholest、立普妥、来适可、洛伐他汀、Mevacor、瑞舒伐他汀、舒降之）	维生素A、维生素D、维生素E、维生素K、维生素B$_{12}$、β-胡萝卜素、叶酸、铁和脂肪、辅酶Q10
氯贝丁酯（安妥明）	维生素K
秋水仙素（Colbenemid）	维生素B$_{12}$、维生素A和钾
皮质类固醇（例如，可的松、氢化可的松）	钙、维生素D、钾、硒和锌
己烯雌酚（DES）	维生素B$_6$
利尿剂［例如，克尿塞、双氢克尿塞、利血平-肼屈嗪-氢氯噻嗪合剂、速尿、氢氯噻嗪（HCTZ）］	B族维生素、钾、镁、锌和辅酶Q10
雌激素替代药物（倍美力、Menest、结合雌激素）	维生素B$_6$
氟化物	维生素C
格鲁米特（多睡丹）	叶酸
痛风药物（例如，Zyloprim）	钠、钾
异烟肼（INH）	维生素B$_6$
卡那霉素（Kantrex）	维生素K、维生素B$_{12}$
通便剂、润滑剂（例如，蓖麻油、矿物油）	维生素A、维生素D、维生素E、维生素K、钙和磷

续表

药物	流失的营养素
甲泼尼松（Betapar）	维生素B_6、维生素C、锌和钾
甲氨蝶呤（Mexate）	叶酸
呋喃妥因（例如，Furadantin、Macrodantin）	叶酸
NSAID（例如，萘普生、双氟尼酸、吲哚美辛）	维生素B_1、维生素C和叶酸
口服避孕药	叶酸、维生素C、维生素B_2、维生素B_6、维生素B_12和维生素E
青霉胺（Cuprimine）	维生素B_6
青霉素（各种形式青霉素）	维生素B_6、烟酸和维生素K
保泰松（例如，Azolid、Butazolidin）	叶酸
苯妥英钠（癫能停）	维生素B_12、维生素D、叶酸和钙
强的松（例如，Meticorten、强的松龙、Orasone）	维生素B_6、维生素D、维生素C、锌和钾
丙胺太林（普鲁本辛）	维生素K
质子泵抑制剂（例如，兰索拉唑、奥美拉唑）	维生素B_12、蛋白质
乙胺嘧啶（达拉匹林）	叶酸
喹诺酮（例如，氧氟沙星、诺氟沙星）	铁和锌
他汀类（例如，舒降之、立普妥、普伐他汀）	辅酶Q10
磺胺类，系统给药（例如，Bactrim、Gantanol、Tantrisin、Septra）	叶酸、维生素K和维生素B_12
磺胺类和外用类固醇（例如，Aerosporin、Cotisporin、Neosporin、Polysporin）	维生素K、维生素B_12和叶酸
四环素（例如，Achromycin-V、Sumycin、Tetracyn）	维生素K、钙、镁和铁
尼古丁	维生素C、维生素B_1和叶酸；钙
镇定剂（例如，氯氮平、Haldol、Moban、Loxitane）	维生素B_2、辅酶Q10
三环类抗抑郁剂（例如，阿米替林、丙咪嗪、Norpramin）	维生素B_2、辅酶Q10
三氟拉嗪（Stelazine）	维生素B_12
氨苯蝶啶（Dyrenium）	叶酸
抗结核药物	维生素B_6、维生素D、维生素E、烟酸和钙
溃疡药物（例如，Tagamet、Pepcid、爱希、善卫得）	维生素D、维生素B_12、叶酸和锌

正在使用的某些药物	不要吃的食物
四环素（任何标有"环"字的抗生素）和Cipro、左氧氟沙星和铁补充剂，而且，如果正在服用含有比沙可啶的通便剂（例如，Correctol和Dulcolax），牛奶可能会使通便剂的效果"好得过头"了	牛奶（加钙的乳制品）
降低胆固醇的药物（他汀类，如舒降之、立普妥和Mecacor）、许多治疗心脏病的药物、钙通道阻滞剂（例如，Plendil、Sular和Procardia）、免疫系统药物（例如，山地明和Neoral）、某些治疗过敏症的药物（例如，Allegra）、抗生素（所有标有"霉素"的药物）、激素替代药物	葡萄柚或葡萄柚果汁
血液净化剂（例如，双香豆素）	深绿色蔬菜、芦笋、红叶莴苣
对乙酰氨基酚	高纤维食物
治疗心脏病的药物地高辛	糠麸或燕麦
单胺氧化酶抑制剂（MAO）和抗抑郁药物	久制奶酪、鳄梨、豆制品（含有酪氨酸的食物）

330. 什么时候好的食物对你来说却起坏的作用

食物，甚至是那些通常对你来说有益的食物，也会对药物的吸收产生干扰。如果某种食物降低了药物的疗效，意味着身体对这种药物的代谢减少，有更多的药物在血流中循环，增加了产生不良反应的机会。如果某种食物增加了药物的疗效，意味着你服用的量已经超过了预计。不管怎么说，它都是开处方药时应该考虑的。

个人建议：服用任何药物之前，请都不要忘记先向医师或药剂师进行咨询，了解一下该药物是否和食物会有相互作用。最好用满满一杯水送服药物，这样可以使药物的胃肠道反应降到最小而药物的疗效却可以发挥到最大。

警惕：不要用热的饮料服药（热能破坏药效），避免同时服用补充剂和药物（特定的维生素和矿物质能和许多药物产生相互作用）。不要把药物混在食物里，或者把胶囊打开，除非说明书上这样指导服药。

你知道吗？

· 酒精能降低体内的睾酮水平，其作用可一直持续到酒后24小时。

· 一杯哈根达斯咖啡冰激凌比一听可乐含有的咖啡因更多。

· 咖啡也能产生热量。

331. 关于第十五章有哪些问题

我知道咖啡会使人精神紧张，但是我喝的咖啡是已经取出咖啡因的咖啡，不过，仍然发现自己易怒和极度紧张。这样小量的咖啡因也能产生这样的作用吗？

咖啡因不是咖啡里面影响我们行为的唯一成分。尽管没有明确证据，但在常规咖啡和无咖啡因咖啡（而不是茶）中还有另外一些成分，这些成分阻断了脑内阿片类物质（内啡肽）的正常活性，而内啡肽有镇痛和调节心情的作用。

我服用的一些处方药上特别标注"服药的时候不要饮用含酒精的饮料"。如果没有这样的标注，是不是就意味着服用药物的时候喝酒是安全的？

酒精几乎能和所有的药物发生不利的相互作用。事实上，任何可以购买的延迟释放或以缓释剂形式的药物，如果和酒精同服，都很危险。药物包衣的作用是使药物可以在一段较长的时间内（通常8~12小时）缓慢地释放，但这种包衣可以很快地溶解在酒精中，使你产生一种不舒服的感觉，而药物剂量也容易达到潜在的毒性剂量。我的建议是先治病，病好以后再喝酒庆祝。

作为一个每日TV秀的制片人，我的工作生活处在巨大的压力下，而且压力无处不在。我的饮食不规律，我希望知道有哪些食物对我更适合？

不管是丰盛的早餐，还是工作现场的午餐，都要尽量用复合碳水化合物去代替蛋白。换句话说，就是用面食、大米或者小麦来代替牛排和鸡蛋。复合碳水化合物能增加你脑中化学物质5－羟色胺的水平，而5－羟色胺能使你平静，不知不觉地缓解压力。

每过一段时间，我都发现自己会变得抑郁，即使生活中没有发生什么可让人抑郁的事情。我是一名29岁的男性，有愉快的婚姻，我不知道我为什么会抑郁。可能是饮食的原因么？

绝对是这样！特别是如果你用含糖量高的食物慰劳自己。糖，含在碳水化合物、酒精或其他物质中，它会增加体内B族维生素的消耗，特别是维生素B_1，进而引起抑郁。氨基酸（参见第82和89节），如苯丙氨酸和酪氨酸，都可用作抗抑郁药。你也可以向医师咨询一下，不过，我推荐在睡前或早晨用水或果汁服用500~2000mg这些氨基酸的复合物（而不是蛋白质）。你也可以尝试一下服用圣约翰草复合剂，一天1次或2次。

服用西咪替丁治疗消化不良时，被告知服用这种药物的时候，不要吃过期的干酪奶酪或者其他富含酪胺的食物。你能否告诉我这是为什么？此外，还有什么食物也包含酪胺吗？

当服用西咪替丁时，食用富含酪氨酸的食物会引起严重的头痛，并使血压短暂升高。任何一种蛋白，如肉、鱼或者乳制品，如果放置太长时间，都会形成酪胺。为了安全起见，不要吃剩了几天的饭，而且当你买鱼、肉和乳制品时，要检查一下保质期。任何过期的腌制食品或发酵食品，如奶酪、酒、泡菜、腌菜，都会产生酪胺。

富含酪胺的食物

过期的奶酪。

葡萄干。

久制的乳制品、酸奶油。

鳄梨。

啤酒和鸡肝。

晒干的鱼和腌鱼。

用来提味的调料，例如水解植物蛋白。

香肠、辣香肠、萨拉米香肠、大红肠。

豆制品，例如豆腐、味噌、酱油、照烧酱。

红酒、啤酒、甜露酒、香槟酒。

酵母。

酪胺也能干扰交感神经药物，后者常被用作治疗哮喘的吸入剂，例如沙丁胺醇、沙美特罗和肾上腺素。哮喘儿童的父母在患儿服用交感神经的药物时要格外小心含有酪胺的食物。在食用大红肠三明治后，吸入剂可能会与酪胺结合产生严重的相互作用。

第十六章
速效减肥食谱

332. 阿特金斯（Atkins）食谱

本食谱忽略热量的含量，主要关注对碳水化合物的限制。但是又不同于其他低碳水化合物的计划，阿特金斯医师的最新减肥计划几乎无碳水化合物（至少在开始的两周，你每天摄取的碳水化合物限制在20g以内）。通过这样做，身体开始释放酮体（小碳片段，是脂肪不完全燃烧的副产物），释放的量足以引起实质性的体重减轻。根据阿特金斯医师的理论，由于碳水化合物是人体提供能量的第一级燃料，如果它的摄取量为0，那么人体将会利用储存的脂肪来提供能量，并且随着酮体被排出体外，饥饿感以及多余的体重都将消失。

这样的做法利弊有很多，特别是因为食谱同时还鼓励摄取高脂饮食。虽然《新英格兰医学》杂志的一篇报道发现，这一食谱不会造成预期的血脂水平的恶化（有害健康的胆固醇的确轻度升高，但是有益的胆固醇及甘油三酯也会得到补偿性的改善），阿特金斯食谱有很高的脱落率（译者注：脱落率是指饮食期间一些人中断使用该食谱，未能很好坚持），并且与其他减肥食谱类似，大部分减轻的体重在1~2年内也会重新反弹。如果你正在使用此食谱，我会建议你遵从敏德尔维生素配方计划，并且，当你停止摄取柑橘类水果时，应额外服用维生素C与生物黄酮素的复合剂1000mg，同时至少早餐和晚餐时各服用B族复合物50mg，分三餐服用，总量为1g的钾，一天1次叶酸400~800mg。

更好的方法是使用以下营养品，从而在自然地燃烧脂肪的同时，降低碳水化合物的摄取。香蕉叶提取物，一天16~48mg；匙羹藤（降低对甜食的渴望），200mg，一天两粒胶囊；MSM（有机硫/二甲基枫），1000mg，一天2片。

333.区域食谱

运动员常常使用"区域"这一表述，以描述一种近欣快的状态，此时人体和大脑均以最高效率工作。在《掌握区域饮食》一书中，巴里·西尔斯博士提出了一种饮食法来达到这种状态：通过严格控制蛋白质、碳水化合物以及脂肪的比例，在每餐中达到均等的"饮食模块"。女性分3块，男性分4块（1块蛋白=7g蛋白；1块碳水化合物=9g碳水化合物；1块脂肪=1.5g脂肪）。从根本上来讲，区域食谱的热量来源中，30%源自蛋白质，40%源自碳水化合物，剩余的30%源自脂肪。西尔斯认为，从碳水化合物中摄取每日所需卡路里的55%~60%（膳食指南金字塔中所推荐的比例）是过高的。他的食谱限制使用具有高血糖指数的食物，但不仅仅是精制碳水化合物。西尔斯同样建议避免食用胡萝卜、香蕉、糙米以及全麦面包——这点我不能苟同。

必需脂肪酸是达到"区域"的必要条件，也是有益的。根据西尔斯的理论，Ω-6脂肪酸中的γ-亚麻酸（GLA）是最重要的。但是过多GLA（通过营养品或食物获得）可能会抵消区域饮食的益处，除非以足量的二十碳五烯酸（EPA）平衡GLA，而这是很难计算清楚的。

区域食谱提倡健康饮食，但是需要严格的依照设定的时间给予设定的量——即使在你不饿的情况下也应如此。无论你是否能成功到达"区域"，我都建议在你的营养补充剂中加入敏德尔维生素配方（参见彩页第2~3页）。

334.体重观察者

这是一种长期的食物疗法，提倡一日三餐给予标准比例的蛋白质、碳水化合物和脂肪。

虽然这一疗法所给予的营养较高，但我所认识的大多数体重观察者都同意，在他们的热量摄取量有所降低时，营养品能够帮助他们保持能量水平，彩页第2~3页的敏德尔维生素配方就是出类拔萃的营养品。

335. 詹尼·克雷格减肥食谱

这是一种低卡食谱（大约每天1200cal），关注平衡营养（60%的碳水化合物、20%的蛋白质及20%的脂肪），同时配有预先包装的餐食以控制比例。这对于短期减肥是不错的选择，但长期来看，在帮助节食者学习如何处理食物的选择及比例控制的方面是不足的。同样，这一计划也未强调锻炼，而锻炼是保持体重减轻，维持健康的关键。

虽然这一食谱的营养是可以接受的，在限制卡路里摄入时仍推荐使用彩页第2~3页的敏德尔维生素配方，以保持最大的能量输出。

336. 液体蛋白食谱

研究发现，液体蛋白食谱是危险的，甚至可能导致死亡。事实上，美国食品药品监督管理局规定，所有在减肥食谱中使用的蛋白质营养品（液体或粉末）必须附有下述标签：

警告：极低热量的蛋白饮食（每天热量低于800cal）可能造成严重的疾病或死亡。请勿在无医疗监护的情况下用于减轻体重。如果你同时服用药物，应特别谨慎使用。禁用于婴儿、儿童或怀孕、哺乳期妇女。

激进的食谱，例如液体蛋白食谱，可能对人体造成灾难性的后果，其中至少包括心功能异常，以及由于极快速的体重减轻造成的必需矿物质的严重不足。我不能在完全具备良知的情况下为此类食谱提供营养素补充的建议，因为我坚信，这类食谱在没有严格的医学监护下是不能采用的。

337. 迈阿密食谱

并非与阿特金斯食谱完全不同，亚瑟·阿加斯顿医师的迈阿密食谱提倡碳水化合物总量的削减，并且指导你依靠你所食用的低血糖指数的碳水化合物食物（参见第341节）来减肥。允许摄入充足比例的蛋白和有益脂肪，依靠低血糖指数的碳水化合物以进行血糖控制，同时满足饥饿感。推荐食用鸡肉、火鸡和鱼，以及坚果、低脂乳酪和酸奶。

迈阿密食谱最严格的部分意味着持续2周后才可以产生显著的体重减轻的效果。此时此刻，你对甜食和淀粉的渴望最后消失。当然如果它们还存在，继续这一食谱——或任何食谱——可能不完全是"在迈阿密的一天"。覆盖你的基础营养，使得可以通过在保持体重下降的同时维持精力，以帮助你坚持使用这一食谱。

338. 禅宗长寿食谱

和普遍的观点相反，这一食谱与禅宗佛教徒无关，而是一位名叫乔治大泽的日本人所创立的。虽然它获得众多追随者，但是严格按照食谱进食是有损健康的。

这一食谱有十个阶梯，牛奶是禁用的。开始放弃甜点，仅食用谷物，而且最好是糙米。这一饮食，基于东方的阴阳哲学，限制液体摄入，而这是危险的，因为食物仅含糙米，显然会造成缺乏营养。信徒们相信，如果你的"思想"是正确的，你就可以利用自身人体产生维生素、矿物质、蛋白质，实质上将一种物质转变成另一种物质。

你的"思想"不一定永远正确，假使这种情况出现，如果你正在使用这一食谱或任何严格的素食食谱，建议你服用营养品。推荐使用高效的素食的复合维生素矿物质片，一天2次，以及有益的B族维生素复合剂和叶酸。同时，服用维生素B_{12} 100mg，一天1~3次。

339. 小甜点食谱

这一食谱由桑福德·西耶戈尔医师所创立。虽然未有临床实验评估此食谱，但是它的吸引力是很明显的。在其他食谱上都要说"不"的食物——"小甜点"，在这一食谱上可以说"是"。每天食用6份预先包装的小甜点（每周将花费你大约56美元），外加一顿正餐（去皮鸡肉）及蒸菜，你每月可以减轻4.5kg。没有任何魔法，这些"小甜点"（据说含有特殊的氨基酸，可以消除饥饿，同样含有植物纤维作为填充剂，同时混合了蛋白质和糖）实际上将你置于每天800~1000cal的饮食环境中，因此你的体重当然会减轻了。虽然西耶戈尔医师坚称他的产品是富含营养的，我仍持怀疑态度。事实上，他自己可能也有疑虑，因为当你订购他的6个装"小甜点"时，你也将获得一份为期7天的复合维生素供应，以对付"可能出现的任何营养素缺乏或不足"。

注意： 每天低于1000cal的食谱不仅无法保证长久的体重减轻，它们还可能造成心悸、肾功能降低、低钾及其他健康问题。但是如果你对小甜点的嗜好诱使你尝试这一食谱，应确定你服用的复合维生素中包含你可能丢失的营养。查看我的敏德尔维生素配方（参见彩页第2~3页）。

340. 海藻、卵磷脂、醋、维生素B₆食谱

这一低调的颇具口碑的食谱已经存在了30多年，并且仍然很受欢迎。这一食谱的基础要素可以在一个片剂中获得，包含海藻、卵磷脂、苹果醋及维生素B₆。有两种效力的片剂：单效和双效（单效的片剂每餐需要服用2片，双效的片剂每餐需要服用1片）。

对于任何降低卡路里摄取量的食谱，均推荐在早餐和晚餐时同时服用敏德尔维生素配方。同样包括B族维生素片及500mg维生素C，一天2次。

341. 碳水化合物也存在不同

当考虑到它们在血糖指数表上的排名时，所有的碳水化合物都是不同的，这一指数表是基于在一种特定的食物被食用时血糖升高的速度及程度来计算的。具有高血糖指数的食物是富含碳水化合物的（糖及淀粉含量高），并且可使葡萄糖迅速进入血液。葡萄糖本身并没有任何问题（它是人体每个细胞使用的燃料），但是为处理它，胰岛不得不产生胰岛素。你摄取的高血糖食物越多，你的胰岛就越需要努力的工作，并且如果胰岛工作得过于频繁，胰岛就有可能发生损耗，从而引发糖尿病。

此外，高血糖的精制碳水化合物可能造成血糖的急剧升高，而后人体产生胰岛素，胰岛素又会将所有多余的血糖转化为脂肪。这就是为何低脂肪及无脂食物仍然会造成如此多的美国人肥胖。

血糖指数表将每一份食物（50g）在食用后2~3小时对血糖水平的影响进行了排序。一般而言，在1和低于60之间的食物影响血糖水平很小，因此是首选的。在60~80之间被认为是中等程度影响血糖水平，应适量食用。而在90以上的食物影响血糖水平较大，应节制食用。但是血糖指数本身并未考虑分量问题（一份50g的胡萝卜超过了大部分人一次的食用量——这也是为何它比一份四分之一杯的同样含50g碳水化合物的糖还具有更高的GI）。有另外一种测量方式考虑了分量的因素，被称为血糖负荷。但这可能会引起困惑，因为对于一种特定的食物，每个个体的葡萄糖响应是不同的。此外，同一类型的食物也会相差极大，例如土豆，根据它们的品种、生长环境的不同、如何培育以及烹制的方式的不同，也会产生不同的测量结果。

保持健康和苗条的关键是将高糖淀粉替换为消化较慢的高纤维碳水化合物。（食物的标签不能区分好的和坏的碳水化合物。但是如果你查阅纤维含量可以得到相关的信息。膳食纤维，虽然也是碳水化合物，但它不能被人体降解，将从你的身体中经过而不转化为血糖。）如果要在营养上得高分，在低血糖指数的食物中寻找。我的简便指南将指引你选出正确的食物。

高血糖食物（GI大于85）

精制白糖。

糖果、蛋糕、饼干和小甜点。

薯片、椒盐卷饼和相关小吃。

白面粉面食。

即食大米。

华夫饼。

通心粉和乳酪。

面包圈饼。

土豆。

碳酸饮料。

甜玉米。

脆玉米片。

奶油小麦。

西瓜。

中血糖指数食物（GI为60~85）

全麸谷类。

烤豆。

芸豆（罐头）。

爆米花（气热式）。

橘子和橘子汁。

葡萄。

芒果。

菠萝汁。

中东口袋饼（白）。

香蕉。

豌豆。

低脂冰激凌。

低血糖食物（GI低于60）

全麦面食。

硬豆（黄豆、绿豆、芸豆、利马豆、青豆、棉豆、裂成两瓣的豌豆）。

珍珠麦。

麸。

高纤维水果及蔬菜（苹果、芦笋、黑莓、西蓝花、芽甘蓝、芹菜、甜菜、黄瓜、柚子、胡椒、生桃及梨）。

豆奶、脱脂牛奶、半脱脂牛奶。

花生。

干枣和无花果。

酸奶（原味）。

342. 低热量节食者的水果及蔬菜指南

限制自己食谱中碳水化合物的摄取并不意味着需要剥夺自己享受富含纤维、营养丰富的水果和蔬菜的权利。事实上，我认为在食谱中纳入它们非常重要，我将最货真价实的前十位的低热量蔬菜和水果列出以供选择。

水果	蔬菜
草莓	深绿色（菠菜、芥蓝、甜菜）
蓝莓	鳄梨
覆盆子	青豆
黑莓	番茄
桃子	胡萝卜
柑橘	洋蓟
猕猴桃	芜菁
番木瓜	西蓝花
樱桃	大葱
哈密瓜	姜和大蒜

343.敏德尔的减肥小窍门

· 在开始任何减肥时，向你的医师咨询。如果你认为你的家庭医师不了解你的减肥需求，请联系肥胖治疗师，后者是这一领域的专业人士。

· 如果你正进行低碳水化合物或无碳水化合物减肥，应远离健怡可乐（译者注：这种可乐通常声称不含有热量）。这些饮料含有阿斯巴甜，而阿斯巴甜会抑制人体的将脂肪转化为葡萄糖的过程。

· 注意，如果一个产品宣称低碳水化合物，这意味着天然的碳水化合物可能被一些诸如纤维和人工甜味剂的成分所取代。这可不是一个好产品。

· 如果你正在进行的减肥允许摄取酒精，在餐前的一杯酒将会刺激胃液分泌，帮助良好消化。

· 如果你饮酒，应记住干白比干红的热量低。

· 如果你吃爆米花作为低热量小吃，要注意电影院的爆米花每杯热量含量是微波炉爆米花的2倍——同时是气热式爆米花的2.5倍。

· 应记住，蛋白质需要人体花费比脂肪或碳水化合物多25%的热量去消化它们。

· 当一个食谱需要一杯酸奶油时，用低脂酸奶来代替，你将节省超过300cal。

· 记住人体对食物摄取量降低的自然反应是燃烧更少的脂肪——这也是为什么从长远来看节食不锻炼不会奏效的原因。

· 无论你吃什么，坐下食用，并且细嚼慢咽。（你可能期望站着比坐着能消耗更多的热量，但是在这种情况下，你会倾向于吃得更多。）同样，直到餐后再读书或者看电视。

· 当选择水果时，记住水果与水果是不同的。一个苹果、一个香蕉或一个梨的热量和碳水化合物的含量高于半个甜瓜，一杯生草莓或一个新鲜的橘子。

· 当你选择蔬菜时，选择青豆而不是豌豆（每半杯将节省40cal），菠菜而非复合蔬菜（将节省35cal），以及磨碎的土豆——如果你必须要——而不是薯饼（你将节省139cal）。

· 碳水化合物观察者不要低估洋葱，一杯烹制的洋葱含18g碳水化合物。

· 如果你计算每卡的摄入，要了解一汤匙卵磷脂粉含50cal，而一个卵磷脂胶囊大约含8cal。

·试试一周中的一天禁食仅喝水（古老的希腊人这么做）。限制自己仅喝冷的过滤的或瓶装（不含冰的）饮用水或柠檬茶或青柠汁。除此之外不摄入任何东西。这将同样给你活力。

344. 敏德尔减肥及维生素平衡食谱

早餐

我知道你的母亲这样对你说："早餐是一天中最重要的一餐。"这确实是真理。它在你一天中最长的一段未进食时间之后到来，并且你不能等到早餐时间过后再吃一顿好的午餐或晚餐来补充营养。

如果你正在减肥，那么在一天的开始时恢复你的能量水平更加重要。

240ml无脂或低脂豆浆（或果汁）；

调味的低热能的乳清蛋白粉；

加4块冰块在搅拌机中混合60秒，大约150cal。这一混合物可以冷冻，作为甜点用于正餐，或者如果你的热量商数允许，可以作为提神的东西。

午餐

午餐是微妙的一餐。快餐店的便捷的诱惑难以抵挡，并且没什么比"一些炸薯条"和"小奶昔"餐能更快断送你的减肥大计。如果你真的希望减肥，多考虑考虑这些途径。

一份适量的新鲜鱼、去皮鸡肉或白肉火鸡的水封罐头，一份生蔬菜沙拉（柠檬或醋酱调味），以及一片水果；

或者一份低卡火鸡三明治（适量火鸡，一汤匙蛋黄酱、2片全麦面包、莴苣、薄切片番茄），小胡萝卜，二分之一杯未加糖的苹果沙司，混合二分之一杯的低碳水化合物酸奶；

或者一份减肥比萨（适量切片低脂意大利干乳酪，二分之一块全麦松饼，小片番茄，一汤匙橄榄油，以罗勒点缀），四分之一个甜瓜或1杯冻甜瓜球。

注意：每天食用不同的午餐。

晚餐

晚餐常常是一个节食者失败的原因，遵循以下方法即可：

每周五晚上都吃鱼（鳎鱼、鳟鱼、鲑鱼、比目鱼等），或烘烤、煮、煨制的禽类肉（在吃前去皮，但烹饪时仍留有皮）；每周2个晚上你可以吃肉，再一次采用烘烤、煮、煨制的方法烹饪；1份烹制的蔬菜；1大份沙拉（不超过1汤匙油调味）；每周1~2小份煮或烤的土豆；一份新鲜水果作为小吃。将豆腐替代为猪肉或禽类肉是一种很好的减少热能摄入的方式。

饮料

为了获得最好的成效（同时改善健康），远离酒精——试试柠檬或青柠矿物质水。你可以用含L-苯丙氨酸（一种天然氨基酸）的即溶混合粉来调制饮料。它可以在给你很舒服的感觉的同时，帮助缩小你的胃口，同时可以使你精力充沛！

同样应每日至少饮用6~10杯过滤饮用水（要了解你的人体需要多少水，请参见第73节）。草本植物茶、热茶或冰茶，都是可以用于替代健怡饮料——特别是那些含有咖啡因的饮料的饮品（见第321节）。

营养品

敏德尔维生素配方（参见彩页第2~3页）；

钙（500mg）或镁（250mg）。男性一天2次，每次1片；女性一天2次，每次2片；

吡啶甲酸铬复合片，200mg，一天1~3次；

香蕉叶提取物，50mg，午餐或晚餐前半小时服用。

345. 可以在吃得更多的同时体重增加得更少的营养品

精氨酸和鸟氨酸（参见第88节）已被发现可以刺激脑垂体腺持续分泌生长激素，可以恢复你的代谢。一些激素的作用是促使人体存储脂肪，而生长激素的作用是作为脂肪的动员器，帮助你看起来苗条同时又更富有精力。

最好的地方表现在，你可以在睡眠的同时恢复代谢，因为这正是生长激素分泌的时间。

营养品可以是片剂或散剂。控释片的剂型是最有效的，1500mg的精氨酸可以每日服用2次。精氨酸和鸟氨酸以粉末形式混合的散剂在空腹时以水或果汁（不含蛋白）送服是最有效的。为达到减肥的效果，在睡前立即服用2000mg。

警惕：精氨酸禁用于生长期儿童、精神分裂症患者以及任何疱疹病

毒感染患者。不推荐超过20g的剂量。

346. 更多的减肥药的天然替代品

由于减肥药物的危险性，很多人都寻求更安全的替代品来减肥。如果你想拥有比现在更好的曲线，以下列出了可以与你的食谱和锻炼方案同时使用的天然替代品。

壳聚糖： 这是一种有效的脂肪阻断剂，可以通过防止人体对脂肪的吸收来增加体重减轻的效应。随着它经过消化道，壳聚糖可以吸收自身重量的4~6倍的脂肪，在脂肪被代谢并存储成为多余的重量前将脂肪带出身体。但同时，壳聚糖也会去除你人体中重要的脂溶性维生素，例如维生素E、维生素A、维生素D和维生素K。它只能偶尔使用，并且一次不能超过2周以上。如果你服用它，你必须以脂溶性维生素和必需脂肪酸补充你的饮食。每天随餐服用1~3片250mg片剂。确保服用每片时喝适量的过滤饮用水。

警惕： 如果你对贝类海鲜过敏，请勿服用壳聚糖。这一营养品（或者任何其他脂肪阻断剂）不应被孕妇或哺乳期妇女或儿童使用。

辅酶Q10（Co-Q10）： 这一强效抗氧化剂能够帮助人体产生能量，并促进人体燃烧脂肪提供能量（参见第119节）。

共轭亚油酸（CLA）： 一种有益的抗脂肪抗氧化剂，可以帮助降低人体的脂肪同时增加肌肉。因为肌肉消耗多余的热量，你拥有的肌肉越多，你越不可能变得超重。CLA同样通过改善人体从更少的食物中获得能量的方式帮助减小胃口（参见第97节）。

DHAP： 这是一种丙酮酸盐和其前体二羟基丙酮的混合物，被称为DHAP。以营养品的形式使用，可增加运动耐力以及在运动时消耗的脂肪量。即便在休息时，DHAP也可以帮助人体燃烧脂肪产生能量。推荐的剂量是2~5g，一天2次随餐服用。不推荐用于儿童或孕妇。

DL-苯丙氨酸，酪氨酸以及5-HTP： 这是一种氨基酸复合剂，很快就会以专利配方营养品的形式上市，已经被发现可以帮助降低对糖及碳水化合物的渴求，而这种渴求是暴饮暴食减肥者失败的原因（单个氨基酸的推荐剂量可参见第五章）。

匙羹藤属武靴叶： 参见第210页。

藤黄果： 参见第180节。

绿茶： 参见第183节。

羟基柠檬酸（HCA）： 这是从酸的印第安水果藤黄果中提取的活性成分，是印度草药医师使用了上百年的天然的食欲抑制剂。以商品名Citrin、Citrimax以及HCA上市销售，是非成瘾性的。一些研究提示它可以降低10%的热量的摄入。为达到最好的效果，每天餐前半小时服用3粒500~750mg的胶囊，和合理的饮食及锻炼方案一同使用。

L－肉毒碱： 这一维生素样营养品能帮助增加生理耐力，促进体重减轻（它同样可以在升高HDL水平的同时降低升高的血脂）。我推荐1~3粒胶囊（含量250~500mg），在餐前半小时服用。

甘草黄酮油（LFO）： 来自于常见的甘草植物，这一天然的黄酮油精华实质上可以给予代谢燃烧脂肪的动力。通过抑制参与脂肪合成的基因同时增加参与脂肪代谢酶的活性，它被证明不仅可以降低体重和身体脂肪比例，同时也降低LDL水平。

丙酮酸盐： 可以增加耐力，同时帮助你燃烧脂肪作为能量，甚至在不锻炼的情况下。丙酮酸盐在人体中天然存在，是正常代谢的副产物。它促进三磷酸腺苷（ATP）的释放，而ATP是人体运行的燃料。它同样帮助降低胆固醇以及血压。丙酮酸盐的粉丝称每天剂量低至5g也能产生有益的结果，并且几乎没有不良反应，除了偶然的胃部不适，但不推荐用于孕妇或儿童。

白茶： 一种白茶提取物——用于生产绿茶和黑茶的茶树加工最少的版本——被发现可以有效抑制新的脂肪细胞（脂细胞）的产生，同时促进已有的成熟脂肪细胞中的脂肪代谢。含有更多被认为对人体细胞有活性的成分，例如甲基黄嘌呤（例如咖啡因）以及表没食子儿茶素没食子酸酯（EGCG），白茶是一种安全的天然来源的减肥物质。

347. 关于第十六章有哪些问题

我知道我每日摄入的热量中源自脂肪的应不超过30%。但我不是很善于计算百分比。我阅读标签，但是我仍然很困惑。有简单的方法来计算我到底摄入了多少吗？

只需要记住1g脂肪约等于9cal。因此，保持你的脂肪摄入每日低于30%。当你查看食物标签时，注意对于每100cal，不应超过3g脂肪。

什么是岩藻黄质?它作为减肥的辅助品的安全性如何?

岩藻黄质是一种类胡萝卜素,来自于褐藻,在动物研究中被证明可促进脂肪细胞内的脂肪燃烧,特别是腹部区的细胞。它在人体的效应没有被完全证实。就它的安全性而言,褐藻含有高水平的碘,因此一个可能的副作用是由于碘的过多摄入造成甲状腺功能的改变,导致甲状腺肿。作为减肥的辅助品,它可能不是我的首选。

什么是调定点? 它与减肥有什么关系?

调定点理论是被广泛接受的体重增加或减轻的理论之一。它认为肥胖是由于下丘脑(脑的一个部位)的一个特定区域的设置,有时被称为食欲中枢,控制你对于食物的胃口。每个人的食欲中枢的设置都不是在同一水平的。

甘油,随着细胞的脂肪含量的变化而被摄取或释放,同血中胰岛素的水平一起,告诉大脑人体的脂肪储备信息,从而设定你的食欲中枢。但外部的影响——例如美食的香气和味道——可以提高你的食欲。

但是你可以通过按时锻炼重调你的调定点。换句话说,你可以通过降低你感觉到饱的调定点来减小你的胃口。

重调调定点减肥,最低的要求是每周3次半小时的有氧运动,一个简单而又有效的方式是通过在半个小时内步行2mi(1mi=1.6km),每周3次(或15分钟步行1mi,每周6次)。

我听说过可能在温暖的天气时更易减肥成功,这是真的吗?

如果这是真理,减肥者们会驱车转到佛罗里达或加利福尼亚南部。在Susan Perry和Jim Dawson合著的《我们体内的生物钟揭示的秘密》中指出,我们在基因上倾向于在秋季和冬季具有额外的脂肪层。因此,当白天在春天变得越来越长,据说对于我们而言更容易减肥。

在液体减肥食谱中真正的危险是什么——除了反弹的危险之外?

真的特别危险。许多采取非常低热量饮食(VLCD)的人们在没有适当的医学监护的情况下这样做。他们没有意识到VLCD是为了那些至少超过他们理想体重30%的人们设计的(由医师决定,而不是时尚模特决定)。一旦进行非常低卡饮食,一个减肥者必须进行医学监护(接受定期的血液学检查、心电图及血压测定)。

食谱诸如"瘦得快",提倡早餐和午餐仅需一杯奶昔,而后是一个

"理性的"晚餐（0.11~0.17kg的禽类肉、鱼肉或瘦猪肉；二分之一个烤土豆；3份蒸蔬菜以及水果作为甜点）是没有危险的。但是如果你的体重超出你的理想体重低于30%，并且采用快速减肥的非处方（OTC）液体减肥食谱，来替代全餐，你将会有以下风险：丢失过多肌肉、骨骼以及去脂体重相对脂肪比例的降低——造成可能的心率失常、永久性的慢代谢，疲劳以及在极端的情况下，甚至死亡。

我事实上已将所有的脂肪食物替换为低脂或无脂肪替代品，而我仍在增肥，是什么原因？

无脂或低脂并不意味着无糖！同样它们也不意味着不含热量。我猜想是你比过去吃了更多的糖和加工的碳水化合物。

如果我只是咀嚼高脂肪食物而后吐掉它们也会增加体重吗？

你可能不会增加体重，但是你可能正在做对你的身体更有害的事情。仅仅品尝高脂肪食物已证明可以增加血液中的脂肪含量。一项在美国普渡大学完成的研究表明，咀嚼并且吐掉饼干上全脂奶油起司的人们几乎可加倍提高甘油三酯的水平，而甘油三酯可能导致心脏损伤。

你知道吗？

· 电影院的一个中杯爆米花和苏打水相当于吃3个麦当劳汉堡加12小块黄油！
· 摄入相同量的热量，但是不同比例的脂肪、蛋白质和碳水化合物，可获得不同量的体重减轻。
· 偏爱甜食可造成低血钾。

哪种食物含有更少的脂肪？是那些标有"精瘦"还是"低脂"的食物？

标有"精瘦"的食物每份100g的总脂肪量低于5g，饱和脂肪酸低于2g，胆固醇低于95mg。低脂食物每份含3g或更低。

一杯不含牛奶或糖的咖啡含有热量吗？

根据USDA营养数据库，一杯普通冲泡磨制咖啡含有2cal的热量。换句话说，它基本上是无热量的，并且可以认为是零卡饮料。

你能解释体重指数（BMI）这件事吗？我的老医师告诉我说，BMI指数是25，还可以，而我的新医师告诉我说我超重了。一切都是怎么回事？

首先让我告诉你，在这方面你不是唯一。大概有2900万美国人才发现他们超重了。旧的男、女性身高和体重统计值大约始于20世纪50年代，已经被新的测量系统所替代，这一系统是由国家心脏、肺和血液研究所所创立。BMI是一个单一的数值，代表不考虑年龄或性别的身高和体重。

为计算你的BMI，先将703减去你的体重（以磅为单位），而后除以身高（以英尺为单位）的平方。最终得到的数值就是你的BMI。

BMI指数在22~24范围内被认为是健康的。BMI指数超过27被认为是危险性的超重。你的BMI指数是25，处于25~26的任何BMI目前都被认为是超重的。但不是对每个人都如此。事实上，美国国家健康统计中心仍然认为除非你的BMI超过27，你都不算是超重。如果你运动、合理饮食，保持低脂肪、高纤维饮食，并且你乐于你的形体和感觉。那么放轻松，回到你的老医师那里。

第十七章
你认为你没有吃很多糖和盐

348. 糖的种类

被描述为"甜"的100多种物质都可以被称之为糖。我们接触的最多的是果糖，一种在水果和蜂蜜中天然存在的糖；葡萄糖，人体中的血糖，也是碳水化合物被吸收的最简单的糖的形式；右旋糖，来自于玉米淀粉，化学结构和葡萄糖相同；乳糖，牛奶中的糖；麦芽糖，来自于淀粉，通过酵母的作用形成；蔗糖，来自于甘蔗或甜菜，并且精制成颗粒的形式供我们使用。

红糖，许多人都认为比白糖健康，其实它仅仅是结晶糖外表面覆盖了一层糖蜜糖浆（在美国大多数红糖都是由精白糖以糖蜜糖浆简单喷雾制成）。生糖在美国是禁止的，因为它含有污染物。当它被精制并且加工干净后，才可以以天然粗糖的形式售卖。蜂蜜是果糖和葡萄糖的混合物。

349. 关于糖的替代品"不那么甜"的事实

山梨醇，甘露醇和木糖醇 是天然存在的糖醇，和葡萄糖或蔗糖相比吸收更缓慢。关于这些甜味剂的最大的误区就是它们不产生热量。事实是，它们和糖产生同样多的热量——并且在一些情况下，使用它们作为甜味剂的产品比使用普通糖的产品含有更多的热量。不要被糊弄了。这些不是低热量或无热量的糖替代品。即使在食品市场上含有它们的产品常常在减肥区售卖。要经常查看标签。使用这些甜味剂的产品必须显示它们不是低热量食物或标明它们不是用于体重控制。

阿斯巴甜（怡口糖，纽特健康糖，糖双） 它是氨基酸苯丙氨酸和天冬氨酸的混合物（参见第82和第89节），并且不产生热量。虽然FDA认为阿斯巴甜是安全的，与之相关的也有很多副作用，包括头晕、头疼、食欲增加、恶心、疲劳、情绪改变以及腹部绞痛等。更多严重的疾病也被发现与阿斯巴甜相关，包括焦虑发作、抑郁、多发性硬化、纤维肌痛、视野模糊、狼疮、口齿不清以及多种癌症。

安赛蜜（Sunette，Sweet One） 它是一种无营养的甜味剂，外表类似糖，由乙酰乙酸合成，不产生热量，在很多食物和饮料中使用，而消费者并未意识到它。由于安赛蜜含有二氯甲烷，一种潜在的危险的化学致癌剂，不是一种有益的物质。据报道，长期使用它可导致癌症、抑郁、肝病，肾性疾病以及精神错乱。

糖精（Sweet'n Low, Necta Sweet） 它是一种不产生热量的石油衍生物，估计比糖甜700倍，化学结构类似安赛蜜。糖精可以被吸收但不被人体代谢，以原型经尿排泄。在美国它曾是唯一的人工甜味剂，由于是致癌物质（基于有缺陷的研究）已被禁用了14年，但FDA于2000年又将其从可能的致癌物的列表中移除了。

三氯蔗糖（蔗糖素） 它比普通糖甜大约600倍，像糖精一样，不产生热量。但是因为含有微量的氯，而氯对于人体是不安全的，所以存在关于它的安全性的担心，特别在长期使用的情况下。

扭甜 它是FDA批准的最强的甜味剂之一。8000茶匙糖才相当于1茶匙扭甜的甜度。虽然它和阿斯巴甜有同样的氨基酸，它的代谢是不同的，并不是苯丙氨酸的来源，对于苯丙酮尿症患者是安全的，并且不需要警告标签。

甜菊糖 它是一种草药，在南美作为药物及甜味剂已经使用了上百年。比糖甜200倍，不产生热量，适用于糖尿病，并且具有提高免疫力的作用。听起来不错，但是这里有个问题，尽管所有FDA批准的三种草药类甜味剂（Truvia, Purevia和Sweet Leaf）都是由甜菊糖叶提取物（rebiana aka Reb A）制成，甜菊糖本身仍未被FDA批准作为食物添加剂。幸运的是，甜菊糖广泛作为膳食补充品可以获取到，并且可以以散剂或液体的形式在健康食品店中买到。这是我的安全、无热量糖替代品的选择（选择绿色或棕色的液体或散剂，因为那些干净的白色的产品是经过高度精制的）。

警惕: *如果你有糖尿病或者低血糖，在你的食谱中加入任何含有替代甜味剂的产品前，请向你的医师或营养师确认。*

350. 天然甜的甜味替代品

如果你喜好甜食并且希望有比精制糖或人工甜味剂更健康的选择，并且它不会对你的健康或你体内的血糖有不良的影响，从下表中选择一个。它们都是全天然的，并且可以在大多数健康食品店里买到。

龙舌兰花蜜 从龙舌兰仙人掌汁中提取，这种蜜不仅仅比精制糖甜，也不会产生"糖高峰"，并且与白糖相比对人体的血糖水平的影响也较小。

大麦麦芽 以粉末或糖浆的形式，可以1:1的替代糖，虽然它只有糖的一半甜。

糙米糖 从糙米麦芽和酶最小程度的精制而成，这一口味的糖具有半甜的奶油糖果风味。

椰枣糖 是颗粒状的，品尝起来像枣椰子，并且可以直接作为糖的替代品。

蜂蜜 比糖甜，生蜂蜜具有更多的益处，它含有少量的酶、矿物质和维生素。

枫糖 这是一种脱水的枫糖浆，但是比白糖甜两倍并且较少精制。

黑红糖 这实际上是浓缩的有机甘蔗汁，以机械的方法而非化学过程制备，因此含有很多甘蔗内源性的维生素和矿物质。

植物甘油 一种非常甜的无色、无味糖浆液体，源于椰子和棕榈油，不含蔗糖，使之成为念珠菌患者的最佳选择。

351. 太多糖的危险

和糖相关的最大问题是我们吃了太多的糖，并且常常不知道这一点。所有的碳水化合物甜味剂都可以被称为糖，即使它们可能被叫做其他的名称。当蔗糖在一盒麦片的成分中排在第三位，玉米糖浆中排在第五位，蜂蜜中排在第七位，你不会意识到，但是你正在食用的东西中糖占50%。

今天的消费者在一开始就被糖迷住。婴幼儿配方奶粉常常以糖调味，如同许多婴幼儿食物一样（检查标签）。因为糖同样也具有防腐、保湿和吸潮的作用，类似盐、花生酱、灌装蔬菜、块状浓缩汤等等众多的产品中都会含有糖，而我们从未想过这些产品会含有糖分。你会相信你涂抹在你的汉堡上的番茄酱仅比冰激凌中的糖含量少8%，咖啡的奶油替代物含有65%的糖，而与之相比巧克力棒含有51%的糖？

事实上，对于健康而言我们食用了太多的糖。已经无需争论糖是龋齿的主要因素。同样的，美国三分之一的人口是超重的，肥胖增加了心脏疾病、糖尿病、高血压、胆结石、背部问题以及关节炎的风险。并不是说糖本身是诱因，但它在食物中的存在能诱使你吃得更多，如果你减少你的卡路里量但不减少你的糖的摄入，比起体重你将更快地丢失营养。糖同样是高血糖的罪恶之源。虽然对于其因果关系的争论很多，但糖是糖尿病和心脏疾病的直接或间接的风险因素。

警惕：一个标有"无糖"的标签常常意味着含有人工甜味剂——与真的糖相比对你的害处更大——或加入了果汁。请检查这些成分。

352. 有多甜

隐藏的糖是你最不会考虑到的。如果你想成为一个糖的侦探，我的建议是查看标签。寻找蔗糖的替代品例如玉米糖浆或玉米葡萄糖，小心以-ose结尾的单词，这些单词意味着糖的存在。任何以其他名字存在的糖都还是糖。并且记住，甚至连药物都难免不添加甜味剂。当不清楚任何药物的糖或糖精含量时，询问你的药剂师。

药物	每一大汤匙的含糖量
氢氧化铝凝胶液	2000mg
碳酸铝凝胶加强液	375mg
嘉胃斯康口服液	1500mg
嘉胃斯康-2片	2400mg
氢氧化铝片	575mg
安定	2000mg
镁加铝咀嚼片	610mg

353. 太多盐的危险性

带些盐是很好的并且有益的，但是食用它就是另一回事了。正常的食盐摄取量为每日6~18g，但是美国心脏协会推荐每日摄入不超过3g。超过14g的摄入量被认为是过量的。我们中的大多数都是超量的。美国人平均每年的盐消耗量相当于一个保龄球的质量。

根据美国公共利益科学中心（CSPI）的数据，美国人平均77%的钠摄入来自于加工食品中的盐。CSPI同样坚称制造商在产品中加入了不必要的量的盐，这一论点是基于比较了类似的产品但含有的钠量显著不同。

太多的盐可以导致高血压（血压高），这会增加患心脏疾病的风险，近来也被认为是偏头痛的病因之一。它可以造成异常的液体潴留，导致头晕和腿肿胀。它同样也可能造成尿中的钾丢失，并且干扰蛋白质食物的合理利用。此外，近来研究也将食物中过多的钠、过低的钾钠比例与结（直）肠癌的高危因素联系在一起，特别是男性。

354. 高盐陷阱

就算你远离椒盐卷饼和快餐食品，并且不使用餐桌上的盐也并不意味着你没有摄入超过你应该摄入量的盐。盐的陷阱和糖一样隐藏在视野之外。

如果你想控制你的盐摄入：

· 拒绝啤酒（每355ml含有25mg盐）。

· 避免使用小苏打，谷氨酸一钠（味精、谷氨酸钠），以及在食物加工时的焙烤粉。

· 远离通便剂，大多数通便剂中都含有钠。

· 不要饮用或使用以家用软化器处理的水烹饪，它在水中添加了钠。

· 在阅读食物标签时寻找这些字眼：盐、钠或者化学符号Na。

· 小心番茄汁。它的热量含量低，但钠含量很高。

· 不要吃熏制或腌制的肉，例如火腿、培根、咸牛肉、法兰克福香肠、腊肠；贝类海鲜；任何罐装或冰冻的添加盐的猪肉、禽类或鱼肉。

· 在外出就餐时，要一份内切的肉或排骨或牛排，不加盐。

· 小心食物苏打，热量可能低，但大多数钠的含量仍然很高！

· 当心大多数加工过的面包（甚至是"低盐"或全麦的）可能都含有大约230mg盐。

355. 有多咸

食物	量	盐（mg）
泡菜、莳萝	1大份	1928
冰冻火鸡	1（17oz）	1735
酱油	1茶匙	1320
薄煎饼	3个薄煎饼 每个4in	1150
鸡汤面	10oz	1050
番茄汤	10oz	950
青豆（罐装）	1杯	925
奶酪（巴氏消毒）	2oz	890
烤红芸豆	1杯	810
比萨（冰冻）	4oz	656
V8蔬菜汁	6oz	654
丹麦肉桂卷、葡萄干	1份	630
大腊肠	2片	450
金枪鱼（油浸）	3oz	430

你知道吗？

· 山梨醇、甘露醇和己糖醇在"无糖"口香糖和糖果中作为人工添加的甜味剂可代谢为碳水化合物，只是代谢得更慢而已。
· 水软化器可增加你每天盐的摄取量。
· 面包和早餐麦片是食谱中两种含盐量最高的食物来源。

---

356. 关于第十七章有哪些问题

在非常炎热的天气里，你需要盐补充剂，特别是当你锻炼并且大量出汗的时候，这不是真的吗？

这不仅不是事实，而且可能导致危险的后果。事实是补盐药片具有脱水的作用。当你锻炼的时候，你的身体采取保留盐的机制。因为美国人平均摄入大约是人体所需盐量的60倍或更多，盐耗竭是不可能发生的。事实上，在这些情况下摄入太多的盐可能导致虚脱或中暑。（在非常罕见的情况下可能发生盐缺乏，替代品应该是在饮用水中加入0.1%的盐溶液，并且应该咨询医师。）

我已经被告知在跑步前吃一支棒棒糖对身体是无益的。我不明白为什么一个快速的能量补充是有害的。你能解释吗？

在运动前30分钟吃糖或喝含糖饮料被证明可以刺激胰岛素的释放，造成血糖的降低（因此需要能量）。印第安纳州曼西城的波尔州立大学的人体技能实验室的研究表明，一旦运动开始时，胰岛素反应是受到抑制的，这也是为什么运动员在运动后可以饮用饮品，例如佳得乐，后者含有以葡萄糖形式存在的糖，而不会造成胃肠胀气。

无糖口香糖真的可以帮助防止蛀牙吗？

无糖口香糖宣称不会促进蛀牙的发生。事实上，含有山梨醇或甘露醇的无糖口香糖或糖果可能增加你龋齿的概率。

因为山梨醇和甘露醇事实上虽不会促进蛀牙，但两者都会滋养并且增加你口腔中细菌的类型——变异链球菌。根据国际牙科健康基金会的创办者Paul Keyes医师的话说，变异链球菌具有可以黏在牙齿上的机制，但会保持无害，直到你吃一些含有糖或蔗糖的物质，而后变异链球菌很快与这些物质结合才会造成龋齿。因为山梨醇和甘露醇增加了细菌的数量，这样就有了更多的细菌可以传递糖用于攻击你的牙齿。

在食用或饮用任何含有蔗糖的食物后的15分钟内用水漱口是最佳的预防措施。

我已经从三氯蔗糖转向了Truvia，把它作为无热量甜味剂，因为广告中提到它是全天然的。但是我看它同样含有赤藓糖醇。你能告诉我什么是赤藓糖醇，并且它是否安全吗？

赤藓糖醇是一种多元醇（糖醇），十余年前就被FDA声明是安全的。它实际上不产生热量，并且天然存在于诸如梨、甜瓜和葡萄这样的水果中。它商业化生产成本很高，这也是它为何在大多产品中常常和其他甜味剂混合使用的原因。但是与其他多元醇不同（例如山梨醇、甘露醇、木糖醇），赤藓糖醇几乎完全在大肠消化，90%以原型排泄，这也是它为何低热量又不太可能造成腹泻的原因。同样，对于糖尿病患者它也是安全的，可以用于烘烤，不会造成龋齿，并且没有余味。个人来讲，我不是人工甜味剂的爱好者（参见第349节），但如果我是，那么将赤藓糖醇单独用或混用将是我的选择。

是否有一些类型的盐比其他类型的盐钠含量低？

是的。当谈到你会摄取多少盐的问题时，大小是很重要的。盐晶体越大，实际上的含盐量越少——因此你每茶匙摄取的钠就更低。比如犹太盐就是大颗粒盐，与普通盐相比每汤匙几乎只含一半的钠。更大的晶体影响你的味蕾感受它们的味道的方式，意味着你可以用得更少而获得同样的味觉效果。海盐由于含有矿物质，同样也可以在使用更少的量的同时提供更佳的风味。

第十八章

保持美丽，保持英俊

357. 有益皮肤健康的维生素

你的外表在很大程度上取决于你对内在的自己做了什么。就皮肤而言，维生素和合理的营养是必需的。

外用美容霜显然不可能达到同昂贵的除皱针一样的抗衰老效果，引用美国西奈山医学院皮肤科副主任玛莎·戈登医师的一句话，"如果美容霜能够获得医疗手段同样的效果，那它们将是药品而非化妆品"。

为使你看起来最佳，每日务必饮用8杯水（草药茶可以占其中的部分比例），并且保持你摄取的牛奶和酸奶限定在无脂品种。远离巧克力、坚果、干水果、油炸食品、可乐饮料、咖啡、酒精、香烟和过量的盐。同时，不要摄入糖。你最好选用少量的蜂蜜。

迈向健康、容光焕发的皮肤的良好开端是每日饮用豆类食物的蛋白质饮料。它可在任何餐中使用，但早餐时饮用效果最好。

蛋白质饮品

2茶匙豆类食物的蛋白质粉；

1茶匙乳清蛋白；

2茶匙卵磷脂粒；

1.5杯豆奶；

2茶匙新鲜或冰冻水果或一个香蕉；

3~4块冰块；

在搅拌机中高速混合1分钟。

营养品

与餐同服，除非另有说明。

·一种全天然、高效能的多种维生素和氨基酸螯合矿物质复合物（含有维生素A、β-胡萝卜素或类胡萝卜素、维生素B_1、维生素B_2、维生素B_3、维生素B_5、维生素B_6、维生素B_{12}、生物素、胆碱、叶酸、肌醇、维生素C、维生素D、维生素E、硼、钙、铬、铜、镁、锰、硒、钒和锌），一天2次，每次1片，上午和下午各1次。

特别针对肤色和神经健康的营养品

·一种广谱的抗氧化配方［含有α-胡萝卜素和β-胡萝卜素、叶黄素、番茄红素、维生素C、维生素E、硒、银杏、辅酶Q10、覆盆子、L-谷胱甘肽、大豆异黄酮（金雀异黄酮和大豆黄酮，葡萄子提取物和绿茶提取物）］，一天2次，每次1片。

·RNA/DNA复合物刺激新的细胞形成，帮助改善皮肤的结构；

·超氧化物歧化酶（SOD）和野山药，300mg，帮助组织的生长和修复，维持柔软、柔顺的皮肤；

·β-胡萝卜素，10000IU，帮助保护皮肤免受自由基损伤。

·维生素C和生物类黄酮，500mg，帮助防止毛细血管断裂；促进损伤、瘀青和疤痕组织的修复。

·维生素E，400~800IU，改善面部细小毛细血管循环。帮助皮肤外层细胞的更替。

·B族维生素和泛酸复合物，50mg，帮助细胞构建和伤口愈合。

·MSM（二甲基亚砜），1000mg，促进胶原形成，帮助产生新的皮肤。

·必需脂肪酸，1000mg，亚麻油是很好的补充Ω-3脂肪酸的来源。

·L-半胱氨酸，一天1g（两餐间服用，以果汁或水送服），帮助维持柔软、年轻的皮肤。

·锌，15~50mg，帮助生长和修复严重损伤的皮肤。

358. 有益头发健康的维生素

头发保养仅靠洗发香波和护发素是不够的。事实上，头发不是由活细胞组成的。因此，洗发水、护发素和特殊护理中的维生素，虽然它们可以改变你的头发的外在，却不会对它实际的健康有任何作用。为确保给你的头发应有的营养，你必须意识到营养在拥有很棒的、有光泽的头发中起到很重要的作用。不同于皮肤，头发不能自身修复，但是你可以长出新的、更健康的头发。

首要做的事情是检查你的食谱，它应该包括鱼、麦芽、酵母和大豆。这些食物提供的维生素和矿物质是你的头发所需要的，同时还包括经常按摩头皮，一个良好的、平衡pH的、富含蛋白的洗发水和营养品。

营养品

除非另有说明，与餐同服。

· 一个全天然、高效力的多种维生素和氨基酸螯合的矿物质复合物（参见第358节中的营养品）——每次1片，一天2次，上、下午各1次。

对于头发的总体健康是必需的。

· 一个广谱的抗氧化剂配方（参见第357节中的营养品）——每次1片，一天2次，上、下午各1次。

如果你的多种维生素矿物质复合物和抗氧化剂配方不含下述营养品，分别添加它们到你的每日食谱中：

· 必需脂肪酸（亚麻油或任何Ω-3脂肪酸），1000mg，防止头发干燥、脆折；改善发质结构。

· 硅，500mg，一天1~3片，帮助预防脱发，帮助保持头发有光泽。

· 生物素和肌醇，50~100mg，帮助防止脱发，对于头发生长很关键。

· 辅酶Q10，60mg，帮助改善头皮循环。

· L-半胱氨酸，1g，餐间服用，以果汁或水送服，半胱氨酸是头发的主要蛋白成分，可以帮助头发看起来有光泽。

· MSM（二甲基亚砜），1000mg，帮助促进头发变厚变光泽。

· B族维生素片，50~100mg，泛酸、叶酸和PABA对于头发生长很关键，帮助头发维持自然色。

· β-胡萝卜素，10000IU，和B族维生素一同保持头发的光泽。

记住每天掉50~100根头发都是正常的。

359. 有益手和足健康的维生素

现代人的手备受摧残。不必说清洁剂会去除手上的天然油脂和水分，仅是天气就能造成皲裂。戴橡胶手套是一个好主意，但是如果你的皮肤上已经有皲裂或者其他类型的皮肤炎症，就不应该将它们直接戴在手上（套在橡胶手套下面的棉手套可以起到吸汗的效果同时防止再次感染）。同样，在手套里不要用淀粉，它能促进微生物的生长。如果你想用一些能吸潮的东西，试试纯的无味滑石粉。

对于趾甲和指甲的问题，最好的处理方法是饮食。明胶被公认为可以治疗指甲的薄弱干脆，但这是一个错误的观念。指甲需要蛋白质，但是明胶是不合格的供应者。不仅缺少两种必需氨基酸，而且它所含的另一种氨基酸——甘氨酸的量——是你所不需要的。已被证明的可以使脆弱指甲显著增厚的营养品是生物素和硅。作为治疗方案，我建议每天服用生物素2.5mg、硅10mg。但是记住，角蛋白是指甲的主要蛋白质，所以确定你的饮食中包含足量的维生素C、锌、B族维生素和氨基酸，特别是半胱氨酸和甲硫氨酸，以便你的人体产生角蛋白。

· 一种全天然、高效力的多种维生素和氨基酸螯合矿物质复合物（参见第357节中的营养品）——每次1片，一天2次，上午和下午各1次。

可促进指甲的健康、生长和力量。

· 一种广谱的抗氧化剂配方（参见第357节中的营养品）——每次一片，一天2次，上午和下午各一次。

帮助身体组织防止自由基损伤。

如果你的多种维生素矿物质复合物和抗氧化剂配方不含下述营养品，分别添加它们到你的每日食谱中：

· RNA/DNA复合物刺激新细胞的生成；帮助改善皮肤的结构和指甲的力量。

· B族维生素片，50~100mg泛酸，抵抗真菌感染；对于指甲生长很关键。

· β-胡萝卜素，10000IU，帮助防止指甲劈裂。

· 硅，500mg，一天1~3次，帮助防止指甲白斑和剥落。

· 维生素E，400IU，对于有效利用维生素A是必要的。

· 锌，15~50mg，帮助加强脆弱的指甲并且消除白斑。

360. 天然化妆品——它们中含有什么

许多化妆品如今都在广告中宣称"天然"，但是看看它们的成分就会让你怀疑。为确定你到底在用什么，仔细阅读标签。下面对于化妆品成分的解释可以使之变得清晰。

戊二甲基PABA　一种源自PABA的遮光剂，一种B族维生素因子。

胭脂树红　一种从热带植物的种子中提取的植物色素。

鳄梨油　一种从鳄梨中提取的植物油。

甘油三酸酯/丙三醇辛酸酯　一种从椰子油中得到的润肤剂。

角叉菜胶　一种从干爱尔兰藓中得到的天然增稠剂。

蓖麻油　通过压榨蓖麻子收集的润肤剂。

鲸蜡醇　一种植物油的成分。

鲸蜡　一种棕榈油和椰子油的成分。

柠檬酸　一种在柑橘类植物中广泛存在的天然有机酸。

椰子酰胺DEA　一种来自于椰子油的增稠剂。

椰子油　通过压榨椰子树的椰果仁获得。

油酸葵酯　从动物油脂或椰子油中得到。

单羊毛脂醇聚醚-5-硬脂酰胺二钠　从羊毛脂中获得，用于改善头发的结构。

香料　从花、草、根和茎中提取的精油，可以挥发出令人愉快舒适的味道。

羊奶乳清　从羊奶中获得的富含蛋白的乳清。

甘油硬脂酸　从甘油中获得的一种有机乳化剂。

氢化蓖麻油　从蓖麻油中获得的一种蜡样物质。

咪唑烷基脲　蛋白质代谢（水解）的产物，是天然获得的防腐剂。

羊毛脂醇　羊毛脂的成分可作为润肤剂和乳化剂。

月桂醇-3　一种有机物，来自椰子油和棕榈油。

甲基葡萄糖苷倍半硬脂酸酯　从天然单糖中得到的有机乳化剂。

矿物质油　一种有机的润肤剂和润滑剂。

橄榄油　从橄榄中提取的天然油。

花生油　从花生中提取的植物油。

果胶　从柑橘属植物果实和苹果皮中提取得到。

PEG羊毛脂　一种从羊毛脂中提取得到的润肤剂和乳化剂。

P.O.E.（20）甲基葡萄糖苷倍半硬脂酸酯　从天然单糖中得到的一种有机乳化剂。

山梨酸酯钾　从火山灰浆果中提取的山梨酸。

混合红花油　一种从特殊培养的植物中得到的天然润肤剂。

芝麻油　芝麻子压榨的油。

硫酸鲸蜡酯钠　一种从椰子油中得到的去污剂和乳化剂。

月桂醇聚醚硫酸酯钠　一种从椰子油中获得的去污剂。

PCA钠　一种在皮肤中天然存在的润湿剂，作用为天然润湿剂。

山梨酸　一种从火山灰浆果中提取的天然防腐剂。

生育酚　一种天然维生素E。

十一碳烯酸DEA　一种从蓖麻油中得到的天然防腐剂。

水　万能溶剂，所有生命物质的主要成分。

你知道吗？

· 明胶是不合格的脆碎指甲治疗药物。

· 每天脱发50~100根是正常的。

· 抗衰老面霜里的胶原是不能被皮肤吸收的。

---

361. 药物没有那么好

药物在一些情况下是必要的，但是医师常常未能提及它们可能的副作用。几乎没有医师会告诉正在服用避孕药的患者说她的脸可能会发皮疹或者她会脱发。但是很多口服避孕药的女性很快就会发现这一事实。实际上，许多药物都是皮肤或者其他美容问题的诱因。以下只是列出了一部分：

药物	不良反应
阿芬太尼	皮疹，脸红
可待因	皮疹，瘙痒，出汗
香豆素	皮疹，瘙痒，荨麻疹
达尔丰	皮疹，脱皮，瘙痒
杜冷丁	皮疹，脸红，水潴留
强力霉素	皮疹，开放性疮口（溃疡），牙齿变色
芬太尼	脸红，出汗，变态反应
眠尔通	划痕，脱皮，瘙痒

续表

药物	不良反应
戊巴比妥钠	皮疹
苯巴比妥	脸红，皮肤瘙痒，眼睑肿胀
安眠酮	丘疹，划痕
镇痛新	皮疹，面部水肿，脱皮
四环素	怀孕时服用，可能造成永久性的儿童牙齿变色
氯丙嗪	脱皮，黄疸，划痕，肿胀
丙咪嗪	皮疹，皮肤瘙痒，黄疸
吐诺尔	可能加重存在的皮肤问题
地西泮	黄疸，皮疹，肿胀斑点

362. 关于第十八章有哪些问题

你认为荷荷巴油作为美容辅助品怎么样？

个人来说，我认为它是最好的辅助品之一。它可以以很多种形式使用（油、面霜、肥皂、洗发水），并且它天然有效！

作为润湿剂，在你的化妆品中加几滴，轻轻地按摩你的皮肤，特别是眼周容易产生皱纹的地方。小心防止直接接触眼睛，如果产生任何刺激，停止使用。在晚上，在你睡眠时用油软化你的皮肤。只需在你的脸和颈部涂上薄薄的一层，当然要在彻底清洁后。

荷荷巴油可以在沐浴后用来软化皮肤（你所需要的只是几滴），并且可以作为奢华的沐浴油。对于干性、皲裂或近来刮过毛的皮肤，应该直接涂抹。

在洗发后，试着用几滴荷荷巴油按摩你的头发和头皮（不要冲洗）。每天使用可以帮助即使是最干燥的皮肤恢复到它自然的光泽。

我的指甲不再生长了。我试了各种各样的维生素，但是都不管用。我现在应该怎么办？

很可能你有甲状腺问题，你可以向一位营养师了解这一问题。

同时，你可以试试一种植物，被称为马尾和问荆，可以被人体转化为可利用的钙——可以营养指甲、皮肤、头发、骨骼和人体的结缔组织。

我的发型师告诉我应该试试一种叫做"爱之成长"（Amor crescido）的东西。这是什么？

一种针对你的头发的天然营养剂。在亚马逊热带雨林的原住民把它作为头发稀疏的治疗方法已经应用了数百年。爱之成长是一种植物（毛马齿苋）提取物，富含黏液、维生素A、维生素B_1、维生素B_2和维生素C。它可以通过内在的养分营养头皮从而刺激头发生长，可以以洗发水和护发素的形式使用，同时含有海草提取物，可以增加发囊周围的循环。它同样也有助于去除头皮屑和修复受损的发质。

化妆品中的维生素有用吗？

它们有用，但是不会创造奇迹。皮肤的任务是保护并防止外界物质进入人体。化妆品中的维生素很难穿透表面的2~3层的皮肤。含有维生素A、维生素C和维生素E的配方对这些层的皮肤有同样的效果。例如，虽然不能以高浓度被吸收，维生素A的一种剂型（维A酸）可以作用于皮肤细胞，刺激新细胞的产生，通过这种作用，改善皮肤的外观。维生素C和维生素E（常常存在于化妆品中，因为它们具有抗氧化作用并且可以作为天然的防腐剂）具有一些保护人体免受自由基损伤的抗衰老效应。尽管如此，市场上很少有化妆品含有足够高水平的这类维生素，并且很难被皮肤吸收。泛醇，一种B_5的维生素原，可在皮肤表层保湿，使其变柔软并且显得光滑。它同样可以使皮肤变得丰满，使皱纹不那么明显。但是含胶原的抗衰老面霜几乎没有什么作用，因为胶原分子过大而不能被皮肤吸收。为了长久的美容效果，让你的维生素从内到外开始工作吧！

第十九章
保持年轻、精力充沛和性感

363. 延缓衰老的进程

衰老是由于细胞退化造成的。我们的人体由数百万种这类细胞组成，每一个细胞都有2年左右的寿命。但是在一个细胞死亡之前，它可以自身再生。那么，你可能会奇怪，为什么现在我们看起来不能和10年前的我们一样？原因是随着每次接替的再生，细胞会发生一些变化（主要是退化）。所以随着我们的细胞变化并且退化，我们变老了。

好消息是如果提供可以直接营养它们的物质，可以使退化的细胞复原——例如核酸的一类物质。

DNA（脱氧核糖核酸）和RNA（核糖核酸）是我们的核酸。DNA实质上是新细胞的化学模板。它转录RNA分子，如同一组训练有素的工人来构建RNA。当DNA停止对RNA发出指令，新的细胞的构建就停止了，如同生命一样。但是通过帮助人体保持良好的核酸供应，你可以看起来并且感觉比你实际的年龄年轻6~12岁。

我们每日需要1.5g核酸。虽然人体可以产生自身的核酸，但是它们很快就降解成没那么有用的成分，并且需要通过外源性途径提供核酸才能延缓衰老。

富含核酸的食物包括麦芽、麸、菠菜、芦笋、蘑菇、鱼（特别是沙丁鱼、大马哈鱼和凤尾鱼）、鸡肝、燕麦、洋葱和在标签上明确标明"富含RNA和DNA"的某些种类的营养酵母。

很多年以前，在我开始食用富含核酸的食物并且服用RNA-DNA补充品不久，我发现自己看起来有显著的变化。我拥有更多的精力，并且我的皮肤看起来更健康、更年轻。许多客户和朋友都有类似的经历。虽然高核酸饮食和RNA-DNA补充品可能不能逆转衰老的进程，我相信它可以延缓衰老。

警惕：痛风和一些类型的关节炎可能会在摄入富含核酸的饮食后加重。如果你患有这些疾病，在吃这些食物或服用任何营养品前请和你的医师商量。

其他抗衰老营养品

超氧化物歧化酶（SOD） 是对抗衰老的战役中最流行的营养品之一（参见第129节）。超氧化物歧化酶可增强人体抵抗自由基和破坏性分子的破坏作用。破坏性分子是一类通过摧毁健康细胞同时攻击胶原（将细胞聚集在一起的"黏合剂"）从而加速衰老过程的分子。

随着我们变老，我们的人体产生的SOD越来越少，因此补充品和限制自由基形成的天然食品可以帮助我们增强精力。虽然如此，但要注意，如果不能提供诸如锌、铜和镁等必需矿物质，SOD可以很快失去活性。

葡萄子提取物 同样被称为强效的自由基清除剂和抗衰老营养品，它含有花青素。花青素是生物类黄酮物质，可以在很大程度上增加维生素C的活性。通过帮助维生素C进入细胞，葡萄子提取物帮助加强细胞膜，保护细胞免受氧化损伤。它可以改善循环、加强毛细血管、帮助保护胶原纤维（细胞生长和修复所必需）免受多年来自由基造成的伤害（花青素同样存在于葡萄皮、越橘、蔓越橘、黑醋栗、绿茶和黑茶中）。

作为抗衰老补充品，我建议每天服用1~2粒葡萄子提取物胶囊（30~100mg）。

辅酶Q10 可以由人体合成的一种物质（虽然它也可以从食物中获得），在呼吸过程中被我们的细胞使用，在正常衰老的过程中常常会发生缺陷。事实上，研究表明辅酶Q10（同维生素E具有许多相同的抗氧化作用）水平的降低，可以直接促成衰老，其水平增加同样可以延缓衰老的过程，它的其他功效为：

· 降低心脏病发作的风险（帮助心肌呼吸，提供保护作用防止病毒造成心脏炎症，防止心律失常，防止最小化心脏搭桥手术造成的心肌损伤，降低心绞痛发作的频率）；

· 刺激免疫系统；

· 辅助牙周病的治疗；

·帮助降低血压；

·降低用于治疗与衰老相关的许多疾病的药物的毒性。

作为补充品，我推荐一天2次，每次1粒30mg的胶囊，随食物服用。

DHEA（脱氢表雄酮） 一种天然的激素，由肾上腺合成，并且是体内含量最丰富的类固醇类激素（类固醇是一类具有多种功能的化合物，包括帮助平衡情绪，增加人体处理压力的能力），随着我们的衰老而减少。大约在45岁时，我们仅能产生20岁时一半水平的DHEA。到70岁时，合成量几乎降至0。前沿的研究者认为诸如DHEA的激素水平的降低和正常衰老时生理和精神的衰老具有相关性。将DHEA恢复到年轻时的水平可能防止甚至逆转许多衰老相关的问题。给予老年人DHEA会增加幸福感、精力、去脂体重并且产生更多的性激素。

DHEA被证明可以加强免疫系统，减慢导致肥胖的脂肪的生成，保护绝经后妇女对抗心脏疾病，降低疲惫感、增强认知功能、增强情绪和压力反应。

新的研究证明，DHEA可能是骨质疏松、抑郁及使目前没有治疗方法的自身免疫系统紊乱疾病——狼疮症状减轻的药物之一（任何患有狼疮的患者应该和他或她的医师讨论是否试试DHEA）。

如果你超过40岁，找个医师检查你的DHEA水平。常用的剂量是40岁以上女性一天1片25mg；40以上男性一天1片50mg。作为补充品，寻找标签上标有"药用级"的DHEA，确保产品尽可能纯。

女性服用DHEA（或DHEA和孕烯醇酮的复合物）而非激素替代品的优点是对子宫内膜几乎没有副作用——即使剂量大到可能造成阴道黏膜的改变。并且，如果仅有DHEA，无需担心需要用正确剂量的孕烯醇酮平衡雌激素的剂量。

注意：*DHEA是一种激素，理论上可以刺激激素依赖的癌症的生长。如果你有前列腺癌或乳腺癌史，我建议你不要使用DHEA。腹部肥胖的绝经期妇女是公认的患乳腺癌的高风险人群，不应该服用DHEA补充剂，除非血液学检测提示有缺陷存在的情况下才能使用。*

孕烯醇酮 在大脑和肾上腺皮质产生，由胆固醇合成，功能是母激素，可转化为DHEA、雌激素、睾酮、黄体酮和其他激素。

孕烯醇酮水平在我们30岁时达到峰值，而后下降，据称是男人和女人的通用抗衰老补充品。最近的研究提示，补充品可以改善注意力和记忆力，作为抗抑郁药，减轻压力，帮助缓解风湿性关节炎、狼疮和多发性硬化的症状。

常用的补充品剂量是一天5~10mg。

警惕：孕烯醇酮可以升高性激素的水平，并且和其他药物发生不良的相互作用。怀孕妇女禁用。在服用这一激素前，请咨询医师。

364. 控制皮质醇——压力或死亡激素

皮质醇是人体应对压力的重要物质，由肾上腺分泌。压力可以是生理的、环境的、化学的或者心理的，并且这些不同来源的所有压力在其效应上都是累积的。在正常情况下，皮质醇参与多种功能，从调节血压到适宜的葡萄糖代谢，但在"战斗或逃跑"的应激状态下，它的分泌要高于正常水平。

小幅度的增加皮质醇将提供快速的能量爆发以适应生存的需要，但如果太频繁并且人体未能恢复到放松/正常状态，血液中持续长时间的高水平皮质醇可以产生慢性到严重的炎症，最终造成早衰，并且常常导致早逝。基于这一原因，皮质醇常常被称为"死亡激素"。

持续高水平的皮质醇可导致：

· 高血压。

· DHEA抑制。

· 骨质疏松。

· 肌肉张力丧失。

· 认知功能损伤。

· 生长激素、睾酮和雌激素水平降低。

· 胸腺功能抑制。

· 免疫力降低。

· 高血糖。

· 腹部脂肪增加（伴随胆固醇水平升高、心脏病发作和脑卒中）。

正常情况下，皮质醇水平在清晨升高，夜晚降低。（在夜班工人中，这一模式可能相反。）如果你不存在这一波动，你可能患有肾上腺过度激活或者可能的库欣综合征。如果你的皮质醇水平过低，你可能患有慢性疲劳、精疲力竭和"爱迪生"病。

个人建议：你可以用营养品帮助降低压力——并且不用对其感到有压

力。通过减少糖的摄入并且食用低血糖指数食物，将"休息"列在你的日程表中，并且将下述补充品加入你的食谱中。

敏德尔维生素配方一天2次随食物服用；

B族维生素复合物，50mg，一天2次随食物服用；

钙和镁，250mg和125mg，一天2次（末次服药可在睡前服用）；

5-HTP，DL-苯丙氨酸、酪氨酸复合物，餐间服用（如果无法获得复合物，分开服用：HTP，50mg； DL-苯丙氨酸，375mg；酪氨酸，500mg）；

如果你超过55岁：DHEA，女性25mg，男性50mg，一天1次。

365. 救命的一氧化氮

诺贝尔奖获得者路易斯·J. 伊格纳罗博士发现一种气体，在人体中天然存在，可能比任何药物都更能防止心脏病发作和脑卒中，这就是一氧化氮。

一氧化氮能为你做些什么

· 帮助防止凝血。

· 舒张血管。

· 调节血压。

· 减少动脉斑块（心脏疾病的主要原因）。

· 降低胆固醇。

在成年早期开始，我们体内的一氧化氮水平就随着我们年纪的增长而降低。坏消息是因为一氧化氮是一种气体，它不能以补充品的形式服用。好消息是，服用其他补充品可以增加一氧化氮的产生。

补充品方案

L-精氨酸，2000~3000mg，一天1次；

L-瓜氨酸，400~600mg，一天1次（帮助精氨酸快速进入细胞）；

每日多种维生素矿物质复合物（含200~400IU天然维生素E）；

维生素C，500mg，一天2次；

此外，在你的饮食中加入更多的膳食纤维（参见第137节），一天饮用至少8杯水，每周3天进行至少20分钟有氧运动，可以刺激细胞持续产生一氧化氮。

366. 保持年轻的基础方案

连同适宜的饮食一起，一个良好的补充品方案对于看起来、感觉上、保持年轻非常重要。

敏德尔维生素配方（参见彩页第2~3页）；

如果你超过40岁，加入：

维生素E，400IU，早晚各1次；

维生素C，500mg，与生物类黄酮一同服用，早晚各1次；

辅酶Q10复合物，一天1次；

RNA-DNA，100mg片剂，一天1次；

SOD，一天125mg；

银杏，60mg，一天1~3粒标准胶囊；

辣椒，500mg，一天1~3粒胶囊；

对于女性：大豆分离复合物和1000mg钙以及500mg镁，一天1片；

对于男性：大豆分离复合物和500mg钙以及150mg镁，一天1片；

圣约翰麦芽汁多酚复合物，需要时一天1片。

367. 高活力能量方案

无论你是希望感觉良好或只是想看起来不错，锻炼、饮食和正确的补充品是获得精力充沛的法宝。

如果你不喜欢慢跑，买不起运动鞋，不打网球，发现自己不愿在低于20℃以下的天气游泳，并且讨厌健美操，我这里有最佳的锻炼方式适合你——跳绳。

跳绳是价廉便利的运动，不仅在锻炼时有无穷的乐趣，而且很有效！在燃烧热量方面，跳绳胜于骑车、打网球和游泳。大约67.5kg的普通人跳绳1小时可以消耗720cal的能量（每分钟120~140下）。当你意识到1小时网球仅消耗420cal，你就会发现跳绳对你来说有多好。

为保持精力充沛，记得每餐食用复合2种蛋白的食物（或蛋白饮料）；一天至少饮用6杯水（餐前或餐后30分钟）；避免精制糖、面粉、烟草、酒精、茶、咖啡、软饮料、加工及油炸食品。

一种好的提神蛋白饮料：

1汤匙豆类食品粉；

1汤匙卵磷脂颗粒；

1汤匙乳清；

2汤匙乳酸菌（不含奶）液体；

和低脂或无脂豆奶、水或果汁、3~4块冰块混合1分钟。如果需要加入新鲜或冰冻的水果，去皮的冻香蕉味道好极了！

368. 高活力补充品

随早餐服用：

敏德尔维生素配方（参见彩页第2~3页）；

维生素E（干型），400IU；

辅酶Q10复合物；

女性：大豆分离复合物和1000mg钙以及500mg镁；

男性：大豆分离复合物和500mg钙以及250mg镁；

随晚餐服用：

敏德尔维生素配方（参见彩页第2~3页）；

女性：大豆分离复合物和1000mg钙以及500mg镁；

男性（45岁以上）：锯棕榈、臀果木、锌、南瓜子油，随餐服用。

369. 自然增加情趣

增加性功能的药物，例如伟哥、西力士、艾力达用于治疗勃起障碍，通过增加阴茎血流起作用，但是它们可能产生潜在的严重副作用（包括心衰），以及非常低的激发男性或女性性欲或提高性感知的作用。

正如罗伊·萨赫勒博士在其具有里程碑式的著作《天然的催情剂》中指出，增强性功能的草药在世界范围内已经成功并且安全使用了上百年，用于增加欲望、增强勃起。

用于绝妙的性爱的补充剂：

南非醉茄　增加性欲、促进一氧化氮的产生，后者已知能够增强阴茎勃起和阴道敏感性。（不良反应：可能造成困倦。在服用这一草药后不要驾驶交通工具。）

推荐剂量：300~500mg，一天1~2次空腹服用。

淫羊藿　增加两性的性欲，含有黄酮，可以舒张血管，促进男性坚实勃起。

推荐剂量：一天500~2000mg，以500mg作为起始剂量，按需增量

（不良反应：可能造成坐立不安和失眠）。

铁青树碱 增加性高潮强度、生殖器官敏感性，促进男性和女性的性幻想同时提高性欲。

推荐剂量：500~1000mg胶囊，每周连续3天清晨服用（不良反应为可能造成坐立不安和失眠）。

蒺藜皂甙 促进男性坚实勃起，增加两性的性欲。

推荐剂量：每日500~1000mg，每隔1周服用以降低坐立不安和体温升高的风险。

以一种草药服用作为补充的开始是合理的。在1周或2周后，你可以将其与其他草药一同服用以增强效果，但是将推荐剂量减半以避免可能的副作用，例如坐立不安和失眠。

记住，保持你身体能量水平的维生素（参见第368节）对你的性能力同样有很大帮助。

警告：在开始任何补充剂方案前，确保和你的医师或营养师协商，特别是如果你有特定的健康问题或正在服用任何药物的情况下。

370.让人更性感的食物、草药和更多的补充品

将下述食物加入你的每日食谱中，并且享受它们带来的效果：

燕麦	卡瓦椒
鳄梨	牡蛎
大麦	松子
啤酒酵母	温柏
温柏	菝契
胡萝卜	香菇
肉桂	大豆食品
香菜	小麦胚芽
受精鸡蛋	全谷物
银杏	育亨宾（参见第212节）

补充品方案

敏德尔维生素配方（参见彩页第2~3页）；

维生素E（干型），400IU，一天1~3次；

锌，一天15~50mg（螯合）；

银杏复合物，60mg，一天2次；

40岁以上女性：DHEA一天25mg；

50岁以上男性：DHEA一天50mg；

男性：精氨酸，3~6g，性行为前45分钟服用；

你知道吗？

· 大豆食品可以增加性欲。

· 一种单一的天然补充剂可以帮助改善衰老引起的记忆问题，使大脑年轻12岁。

· 每日一把核桃可以降低你发生凝血的风险。

---

371. 关于第十九章有哪些问题

我了解的二十八烷醇可以在极大程度上改善男性的性能力。你是如何看这个问题的？

我觉得很大部分仍然依赖于使用的男性。虽然二十八烷醇（一种天然的食物成分，在许多植物油、苜蓿和小麦、小麦胚芽和其他食物中以很小量存在）确实具有释放能量的功能，可以增强力量和耐力，在实验室研究中似乎可以改善生殖障碍。

如果你尝试使用它，不要急躁，二十八烷醇的有益作用一般需要4~6周才能凸显。

同时记着，富含B族维生素和氨基酸的未加工的或简单烹制的提神食物有益于良好的性生活。

我是一个积极的、婚姻幸福的45岁女性，但是我的性欲似乎停转了。你可以推荐什么天然的性爱促进剂？

连同我的敏德尔维生素配方（参见彩页第2~3页），我建议你增加饮食中的大豆食品。大豆富含植物雌激素，被称为异黄酮。它可以减轻绝经期的一些症状，这些症状常常会扰乱性欲。你可能需要检查你的DHEA水平。如果数值很低，一天补充25mg DHEA可以提升你的性欲。此外，我建议你试试草药达米阿那，这一药物据称是性刺激剂。餐前服用1粒胶囊，一天1~3次。晚上加一点烛光，你可能会很惊讶于它的效果。

我已经82岁了，健康状况良好，但个人生活能力变得很差。这些日子仅仅将杂货载搬回家对我来说都很难，并且常常需要寻求邻居帮助购物。是否有安全的能量补充品适用于我这个年纪的老人？

有一种我认为可能是特别为你订制的补品——β–丙氨酸。它是非必需氨基酸，存在于人体和各种肉类中，被运动员和健美运动者广泛使用以增加肌肉量、力量和有氧耐力。英国的研究者给予一组老年男性和女性β–丙氨酸，发现在9天后他们健康水平显著提高，这提示β–丙氨酸可以帮助像你这个年龄段的人们防止跌倒，延长独立生活能力。

受试组每天仅服用2.4g，但是最佳剂量是每天5g，随高热量餐服用。可能需要3~4周你才能感觉到任何效果。在起初几周服用补充品后约1小时内你可能感觉到皮肤有麻刺感，但在1~2周后这种感觉将会消退。如果你在3个月内没有发现有任何改善作用，请停止使用。

什么是斑蝥？它真的是一种天然的催情药吗？

远非如此！斑蝥实际上是一种西班牙芫菁，由甲虫的外骨架制成。它可以造成瘙痒，但不是性生活所必需。事实上，它是一种有毒物质，可以是引起性欲之外的任何物质。它和惊厥以及肾功能紊乱相关，并且据报道可使排尿变得异常困难，更不用说使男性发生异常痛苦的勃起了。

在美国合法上市的斑蝥一般只是一种干的植物，不比荷兰芹强效。我建议你不如营造一个浪漫的晚餐。尽管它听起来很老旧，我觉得一个烛光晚餐每次都会打败甲虫骨架的催情药。

有人告诉我有一种叫做DMG的物质是催情药。你听说过它吗？它有效吗？

我听说过它，但是我不能保证它有效。DMG是二甲基甘氨酸，一种甘氨酸的衍生物，在种子和谷物中含量最丰富。它可以帮助增加血液和人体组织中的氧供。那些以催情药的名义兜售它的人们声称组织中增加的氧供可以增强你的性反应（可能直接食用小麦就可以起效）。不管如何，它可以以补充品的方式获得，因此你可以试试它，而且它也不会造成伤害。

我的父亲患有黄斑变性。我是一位68岁摄影师，非常担心失明。你能推荐任何能够降低遗传这一疾病风险的补充品吗？

年龄相关的黄斑变性不一定会遗传，但是，存在可以降低你的风险的维生素。因为血中高水平的氨基酸——同型半胱氨酸和这一疾病相关，叶酸、维生素B_6、维生素B_{12}补充品这些物质可以降低血中同型半胱氨酸水平，正是你所需要的。

是否有大脑营养品？如果有，它们是什么？你将给那些年纪并不大却担心自己已经太健忘的人推荐用什么？

是否有大脑营养品？当然有。对于每个开始担心有太多老年的瞬间记忆丧失——或有可能早在45岁就开始的年龄相关的认知减退（ARCD）——确保在你的食谱中存在这些营养品可以使你的人生显著不同。在这之中，我发现对大脑最有益的营养品包括：

维生素B_6　一天1次补充50~75mg相同量的维生素B_1和维生素B_{12}，同样可以帮助保护你的大脑防止萎缩（参见第36节和37节）。

维生素E　一天1次补充200~400IU。（参见第48节）

硒　一天1次补充100~200mcg。

磷脂酰丝氨酸　（一种磷脂，在脑组织中天然存在，帮助化学信息在大脑细胞间的传递）。一天补充200mg可以帮助大脑年轻12岁。

银杏　补充60mg标准胶囊或片剂，一天1~3次。

二甲基氨基乙醇　（DMAE，同样在大脑中存在，也存在于诸如沙丁鱼和凤尾鱼的食物中）。一天1次补充1~2片。DMAE也可以DMAE、银杏、PS和B族维生素肌醇和胆碱的复合制剂形式获得。

石杉碱甲　一种从中国石松中得到的提取物，发现其具有强效的记忆改善作用。寻找旨在促智的石杉碱甲（或石松茶）配方。

长春西汀　一种纯化的小长春花提取物（小蔓长春花），被发现是一种强效的认知增强剂，能促进脑部血供，改善短期和长期的认知功能。

野生蓝莓提取物　蓝莓被美国《预防》杂志称为"奇妙的浆果"。野生蓝莓提取物这一强效的抗氧化补充品可以辅助脑循环，帮助供给大脑营养和改善记忆功能。

第二十章
营养品速查指南

372. 营养品的简称

如今许多的营养品都是以字母缩写的形式出现，营养品常常似乎像一个混乱的"字母杂烩"。我希望这一常用的缩写列表能够简化营养品的挑选，可能对你有用。

AHA（α-羟基酸）——皮肤去角质成分，用于"剥离"旧细胞，刺激新细胞的生长。

AKG（烷基甘油）——存在于鲨鱼肝油中，一种对抗疾病的化合物。

ALA（α-亚麻酸）——必需Ω-3脂肪酸，在植物中存在，需要被人体转化为DHA和EPA以便利用。

ALC（乙酰-L-肉碱）——延缓早期阿尔茨海默病的病程；改善老年人的认知功能和记忆力。

BHAs（β-羟基酸）——皮肤去角质成分，用于剥离旧细胞，刺激新细胞的生长。

CLA（共轭亚油酸）——帮助减少身体脂肪、促进体重减轻，增加肌肉张力，保护对抗多种癌症。

Co-Q10（辅酶Q10）——帮助增强心脏功能，逆转牙周病、降低血压。

DGL（解甘草甜素）——提供对抗胃酸的天然缓冲，缓解由于胃泌素过多或溃疡造成的疼痛，帮助降低关节炎造成的疼痛。

DHA（二十二碳六烯酸）——必需Ω-3脂肪酸，抑制炎症，可以帮助防止与慢性疾病例如心脏病、癌症和关节炎相关的风险因素。

DHEA（脱氢表雄酮）——一种天然的激素，可以增强免疫系统，帮助治疗狼疮、风湿性关节炎或其他自身免疫性疾病的症状。

DMAE（二甲氨基乙醇）——增强心智功能，作为利他林的天然替代物，可以帮助患有注意力缺失紊乱的儿童。

DNA（脱氧核糖核酸）和RNA（核糖核酸）——存在于人体的每个细胞，是细胞修复和生长所必需的；核酸可以延缓甚至逆转衰老的进程。

EPA（二十碳五烯酸）——必需Ω-3脂肪酸，与DHA一同作用可抑制炎症，帮助防止心脏病和其他慢性疾病相关的危险因素，例如高血压和高甘油三酯。

Ev.Ext-33——一种特殊亚种的生姜的专利提取物，可以减轻疼痛和炎症。

FOS（**果寡糖**）——一种复合植物糖，可增强免疫功能，使血糖水平正常，增加肠道有益细菌，帮助保护对抗胃肠道癌症。

GLA（γ-亚麻酸）——一种在玻璃苣油中存在的脂肪酸，用于关节炎的治疗。

HCA（羟基柠檬酸）——一种天然的食欲抑制剂。

HMB（β-羟基-β-丁酸甲酯）——运动补充剂，能强健肌肉，减少脂肪。

5-HTP（5-羟色氨酸）——与色氨酸类似，一种氟西汀的天然类似物，抑制食欲，能缓解抑郁，促进睡眠。

IHN（烟酸肌醇酯）——一种"不会导致脸红"的烟酸，通过降低血液中的甘油三酯水平，增加HDL水平，帮助防止心脏疾病，可以增强记忆力。

MCP（改良柑橘果胶）——一种碳水化合物，存在于植物细胞壁中，可以减慢癌症的扩散。

MCT（中链甘油三酯）——饱和脂肪酸，可被人体快速燃烧，不会促使体重增加或增加血中的胆固醇水平，改善运动耐力，可能帮助节食者减轻体重。

MSM（二甲基砜）——一种有机硫，帮助减轻过敏症状，促进伤口愈合，缓解关节炎引起的疼痛和炎症。

NAC（n-乙酰半胱氨酸）——增加人体最丰富的抗氧化剂谷胱甘肽水平，帮助治疗耳部感染，加速运动后的恢复，保护对抗香烟烟雾中引发癌症的化学物质。

NADH（烟酰胺腺嘌呤二核苷酸）——保护对抗脑老化，帮助记忆，缓解阿尔茨海默病和帕金森症的一些症状，增加外出工作的能力。

PC（卵磷脂）——支持肝功能，帮助逆转肝损伤，帮助防止记忆丧失。

PCOs（原花青素）——存在于某些植物的树皮、茎、叶和外皮的抗氧化剂，帮助保护胶原对抗自由基损伤，促进有益循环，可以防止皮肤衰老。

PS（磷脂酰丝氨酸）——帮助增加记忆以及集中精神。

PSK（云芝菌提取物）——从可食用的蘑菇中获得，增强并使免疫功能正常化，改善癌症治疗的效果。

SAMe（s-腺苷-L-蛋氨酸）——作为天然的抗抑郁剂和抗炎药物使用，可以减轻骨关节炎引起的疼痛。

SOD（超氧化物歧化酶）——一种强效的抗氧化剂，可以帮助延缓衰老的进程。

TMG（三甲基甘氨酸）——同样也被称为甜菜碱，将有害的同型半胱氨酸转化为有益的氨基酸，降低心脏疾病的风险，帮助防止某些癌症，帮助对抗阿尔茨海默病。

373. 组合缩略词

如今虽然有几乎对应任何事物的首字母缩略词（使用一系列单词的首个或前几个字母以使它们更易发音或记忆）——特别是随着短信的出现——对于疾病、健康组织、政府部门和营养治疗的缩略词众多，常常混淆。我编译了下述列表，可快速识别那些最常用、最常被混淆的词组。

AI（适宜摄取量）——为营养师设定，当用于计算RDA的数据不充分时。

AMA（美国医学会）

AMD（与衰老相关的黄斑变性）——视野模糊，部分失明。

APhA（美国药学协会）

BPH（良性前列腺增生）——前列腺肿大可造成尿频

CAM（补充与替代医学）

COPD（慢性阻塞性肺疾病）——肺部疾病，使之难以呼吸，慢性气管炎和肺气肿。

　　CRP（C-反应蛋白）——炎症的血液水平标志物，也是心血管疾病的风险因素。

　　DRI（膳食营养素参考摄入量）——一组包括RDAs、AIs、EARs和ULs值的涵盖性术语。

　　DRIs（膳食营养素参考摄取量）——最新的医学研究所推荐的营养摄入量。

　　DV（每日值的百分比）——在食物标签中使用，作为营养的推荐值而不考虑年龄或性别。

　　EAR（平均需要量）——被接受的平均一个人所需要的营养标准水平。

　　FDA（美国食品药物监督管理局）。

　　IFIC（国际食品信息委员会）——提供食物安全、营养和饮食信息，以便做出安全食物的选择。

　　NAS（美国国家科学院）。

　　NIAD（美国国家变态反应和感染疾病研究所）——进行研究以理解、诊断、治疗和防止慢性的、免疫性和过敏性疾病。

　　ORAC（氧自由基吸收能力）——一种标准的测定食物中抗氧化剂活性的方法。

　　OSHA（美国职业安全与健康管理局）。

　　PSA（前列腺特异性抗原）——一种血液中的标志物，用于筛查前列腺癌。

　　RDA（推荐的日摄取量）——由食物和营养委员会，美国国家科学院，美国国家研究委员会确定；推荐的各种类型的食物营养品的摄入水平。

　　RDI（参考每日摄取）——基于推荐的膳食营养摄取量，以推荐的营养物质水平作为每日值的百分比。

　　UL（上限）——可耐受的最大摄取量；每日所摄取的营养物质的最高水平不会造成可能的不良反应的风险。

　　USAN（美国药物命名委员会）——由美国药学协会（APhA）、美国医学会（AMA）和美国药典（USP）协办，其目的是在药物领域建立恰当的、可接受的、非专利名。

　　US RDA——美国推荐的膳食营养摄取量。

374. 快速找到有益脂肪

关于有益脂肪和有害脂肪存在很多困惑，我希望我在第六章已澄清（参见第91~102节）。但是如果你需要快速知道什么是对你有益的脂肪，这里有一个健康简表。

琉璃苣油——含有GLA（γ-亚麻酸），有助于减轻关节炎相关的炎症和疼痛，可以加强肾上腺，帮助调节月经周期并且降低PMS。

芥花油——单不饱和脂肪酸的极好来源，可以增加有益胆固醇的水平，降低心脏疾病的风险。

月见草油——另一种含有GLA的必需脂肪酸。转化为激素样化合物，可帮助治疗PMS症状，维持健康皮肤，降低胆固醇，控制高血压。

亚麻油——Ω-3脂肪酸的最好来源之一，可以阻断恶性肿瘤的生长，减轻炎症，帮助使激素水平正常化。

橄榄油——单不饱和脂肪酸含量高，可增加有益胆固醇水平，降低心脏疾病的风险（如果你在食物中使用它，选择特级初榨冷压榨型橄榄油）。

南瓜子油——Ω-3和Ω-6必需脂肪酸含量高，帮助消化、循环，对怀孕和哺乳期妇女有益。

375. 氨基酸速查

这些蛋白质的构建对我们的健康是至关重要的，但是要记住哪个是哪个并且什么氨基酸具有什么作用也是令人困惑的（需要深入了解氨基酸，参见第六章，第75~90节）。为快速查找，下述列表将会有帮助。

丙氨酸——增强免疫功能，降低肾结石风险，辅助缓解低血糖。

精氨酸——增加精子数量，加速创伤修复，增强男性性功能，增强肌肉组织。

天冬酰胺——促进中枢神经系统平衡。

天冬氨酸——增强免疫系统，增强体力和耐力，从人体中清除有害氨。

支链氨基酸（亮氨酸、异亮氨酸、缬氨酸）——参见天冬氨酸。

半胱氨酸——帮助防止秃顶，减轻牛皮癣，改善头发、皮肤和指甲的状况，促进脂肪消耗和肌肉构建（根据需要转化为半胱氨酸）。

胱氨酸——辅助防止化疗和放疗的不良反应，减少老年斑（根据需要转化为半胱氨酸）。

谷氨酸——帮助改善大脑功能，辅助糖和脂肪代谢，有助于治疗儿童行为紊乱、癫痫和肌肉营养障碍（根据需要转化为谷氨酸盐）。

谷氨酸盐——帮助改善脑功能，减轻疲惫，帮助溃疡愈合，构建和维持肌肉，提升情绪，降低对糖和酒精的渴求（在脑内转化为谷氨酸）。

甘氨酸——对于中枢神经系统功能很必要，辅助愈合，帮助治疗胃酸过多，帮助防止惊厥（可在需要时在体内转换为丝氨酸）。

组氨酸——帮助减轻风湿性关节炎，减轻压力，帮助改善性欲。

异亮氨酸——帮助促进组织修复，可能防止肌肉消耗。

亮氨酸——是蛋白合成和健康的免疫系统所必需。

赖氨酸——帮助改善注意力，增强繁殖力，帮助防止单纯性疱疹感染。

甲硫氨酸——辅助降低胆固醇，帮助治疗精神分裂症和帕金森氏病，可以对抗肿瘤。

鸟氨酸——作为增强肌肉的激素，增强精氨酸的作用。

苯丙氨酸——作为抗抑郁剂使用，帮助抑制食欲，作为天然镇痛剂以某些形式起作用。

脯氨酸——辅助伤口愈合，帮助提高学习能力。

丝氨酸——帮助减轻疼痛，可以作为天然的抗精神病药物；

牛磺酸——帮助加强心脏功能，可以防止黄斑变性，有助于脂肪消化和脂溶性维生素的吸收。

苏氨酸——对于食物中蛋白的利用是必要的，可以改善一些患有路格里克氏病、肌萎缩性脊髓侧索硬化症（ALS）患者的症状。

色氨酸——辅助减少焦虑，帮助诱导睡眠，可以帮助控制酗酒。

酪氨酸——改善性欲，帮助减轻压力，可以作为食欲抑制剂和情绪调节剂。

缬氨酸——对于人体组织的生长和维持是必要的，其缺陷为可能造成失去肌肉协调性并且对冷、热、疼痛过于敏感。

376. 植物来源的主要抗氧化维生素和矿物质

维生素A和类胡萝卜素——苜蓿、紫草叶、牛蒡根、辣椒、甜辣椒、小米草、茴香子、蛇麻子、马尾、海藻、柠檬香草、荨麻、红辣椒、荷兰芹、薄荷、覆盆子叶、红三叶草、野玫瑰果、鼠尾草、熊果叶、西洋菜、邹叶酸模。

　　维生素C——苜蓿、牛蒡根、辣椒、繁缕、小米草、茴香子、葫芦巴、啤酒花、马尾、海藻、薄荷、毛芯花、荨麻、燕麦、红辣椒、欧芹、车前草、覆盆子叶、红三叶草、蔷薇果、并头草属植物、薯草、皱叶酸模。

　　维生素E——苜蓿、蒲公英、当归、亚麻仁、荨麻、燕麦、覆盆子叶、红三叶草。

　　硒——苜蓿、牛蒡根、猫薄荷、辣椒、柑橘、繁缕、茴香子、葫芦巴、蒜、人参、刺莓、啤酒花、马尾、柠檬草、水飞蓟、荨麻、燕麦、欧芹、薄荷、覆盆子叶、蔷薇果、洋菝契、熊果、薯草、皱叶酸模。

　　锌——苜蓿、牛蒡根、辣椒、甘菊、繁缕、蒲公英、小米草、茴香子、水飞蓟、毛蕊花属、荨麻、欧芹、红三叶草、鼠尾草、撒尔沙植物、并头草属植物、野山芋。

377. 不能混合使用的药物和营养品组合

　　应该记住一些营养品可能抵消或危险性地增加药物的作用，反之亦然。在配药前应该告诉你的医师相关事宜。以下是一个快速的参考列表，列出了一些最具潜在的不宜配合使用的组合。

　　AIDS药物（圣约翰草）。

　　酒精（穿心莲内酯、β-胡萝卜素、洋甘菊、DHEA、GBL、卡瓦、缬草）。

　　麻醉剂（卡瓦、圣约翰草、缬草）。

　　抗凝药（白芷根、大茴香、山金车、阿魏、琉璃苣子油、菠萝蛋白酶、辣椒、芹菜、甘菊、丁香、辅酶Q10、南非钩麻、当归、葫芦巴、野甘菊、鱼油、亚麻油、蒜、姜、银杏、人参、白毛茛、绿茶、七叶树、甘草、洋葱、绣线菊属植物、番木瓜酵素、荷兰芹、西番莲、白杨、红三叶草、圣约翰草、姜黄、维生素E、柳树皮）。

　　抗抑郁剂（银杏、SAMe、圣约翰草）。

　　阿司匹林（柳树皮和任何与抗凝药相互作用的营养品）。

　　降脂药（红曲米、β-谷甾醇）。

　　糖尿病药物（α-硫辛酸、苦瓜、吡啶羧酸铬或烟酸铬、D-松醇、4-羟基-异亮氨酸）。

　　利尿剂（芦荟、蒲公英根、北美黄莲、欧亚甘草）。

雌激素（黑升麻、DHEA、塞润榈、大豆异黄酮）。

心脏病药（芦荟、石杉碱甲、L-精氨酸、欧亚甘草、圣约翰草）。

高血压药物（芦荟、毛喉鞘蕊花、蒲公英根、甘油、北美黄莲、瓜拉那、石杉碱甲、欧亚甘草、圣约翰草）。

免疫抑制药物（黄芩、紫锥花、人参、褪黑素、圣约翰草、维生素E、锌）。

甲氨蝶呤（紫锥花、高剂量叶酸）。

单胺氧化酶（MAO）抑制剂（紫罗兰、麻黄、褪黑素、SAMe、圣约翰草、育亨宾）。

吩噻嗪（月见草油）。

苯丙醇胺（麻黄、脱氧肾上腺素、育亨宾）。

伪麻黄碱（麻黄、脱氧肾上腺素、育亨宾）。

癫痫药物（银杏、高剂量叶酸、圣约翰草）。

他莫昔芬（圣约翰草）。

甲状腺素（钙、孕二烯二酮）。

镇定剂或镇静剂（洋甘菊、瓜拉那、卡瓦、圣约翰草、缬草）。

378. 红极一时的免疫系统增强剂

免疫系统是你可以用以保持健康的最有力武器，可以增强免疫系统的草药和营养品不仅能够使你的生活变得简单，也可以帮助你延长生命！

乳酸菌	葡萄子提取物
印度人参	印度香胶树萃取物
黄芪	海藻
杨梅	L-精氨酸和L-鸟氨酸
β-1,3-葡聚糖	灰树花、香菇和灵芝
生物类黄酮	
犊牛气管软骨	锰
猫爪（钩藤科植物）	褪黑素
小球藻	蜂胶
辅酶-Q10	PSK（云芝提取物）
DHEA（脱氢表雄酮）	槲皮素

续表

紫锥花	五味子
莲灰	硒
必需脂肪酸	鲨鱼软骨/肝油
野甘菊（美国）	巴西人参
蒜	维生素A
锗	B族维生素片
姜	维生素C
人参	维生素E
谷胱甘肽	乳清蛋白
北美黄连	锌

379. 癌症防御指南

　　连同抗氧化剂维生素和矿物质（参见第七章），在食物中有很多天然存在的物质显现出更强效的抗癌作用。其中包括：β-胡萝卜素、槲皮素、吲哚、异硫氰酸盐（存在于十字花科蔬菜中）和Ω-3脂肪酸。

　　因为你对癌症的最佳防御来源于强大的营养进攻，马上把下述必赢的食物加入到你的食谱中。

食物	评价
胡萝卜	富含β-胡萝卜素，烹制后更易吸收
哈密瓜	维生素A，β-胡萝卜素和维生素C的很好来源，低卡路里并含高纤维，辅助对抗过量的钠
卷心菜	十字花科类蔬菜，可以降低结、直肠癌的风险，每天2汤匙烹制的卷心菜可以帮助防止胃癌
南瓜	同上述胡萝卜
番薯	同上述胡萝卜
木瓜	同上述哈密瓜
菠菜	同上述哈密瓜
西蓝花	一种十字花科类蔬菜，含有吲哚和异硫氰酸盐（可以帮助减少和预防特定的恶性肿瘤），富含类胡萝卜素
球芽甘蓝	同上述西蓝花和其他十字花科植物
白菜	同上述西蓝花和其他十字花科植物

食物	评价
花椰菜	同上述西蓝花和其他十字花科植物
羽衣甘蓝	同上述西蓝花和其他十字花科植物
萝卜	同上述西蓝花和其他十字花科植物
山葵	同上述西蓝花和其他十字花科植物
芜菁甘蓝	同上述西蓝花和其他十字花科植物
甘蓝	同上述西蓝花和其他十字花科植物
芹菜	同上述西蓝花和其他十字花科植物
洋葱	富含槲皮素（不会因烹饪而破坏），可在恶性细胞变成肿瘤之前起抑制作用
金枪鱼	富含 $\Omega-3$ 脂肪酸，帮助免疫系统防止和抑制癌症扩散（一旦肿瘤发生时可能可抑制其转移）
鲑鱼	同金枪鱼
沙丁鱼	同金枪鱼
鲭鱼	同金枪鱼
竹荚鱼类	同金枪鱼
麦麸	含有的膳食纤维可帮助防止结肠癌（美国国家癌症研究所建议每日摄入35g纤维）
玉米糠	提供保护对抗致癌物质
米糠	与玉米和麦麸相同
燕麦麸	与玉米和麦麸相同
水果和蔬菜	富含维生素A、维生素C、维生素E和硒（参见第30、46、48和68节）
大豆和豆类食品	富含多种抗癌的植物化学物质（参见第143节）

食物	评价
腌肉	含有亚硝酸盐，这种添加剂可以与食物和人体中的天然化学物质相互作用，形成亚硝胺，亚硝胺是一种强效的致癌物质
午餐肉	同上述的腌肉
法拉克福香肠	同上述的腌肉
大香肠	同上述的腌肉
熏鱼	同上述的腌肉

续表

食物	评价
黄油、人造黄油、蛋黄酱、油	推荐在你的食谱中源于脂肪的卡路里不超过20%~30%（食谱中的脂肪超过40%，无论饱和还是不饱和脂肪酸，都更易发展成结肠癌、乳腺癌和前列腺癌）在这些食物中，100%的卡路里源于脂肪
咖啡（普通或去咖啡因的咖啡）	诱发膀胱癌和胰腺癌
肝和高脂肉类	污染物聚集在动物的肝脏和脂肪细胞中
烟草	香烟、雪茄、烟斗、嚼用烟草和鼻烟参与口腔癌、喉癌、食管癌、胰腺癌和膀胱癌以及肺癌（抽烟——以及二手烟——同样增加女性患宫颈癌的风险）
酒精	被发现可造成肝癌并且可能促进口腔癌、喉癌、食管癌的发生，特别是在吸烟者中
食物添加剂，特别是BHA、BHT、食物染料红3号、蓝2号、绿3号和橘红2号、没食子酸丙酯和亚硝酸钠	高度可疑的致癌物质

380. HRT的天然替代疗法

随着研究者们不断发现激素替代治疗（HRT）可以增加女性患乳腺癌和心脏病的风险，并且随着长期使用，可使阿尔茨海默病和其他认知障碍的风险加倍，寻找天然的替代疗法变得越来越重要。一般含有雌激素样植物化合物的食物可以增加人体的雌激素水平。下面列出的草药被发现可以帮助减少潮红、阴道不适和绝经期的其他症状，同时降低骨质疏松症和心脏疾病的风险。

注意：务必单独使用新的草药或补充品，而不是混合使用，这样如果有不良反应发生，你会知道是什么造成的。

黑升麻（见第155节）。

西洋牡荆树/安古牡荆（一种激素平衡剂可以帮助减轻抑郁，参见第165节）。

繁缕（帮助缓解潮红）。

达米阿那（一种抗抑郁药，具有催情作用）。

蒲公英（当激素失衡时降低肝的压力）。

当归（富含植物雌激素，参见第169节）。

月见草油（参见第173节）。

胡芦巴（参见第176节）。

亚麻仁（帮助缓解阴道干燥）。

银杏（参见第121节）。

人参（参见第135节）。

山楂（参见第185节）。

欧亚甘草（一种强力的肾上腺刺激剂及雌激素样草药，参见第190节）。

益母草（减轻热潮红的严重性，帮助减轻阴道干燥和失眠）。

西番莲（缓解失眠，参见第194节）。

覆盆子（一种雌激素样草药可以帮助张力减弱的子宫平滑肌）。

鼠尾草（含有雌激素，同时具有多种药理活性；缓解多汗）。

撒尔沙植物（刺激睾酮的产生和恢复性欲）。

塞润榈（可以帮助治疗尿失禁，参见第202节）

缬草（参见第209节）。

野山药（一种强效的雌激素样草药，参见第211节）。

附录一

本书30周年更新版介绍

《新维生素圣经》在经过全面修订后，迎来了它30周年版的出版。本书自从出版以来，已经是第四次更新了，这保证了本书可以为全世界上千万读者持续提供20年来最可信赖的最新营养学信息。新版的《新维生素圣经》是有史以来信息最全面的营养学书籍，为你安全使用保健品提供必要的信息和明确的指导，并由此让你和你的家人的健康达到最优化。

尽管互联网上有大量的营养学信息，但其中的错误信息也绝不比正确的少，如补充剂、潜在的食物与药物的相互作用、毒性水平，以及其他更多方面。如果不知道哪些该相信、哪些不该相信、哪些该去看和寻找、哪些不该去看和寻找的话，就不利于你的健康。《新维生素圣经》一书出版的目的，就是为了预防这类情况的发生。它将成为营养学参考指南，当你需要某些知识的时候，它恰恰能够为你提供这些知识——这些知识唾手可得！

本版增加了35个新的小节，对各种补充剂方案进行了更新，包括"超级水果"、可替代人工合成药物的草药和各种新兴的保健品，后者的保健功效涵盖了从生育能力的提高与产后抑郁症的改善，到大脑的记忆功能的维护与流感的预防；从慢性阻塞性肺疾病（COPD）的处理与不安腿综合征（RLS）的治疗，到良性前列腺增生（BPH）的预防与免疫系统功能的提高等。有了这些更新的内容，本书中维生素和矿物质列表均已更新了新的FDA推荐剂量及药物间的相互作用。同时，本书还涵盖了植物性雌激素（植物中的化学物质，可以在体内发挥类似雌激素的作用）、益生素（益生菌的营养素）、皮质醇（应激和死亡激素）、人造脂肪，以及每个女人都需要知道的心脏保护剂，这些内容将令人眼界大开。

《新维生素圣经》的各小节仍采用便于阅读的交叉引用的方式，这样读者可以更容易查找自己所需的信息。要知道：你越多地了解维生素和补充剂的"工作原理"，以及它们对健康的裨益，你就越被赋予更大的主动权，越能够在最好的健康之旅中保持主动。

附录二

《新维生素圣经》30周年版　后记

无数的男人和女人永远都在试图用统计规范来"套"自己，使自己与某项统计指标相靠近，结果却发现，这些图表永远是设计给那些比自己更高、更矮、更胖、更瘦，或者更活跃、更懒散的所谓普通人用的。而本书恰恰是为了这些"无数的男人与女人"。本书是个人健康生活的指南，而不是统计学的指南。我给出的是个人建议。我相信，它能引领大多数人实现最优健康。而这，就是本书的目的。

在本书中，我将自己的药理学知识与营养学知识进行了结合，希望能够很好地解释那些令人困惑而且通常很危险的药物与抗生素之间的相互关系。我已经试图给出具体建议和个体化建议，以便消除已经发现的关于维生素的种种困惑。

在使用本书的过程中，读者偶尔会发现自己服用的维生素量与书中提供的方案有出入。在这种情况下，可以让常识来做决定。例如，如果你已经服用了维生素B₆，就不用将剂量增加1倍，除非有更高剂量的需求。

我所进行的推荐，并不具有处方的效能。当与你的医师的方案冲突时，可以作相应的调整。没有一本书可以替代专业治疗。

我由衷地希望，本书为你提供的信息将帮助你获得长久、快乐、健康的生活。

注册药剂师、博士　艾尔·敏德尔
www.drearlmindell.com

图书在版编目（CIP）数据

新维生素圣经 / ［美］敏德尔，［美］莫狄斯著；祝
宁译. — 杭州：浙江科学技术出版社，2015.9（2023.1重印）
ISBN 978-7-5341-6553-5

Ⅰ. ①新… Ⅱ. ①敏… ②莫… ③祝… Ⅲ. ①维生素－
营养学－基本知识 Ⅳ. ①R151.2

中国版本图书馆CIP数据核字(2015)第069349号

著作权合同登记号　图字：11-2012-72号

书名原文：EARL MINDELL'S NEW VITAMIN BIBLE
© 1979, 1981, 1985, 1991, 2011 by Earl Mindell and Hester Mundis
Published in U.S.A. in 2011 by BAROR INTERNATIONAL, INC
Revised edition copyright © 2011 by Earl Mindell and Hester Mundis

书　名	新维生素圣经	
著　者	[美] 艾尔·敏德尔　[美]哈特·莫狄斯	
译　者	祝　宁	
出版发行	浙江科学技术出版社	
	杭州市体育场路347号　邮政编码：310006	
	办公室电话：0571-85176593	
	销售部电话：0571-85176040	
	网　址：www.zkpress.com	
	E-mail：zkpress@zkpress.com	
排　版	烟雨	
印　刷	河北京平诚乾印刷有限公司	
开　本	710×1000　1/16	印　张　26
字　数	300 000	
版　次	2015年9月第1版	印　次　2023年1月第3次印刷
书　号	ISBN 978-7-5341-6553-5	定　价　68.00元

责任编辑　刘　丹　李骁睿　　**责任校对**　安　婉　杜宇洁

责任美编　金　晖　　　　　　　**责任印务**　徐忠雷